Dan Buettner

EL SECRETO DE LAS ZONAS AZULES

Dan Buettner (Minnesota, 1960) es fundador de Blue Zones, una organización que les permite a los habitantes de Estados Unidos tener vidas más largas y saludables. Sus investigaciones revolucionarias sobre longevidad lo han llevado a escribir tres bestsellers de *The New York Times*: *The Blue Zones: Lessons for Living Longer From the People Who've Lived the Longest*, *Thrive* y *El secreto de las zonas azules*. Ha impartido más de 3,000 conferencias internacionales, entre las que destaca su charla en TED, "Cómo vivir para llegar a los 100 años", que ha sido vista más de dos millones de veces. Vive en Minneapolis.

EL SECRETO DE LAS ZONAS AZULES

Come y vive como la gente
más saludable del planeta

Dan Buettner

Traducción de Ariadna Molinari Tato

VINTAGE ESPAÑOL
Una división de Penguin Random House LLC
Nueva York

A mis hermanos Steve, Nick y Tony:
mis mejores amigos y cómplices exploradores

PRIMERA EDICIÓN VINTAGE ESPAÑOL, NOVIEMBRE 2016

Copyright © 2015 por Dan Buettner

Todos los derechos reservados. Publicado en coedición con Penguin Random House Grupo Editorial, S.A. de C.V., México, D.F., y en los Estados Unidos de América por Vintage Español, una división de Penguin Random House LLC, New York, y distribuido in Canadá por Random House of Canadá, una división de Penguin Random House Ltd., Toronto. Originalmente publicado en inglés como *The Blue Zones Solution: Eating and Living Like the World's Healthiest People* por National Geographic en Nueva York en 2015. Esta traducción fue originalmente publicada en México por Penguin Random House Grupo Editorial, S.A. de C.V., México, D.F., en 2015. Copyright de la presente edición © 2015 por Penguin Random House Grupo Editorial, S.A.

Vintage es una marca registrada y Vintage Español y su colofón son marcas de Penguin Random House LLC.

Información de catalogación de publicaciones disponible en la Biblioteca del Congreso de los Estados Unidos.

Vintage Español ISBN en tapa blanda: 978-1-101-97389-9

Para venta exclusiva en EE.UU., Canadá, Puerto Rico y Filipinas.

www.vintageespanol.com

Impreso en los Estados Unidos de América
10 9 8 7 6 5 4 3 2 1

ÍNDICE

PRÓLOGO

Como periodista y defensor de la salud, Dan Buettner le ha dado un nuevo significado a ser asociado de National Geographic al investigar lugares extraordinarios en el mundo —llamados zonas azules—, donde la gente lleva una vida larga y saludable.

En su nuevo libro, *El secreto de las zonas azules*, Dan describe con detalle cómo podemos incorporar a nuestra vida las dietas y los hábitos de estas personas para ser más longevos. Con base en extensos informes e investigaciones exhaustivas realizadas por su equipo de expertos, Dan ha extraído los factores clave que permiten a los habitantes de las zonas azules llevar una vida larga y sana. Podría decirse que, en cierto modo, ha descifrado el secreto para una mejor salud y mayor longevidad, de manera que nosotros también podamos vivir más y mejor.

Ciertamente, la cuestión no es *cuánto* vivimos, sino también lo *bien* que vivimos. Los habitantes de las zonas azules no sólo tienen vida más larga, sino que suelen llevar una vida mejor, más sana, con mayor significado y llena de amor; se trata de morir joven siendo lo más viejo posible.

Durante los últimos años Dan ha impulsado una enorme iniciativa sanitaria para transformar las ciudades estadounidenses con base en los principios contenidos en este libro;

es decir, está estableciendo zonas azules en Estados Unidos. Parte de lo que ha aprendido es que es más probable que tomemos decisiones saludables cuando es más sencillo hacerlo. Y en este libro nos enseña cómo.

Sus hallazgos coinciden con el trabajo de investigación que mis colegas y yo hemos realizado durante casi cuatro décadas. Nosotros también hemos aprendido que los factores más decisivos en nuestra salud y en nuestro bienestar son las elecciones de vida cotidianas:

• Elegir alimentos frescos y llevar una dieta basada en plantas (que es naturalmente baja en grasa y azúcares).
• Practicar técnicas de manejo del estrés (incluyendo yoga y meditación).
• Realizar ejercicio moderado (como caminar).
• Procurar el apoyo social y comunitario (el amor y la intimidad, el sentido y el propósito).

En otras palabras: come bien, estrésate menos, muévete más y ama mucho.

En el Instituto de Investigación en Medicina Preventiva de la Universidad de California, San Francisco, mis colegas y yo hemos realizado investigaciones clínicas que demuestran los múltiples beneficios de dichos cambios considerables del estilo de vida.

Por medio de pruebas controladas aleatorias y de otros estudios hemos comprobado el poder de estas intervenciones simples, económicas y de baja tecnología, y hemos publicado nuestros hallazgos en las principales revistas médicas y científicas arbitradas.

Además de *prevenir* muchas enfermedades crónicas, estos cambios considerables del estilo de vida con frecuencia pueden *revertir* la progresión de dichas enfermedades.

Demostramos por primera vez, por ejemplo, que los cambios de hábitos por sí solos pueden revertir la progresión de cardiopatías coronarias graves, incluso más después de cinco años que de un año, con hasta 2.5 veces menos episodios cardiacos. También descubrimos que estos cambios en el estilo de vida pueden revertir la diabetes tipo 2, y frenar, detener o hasta revertir la progresión de cáncer de próstata temprano.

Por eso, el programa de salud público estadounidense Medicare está cubriendo nuestro programa de estilo de vida para revertir cardiopatías y otros padecimientos crónicos; esto es histórico. Asimismo, Dan y yo nos hemos asociado con la empresa Healthways para transmitir nuestra visión de empoderamiento sanitario a una escala mucho mayor.

Suelo escuchar a gente decir: "Es que tengo malos genes y no hay mucho que hacer al respecto". ¡Pero sí lo hay! De hecho, cambiar el estilo de vida cambia el funcionamiento de los genes. En sólo tres meses cambian más de 500 genes, activándose aquellos que te mantienen sanos y desactivándose los que promueven las cardiopatías, el cáncer de próstata, el cáncer de mama y la diabetes.

Nuestro trabajo de investigación más reciente ha descubierto que la dieta y los cambios de hábitos incluso pueden empezar a revertir el envejecimiento celular al alargar los telómeros, que son los extremos de los cromosomas que regulan el envejecimiento. A medida que los telómeros se alargan, también se alarga tu vida. Y mientras más se apega la gente a las recomendaciones sobre su estilo de vida, más largos se vuelven sus telómeros.

No es cuestión de todo o nada. Hay un amplio espectro de opciones. Como explora Dan con detalle en este libro, lo que más importa es la forma de comer y de vivir en *general*.

Si un día te permites una indulgencia, come más sano al día siguiente. Si un día no te da tiempo de ejercitarte, haz un poco más de ejercicio al día siguiente. Si no tienes tiempo para meditar durante media hora, hazlo al menos unos cuantos minutos.

Al igual que lo que descubrió Dan en las zonas azules, nosotros descubrimos que, mientras más cambia la gente su dieta y su estilo de vida, más mejora su vida y mejor se siente, sin importar su edad.

DEAN ORNISH

Fundador y presidente del Instituto de Investigación en Medicina Preventiva; profesor de Medicina Clínica, Universidad de California, San Francisco; autor de *The Spectrum* y de *Dr. Dean Ornish's Program for Reversing Heart Disease*; www.ornish.com y www.facebook.com/ornish.

El descubrimiento del secreto de las zonas azules

Una tarde de diciembre, hace algunos años, Bob Fagen, de 54 años de edad y encargado de la administración de la ciudad de Spencer, Iowa, aparcó su camioneta en el estacionamiento del consultorio de su doctor. Tenía cita para su revisión anual. Años de desayunos de huevos con tocino —y de comidas en el auto que consumía con una sola mano— lo hacían sentir enfermo y fatigado últimamente. Se despertaba cansado, trabajaba mucho durante el día en el ayuntamiento y, luego de cenar un buen plato de carne con papas, se desplomaba en su sillón reclinable a mirar televisión unas cuantas horas. Su médico miró de reojo los resultados de sus análisis de sangre y dijo: "Bob, necesitas ir a ver a un nefrólogo. Algo no anda bien en tus riñones".

"Quizá es lo peor que alguien podría haberme dicho", relata Fagen. Años atrás, su padre murió de insuficiencia renal. Al verlo conectado a la máquina de diálisis y con la vida escapándosele de las manos, Fagen juró que jamás permitiría que eso le pasara a él. "Pues, ¿adivina qué?", continúa.

Asistió a su cita con el especialista, acompañado por su esposa, quien le brindó apoyo moral. Al ver los resultados de sus análisis de sangre, el nefrólogo le dio la mala noticia: sus riñones estaban fallando. Funcionaban apenas a un tercio de su capacidad, posiblemente debido a una reacción alérgica a alguno de los medicamentos que tomaba para la diabetes, la hipertensión o el colesterol. Sin embargo, el médico no sabía a cuál, pero había varias opciones para descifrarlo. Podían hacer una biopsia del riñón de Fagen para averiguar qué estaba pasando. También podían ir quitándole los medicamentos uno por uno hasta descubrir cuál era el que causaba los problemas. O podían quitarle todos los medicamentos al mismo tiempo. Pero algo era seguro. El médico le explicó: "Si no haces algo al respecto, es probable que a partir de ahora tu vida no sea muy buena".

A Fagen le parecía riesgoso dejar de golpe todos los medicamentos. Sin embargo, estaba dispuesto a intentarlo si eso implicaba recuperar su vida. Así que ésa fue la opción acordada.

"Al salir del consultorio ese día, supe que tendría que hacer cambios sustanciales en mi vida", afirma Fagen.

Justo a tiempo

Había escuchado antes historias como la de Bob Fagen, quizá demasiadas veces. Es la historia de aquella llamada de atención que no estabas esperando y que te dice que tu vida va en la dirección equivocada. Me parecía que muchas personas en todo Estados Unidos recibían el mismo mensaje. Estaban abriendo los ojos a la misma revelación que a mí me había abofeteado ya: algo andaba mal en la forma en que estaba organizada la vida en este país; algo relacionado con los alimentos que consumimos, con el ritmo de vida frenético que llevamos, con las relaciones que establecemos y con las comunidades que creamos, algo que nos impide estar tan sanos y ser tan felices como podríamos estarlo.

Lo sabía porque durante más de una década había estado viajando por el mundo y conociendo gente que sí llevaba una vida alegre y saludable hasta los 100 años, gente que vivía en áreas a las que llamamos *zonas azules*. Había estado trabajando con un equipo de investigadores brillantes para descifrar qué podía explicar su longevidad: ¿buenos genes?, ¿dieta especial?, ¿hábitos óptimos? Con el tiempo, a través de investigaciones científicas rigurosas que incluyeron mucho trabajo de campo, identificamos una lista nuclear de prácticas habituales y factores ambientales que comparten las personas que viven hasta los 100 años en las zonas azules de todo el mundo. Mientras investigábamos estas cuestiones, yo volvía a casa y me abrumaba lo distinto que comía y vivía la mayoría de los estadounidenses en comparación con los habitantes de las zonas azules que había visitado.

Por lo tanto, mi siguiente paso fue descifrar cómo trasladar esas soluciones a mi lugar de origen. Buena parte de la aventura implicó investigar qué alimentos y prácticas alimenticias eran comunes a todas las zonas azules, y preguntarme qué podíamos aprender en Estados Unidos de las elecciones alimenticias, recetas, menús y formas de comer de los centenarios que habitan el mundo. ¿Cuáles podíamos importar para ayudar a los estadounidenses a recuperar la salud? La gente de las zonas azules no luchaba contra su medio ambiente para tener salud; de hecho, su entorno fomentaba la alimentación sana. ¿Por qué las cosas eran tan distintas en Estados Unidos? Entonces nuestro equipo comenzó un nuevo y arriesgado experimento llamado "Proyecto de las zonas azules", el cual consistía en encontrar comunidades que estuvieran dispuestas a realizar cambios sustanciales en su medio ambiente para ayudar a la gente a tener una vida más larga y alegre.

El proyecto llegó a Spencer, el pueblo donde vivía Fagen, unos cuantos meses antes del preocupante diagnóstico. Ubicado en la bifurcación de los ríos Little Sioux y Ocheyedan, en el noroeste de Iowa, Spencer cuenta con una calle principal parecida a la de viejas series de televisión, enmarcada por pintorescos edificios de ladrillo y dos iglesias luteranas. Cada septiembre, la feria agrícola del condado Clay atrae alrededor de 300 000 personas, en su mayoría de las zonas rurales de Iowa, que van a inspeccionar ganado, a jugar juegos de azar, a montar a caballo y a comer mucha comida frita. Una enorme fábrica a la orilla del pueblo mezcla azúcar, saborizantes y cartílago de cerdo procesado para producir buena parte de la gelatina que se consume en todo el país. Además, en 1999 la principal cadena de supermercados estadounidense abrió una sucursal a kilómetro y medio del pueblo, la cual atrae a compradores provenientes de decenas de comunidades pequeñas en un radio de 80 kilómetros que buscan abastecerse de ofertas, almorzar en alguno de los restaurantes de comida rápida del complejo y volver a casa antes de la hora de cenar.

Las autoridades comunitarias de Spencer nos habían invitado a presentar un plan para hacer cambios permanentes en el entorno viviente del pueblo con base en las preferencias alimenticias y las prácticas culturales de la gente más longeva del mundo. Aunque Spencer era un pueblo pequeño que tenía apenas 11 193 habitantes, sus pobladores, como muchos otros estadounidenses, se sentían cada vez más aislados los unos de los otros. El proyecto de las zonas azules les ofrecía una esperanza y les daba nuevas oportunidades para conectarse con otros que también querían vivir en una comunidad más saludable.

La prueba de que funciona

Bob Fagen, un hombre menudo al que gusta usar camisetas polo de colores brillantes y gafas oscuras deportivas, tiene una sonrisa fanfarrona y conspiradora que te hace sentir que estás hablando con el chico más genial del pueblo. Pero una tempestuosa tarde de noviembre de 2012 Fagen no se veía tan arrogante. Al subir al podio en el salón principal del centro de eventos del condado Clay, en Spencer, reorganizaba sus notas con nerviosismo. Miró al público, conformado por unos 450 vecinos y amigos, así como por miembros del equipo de zonas azules que habían estado trabajando en Spencer ese año. Muchos de nosotros aún traíamos los anoraks puestos, pues veníamos del frío otoñal.

Fagen ajustó el micrófono y se inclinó hacia él. "Buenas tardes —dijo, e hizo una pausa para esperar una respuesta que nunca llegó—. Hace un año invitamos al 'Proyecto de las zonas azules' a nuestra comunidad y ya ha empezado a transformarnos." Continuó hablando de todos los cambios que habían ocurrido hasta el momento. Describió cómo él encabezaba el movimiento para dejar de considerar la calle principal como un lugar sólo para autos y empezar a pensarla también como un lugar para seres humanos. Mencionó las nuevas políticas impulsadas por el ayuntamiento para limitar la expansión comercial, favorecer el acceso al agua potable en edificios públicos y garantizar que la población tenga fácil acceso a verduras costeables, así como a gimnasios y parques con juegos infantiles después de clases. Señaló que un supermercado local había empezado a ofrecer clases de cocina saludable y deliciosa. Hasta ese momento, continuó, unas 750 personas habían firmado la solicitud para unirse al movimiento de zonas azules. Cada logro que sacaba de su lista iba seguido de una ronda de aplausos cordiales.

"Pero ahora quiero compartir una anécdota personal —dijo, cambiando el tono y levantando el rostro con modestia—. Hace ocho meses descubrí que mis riñones funcionaban apenas a un tercio de su capacidad." El público se quedó callado. La gente se acomodó nerviosamente en sus asientos. Fagen es descendiente de granjeros alemanes, hombres estoicos que sobrellevan las dificultades personales en privado. El pueblo de Spencer estaba frente a un hombre al que no conocían. Fagen les contó la historia de su problema renal, de cómo había muerto su padre y del acuerdo al que había llegado con el médico especialista. "Me rehusé a morir de la misma forma", proclamó.

Empezó a caminar más, en sintonía con el principio de las zonas azules de "moverse de forma natural", dijo. También empezó a comer mejor e incluir más ensaladas. "Cada vez que me sentaba a comer, pensaba en Marybelle y Violet, mis nietas —comentó—. No imaginaba no estar ahí para verlas crecer." De manera lenta pero constante empezó a sentirse mejor.

"Pues bien. Esta semana fui al nefrólogo nuevamente para conocer los resultados de mis análisis de sangre más recientes y me dio una noticia inesperada. Mi colesterol y mi tensión arterial de nuevo están en rangos normales." Hizo una pausa involuntaria, pero muy precisa, antes de cerrar con broche de oro. "¡Mis riñones funcionan al cien por ciento de su capacidad!"

Alguien en medio del salón aplaudió, lo cual desató una oleada, y luego un tsunami. Al poco tiempo todos los asistentes estábamos de pie, aplaudiendo estruendosamente. Bob se alejó del podio, sonrojado y sin poder enunciar una palabra más. El aplauso continuó un rato más, y luego se fue diluyendo. La gente volvió a tomar asiento.

Fagen se acercó de nuevo al micrófono y me señaló. Estaba sentado en la fila del frente con algunos de mis colegas. "Estos tipos hicieron una gran diferencia en mi vida", afirmó. Fagen ahora andaba en bicicleta, comía alimentos saludables y pasaba más tiempo con su familia. Incluso había participado en una carrera de cinco kilómetros. "Quiero pedirles un fuerte aplauso para ellos."

Gracias a los cambios que había hecho en su vida, Fagen ahora confiaba en que viviría lo suficiente para ver a Marybelle y Violet crecer, graduarse de la universidad y quizá incluso casarse algún día. "Así que les planteo un desafío a todos los aquí presentes —dijo con los ojos llenos de lágrimas—. Piensen en aquello que es importante para ustedes. No se despierten un día y se pregunten qué le pasó a su vida."

El público se quedó en silencio un instante y luego irrumpió de nuevo en aplausos.

No soy un tipo muy emotivo, pero a mí también se me llenaron los ojos de lágrimas, y no sólo por la historia de Fagen. Durante la última semana visité una serie de pueblos en Iowa que se habían apuntado para ser sitios piloto de las zonas azules. En Waterloo, Cedar Falls, Mason City y Spencer me había reunido con alcaldes, administradores, presidentes de cámaras de comercio, superintendentes de escuelas y directivos de medios locales. En cada una de esas comunidades, hasta 40% de la población adulta se había comprometido a seguir nuestro consejo, partiendo de pequeños ajustes a sus hábitos alimenticios, un empujón gradual a la actividad física, una reunión semanal con nuevos amigos, y de ese modo permitir que el cambio irradiara hacia sus vidas y sus comunidades. Los persuadimos de unirse al proyecto de optimizar sus pueblos para ser más longevos y les dijimos que, si teníamos éxito, ésta podría ser la solución para revertir el entorno dañino que había causado que 68% de la población de Iowa tuviera sobrepeso u obesidad. Y creyeron en nuestro mensaje.

En el fondo de mi corazón creía en el secreto de las zonas azules, pero también soy la clase de persona que necesita tener las cifras enfrente, y hasta no verlas no podría estar seguro de que funcionaría. No era un programa comprobado, sino apenas un experimento. Llevaba años investigándolo y sabía que variaciones del mismo habían logrado incrementar de manera extraordinaria la longevidad de personas en otras partes del mundo, pero no estaba seguro si funcionaría en Iowa, epítome del estilo de vida estadounidense. Me sentía como alguien que estaba jugando con fuego y sentía que en cualquier momento me podía quemar.

Pero eso cambió cuando escuché a Bob Fagen. En ese instante, por primera vez, me di cuenta de que la idea iba a funcionar. No habría incendio. Y quizá sí estábamos a punto de lograr algo importante.

Los secretos de la longevidad

Para contar la historia completa detrás de las innovadoras ideas y los consejos prácticos y cotidianos que quiero compartir, necesito empezar por el principio. Durante más de una década he estado trabajando con la National Geographic Society para identificar zonas de longevidad en el mundo, áreas a las que llamamos *zonas azules* porque un equipo de investigadores alguna vez circuló una posible región en un mapa con tinta azul. Junto con el demógrafo Michel Poulain, medi a la tarea de encontrar a las personas más longevas del mundo. Queríamos ubicar los lugares que no sólo tenían altas concentraciones de centenarios, sino también grupos de personas que habían envejecido sin desarrollar enfermedades como cardiopatías, obesidad, cáncer o diabetes. Poulain realizó un extenso análisis de datos e investigaciones antes de señalar varias regiones en el mundo que parecían tener habitantes longevos. Necesitábamos visitarlos para cotejar registros de nacimiento y muerte, y de ese modo confirmar que sus habitantes en verdad eran tan viejos como creían ser. (En muchos lugares, los individuos más viejos en realidad no saben su verdadera edad, o incluso llegan a mentir al respecto, como fue el caso de la Georgia soviética en los años setenta.)

En 2009 habíamos encontrado cinco lugares que cumplían con nuestros criterios:

- **Icaria, Grecia.** Es una isla en el mar Egeo, ubicada a 13 kilómetros de la costa de Turquía, la cual tiene a nivel mundial uno de los índices más bajos de mortalidad en la mediana edad y los índices más bajos de demencia.
- **Okinawa, Japón.** Es la isla más grande de un archipiélago subtropical, la cual alberga a las mujeres más longevas del mundo.
- **Provincia de Ogliastra, Cerdeña.** Se encuentra en el al-

tiplano montañoso de la isla italiana y es el hogar de la mayor concentración de hombres centenarios a nivel mundial.

- **Loma Linda, California.** Es una comunidad con la mayor concentración de adventistas del séptimo día en Estados Unidos, en la cual algunos habitantes viven hasta 10 años más con mejor salud que el estadounidense promedio.
- **Península de Nicoya, Costa Rica.** Es un lugar en Centroamérica con los índices más bajos de mortalidad durante la mediana edad a nivel mundial, así como la segunda concentración más alta de hombres centenarios.

Para extraer los factores que contribuían a la longevidad en dichos lugares, reunimos a un equipo conformado por los mejores investigadores médicos, antropólogos, nutriólogos, demógrafos y epidemiólogos. Unimos nuestras hipótesis de trabajo, pieza por pieza, en colaboración con investigadores locales que estudiaban a personas centenarias, comparando nuestros hallazgos con artículos académicos y entrevistando una muestra representativa de nonagenarios y centenarios de cada zona azul.

Durante los más de 20 viajes que realicé a las zonas azules me resultó de gran utilidad pasar tiempo sentado con personas de 100 años, escuchar sus historias y prestar atención a su vida. Los observé preparar sus alimentos, comí lo que ellos comían y a la misma hora que ellos lo hacían. Sabía que algo estaban haciendo bien, y que no era cuestión de que se hubieran ganado la lotería genética. Pero ¿qué era?

Curiosamente, sin importar en qué lugar del mundo encontráramos poblaciones longevas, todas compartían hábitos y prácticas similares. Cuando pedimos a nuestro equipo de expertos que identificara estos denominadores comunes, nos reportaron estas nueve lecciones, las cuales denominamos las **nueve magníficas**:

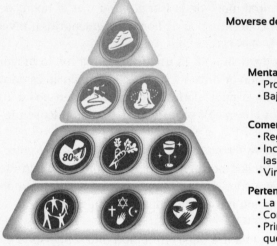

Moverse de forma natural

Mentalidad adecuada
• Propósito
• Bajarle al ritmo

Comer sabiamente
• Regla de 80%
• Inclinación por las plantas
• Vino a las cinco

Pertenencia
• La tribu adecuada
• Comunidad
• Primero los seres queridos

1) **Moverse de forma natural.** Las personas más longevas del mundo no se la pasan levantando pesas, corriendo maratones ni metidas en el gimnasio. En lugar de eso, viven en ambientes que con frecuencia los motivan a moverse. Atienden sus propios jardines y no tienen electrodomésticos ni podadoras eléctricas que les faciliten el trabajo. Ir al trabajo, a visitar a un amigo o a la iglesia es buen motivo para caminar.

2) **Propósito.** Los habitantes de Okinawa le llaman *ikigai*, y los de Nicoya, *plan de vida*. El propósito es la razón "por la cual me levanto en las mañanas". En todas las zonas azules la gente tiene algo por lo cual vivir más allá de su trabajo. Las investigaciones demuestran que sentir que tienes un propósito le añade hasta siete años a tu esperanza de vida.

3) **Bajarle al ritmo.** Hasta la gente que habita en las zonas azules experimenta estrés, el cual provoca inflamación crónica que se asocia con casi todas las principales enfermedades relacionadas con el envejecimiento. La gente

más longeva del mundo tiene rutinas para deshacerse del estrés: las personas de Okinawa se toman unos cuantos momentos del día para recordar a sus ancestros, los adventistas rezan, los habitantes de Icaria toman una siesta, y los de Cerdeña aprovechan la hora feliz para ir por un trago.

4) **Regla de 80%.** *Hara hachi bu*, el mantra de Confucio de 2 500 años de antigüedad que se dice antes de cada comida en Okinawa, le recuerda a la gente dejar de comer cuando su estómago esté 80% lleno. El margen de 20% entre no tener hambre y sentirse satisfecho puede ser la diferencia entre perder peso o ganarlo. La gente de las zonas azules toma las comidas más escuetas hacia la noche o al comienzo de la tarde y no vuelven a comer más durante el resto del día.

5) **Inclinación por las plantas.** Las leguminosas, incluyendo las habas, el frijol negro, la soya y las lentejas, son la base de muchas dietas centenarias. La carne —en especial la de cerdo— se come en promedio sólo cinco veces al mes, y en porciones de 85 a 110 gramos (como del tamaño de una baraja).

6) **Vino a las cinco.** La gente de todas las zonas azules (incluyendo a algunos adventistas) con frecuencia bebe alcohol, aunque con moderación. Los bebedores moderados viven más que los abstemios. El truco está en tomar una o dos copas al día con amigos y acompañadas de alimentos. Y no, no se vale ahorrar las copas de la semana y tomarse las 14 juntas el sábado.

7) **La tribu adecuada.** La gente más longeva del mundo elige círculos sociales que fomentan los comportamientos saludables, si no es que nace en ellos. La población de Okinawa crea *moais*, que son grupos de cinco amigos que se comprometen entre sí de por vida. Las investigaciones demuestran que el tabaquismo, la obesidad, la felicidad y hasta la soledad son contagiosos. Por su

parte, los vínculos sociales de las personas longevas moldean de manera favorable sus comportamientos hacia su salud.

8) **Comunidad.** Todos excepto cinco de los 263 centenarios que entrevistamos pertenecían a una comunidad de creyentes. La denominación no parece importar, pero las investigaciones recientes señalan que asistir a algún servicio religioso cuatro veces al mes le añade de cuatro a 14 años a la esperanza de vida.

9) **Primero los seres queridos.** Los centenarios exitosos que habitan en las zonas azules siempre anteponen a sus familias. Mantienen cerca a padres o abuelos, o incluso en la misma casa, lo cual reduce los índices de enfermedad y mortalidad de los niños. Se comprometen con una pareja de por vida (lo que puede agregar hasta tres años de vida) e invierten amor y tiempo en sus hijos, lo cual hace más probable que éstos cuiden mejor de sus padres cuando llegue el momento.

Lo que descubrimos en cada zona azul, como lo ilustran las nueve magníficas, es que el camino a una vida larga y saludable empieza con la creación del entorno familiar y comunitario que te impulse a emprender sutil e implacablemente los comportamientos adecuados, como lo hacen las zonas azules para sus poblaciones.

¿Será posible crear zonas azules en Estados Unidos?

Después de que mi primer libro, *The Blue Zones,* llegara a la lista de los más vendidos, según *The New York Times,* me invitaron a varios programas de televisión —*Good Morning America, Oprah, Today, Headline News, Fox and Friends,* y al de Sanjay Gupta en CNN— y a varias docenas de *talk shows.* Sin embargo, aunque las zonas azules eran noticia, era obvio que detrás de mí vendría otro experto en salud al que también entrevistarían al día siguiente, quien promocionaría otra idea, otra dieta y otra forma de estar saludable.

No quería que lo que habíamos aprendido de las zonas azules fuera olvidado como una moda. Habíamos hecho investigación científica para desentrañar algunos de los secretos más profundos de gente de todo el mundo que lleva una vida larga, feliz y saludable. Y entonces sentí que lo que habíamos hecho tenía un propósito más grande: podía usar todos esos descubrimientos para ayudar a los estadounidenses a estar más saludables. Percibía que la gente anhelaba contar con este tipo de información. Sabía que estábamos por lograr algo más abarcador que una mera dieta. Sin duda, los hábitos alimenticios eran fundamentales, pero no lo eran todo. Las investigaciones demostraban que las dietas no funcionaban, pero el estilo de vida de las zonas azules sí. Llevar una vida al estilo de las zonas azules implica hacer cambios de hábitos y en el entorno, no sólo planear menús diarios. Si lográbamos transmitir estas ideas a una esfera mucho mayor, ¿qué podría ocurrir? Empecé a preguntarme si una comunidad que decidiera convertirse en una zona azul podría transformarse y volverse más sana al adquirir hábitos como los de las zonas azules, que son lugares donde los hábitos y el estilo de vida han ido mejorando con el paso del tiempo. ¿Acaso alguien alguna vez había logrado crear con éxito una nueva zona azul?

Empecé a ahondar en la literatura médica en busca de ejemplos y encontré sólo uno: un experimento arriesgado en una región oscura del norte de Europa que había dado resultados milagrosos en los años setenta. En ese entonces, la región de finesa de Karelia del Norte era hogar de la población menos saludable del mundo, según diversos criterios. Sin embargo, un grupo innovador de jóvenes científicos y virtuosos de la salud pública, dirigidos por un magnífico individuo de nombre Pekka Puska, desarrolló una estrategia de base e implementó cambios de amplio espectro a la comida y a los hábitos alimenticios —y a la salud y el bienestar— de los habitantes de Karelia del Norte. Esos cambios redujeron las cardiopatías en 80% y la incidencia de cáncer en 60% entre las 170 000 personas en edad laboral que viven ahí. Después de leer sobre su proyecto y ponerme en contacto con Puska, fui a verlo con mis propios ojos. Debía aprender cómo ese equipo de personas decididas logró cambiar el perfil de salud de toda una comunidad.

¿Podría hacerse lo mismo en Estados Unidos? Nos encontrábamos en medio de una crisis sanitaria. Si las tendencias actuales continuaban, para 2030 tres cuartas partes de nosotros tendríamos sobrepeso u obesidad y la mitad padecería diabetes. El estadounidense promedio ya ostentaba un ⅕ más de grasa corporal (equivalente a unos 13 kilos de manteca) que en 1970. Pero no tenía que seguir siendo así. Nuestras investigaciones sugerían que si los estadounidenses lograban seguir el ejemplo de los habitantes de las zonas azules, en promedio todos perderíamos unos nueve kilos. Padeceríamos la mitad de las cardiopatías actuales y como una quinta parte de diabetes y de ciertos cánceres. Disfrutaríamos de un promedio de ocho años más de vida saludable. Pero ¿cómo lograrlo?

Un nuevo camino a la salud

Pensé que si queríamos mejorar la salud y el estilo de vida de la población estadounidense, quizá tendríamos que repensar la estrategia. Tal vez necesitaríamos dejar de concentrarnos en regímenes de dieta y ejercicio, y abarcar comunidades completas y lo que éstas ofrecen para ayudar a la gente a cambiar. Quizá necesitábamos reconfigurar pueblos enteros si queríamos añadir años de buena salud a la gente que vivía en ellos. Comenzó a emocionarme la idea de ir entretejiendo los principios de las zonas azules con la tela comunitaria —desde el desayuno en la mesa hasta las comidas en las cafeterías escolares, desde el régimen de ejercicio de una persona hasta carriles exclusivos para bicicletas en avenidas principales—, de modo que las personas de todas las edades se vieran constantemente impulsadas a tomar decisiones más saludables sin siquiera tener que pensarlo. Finalmente, algo así habían hecho en el norte de Finlandia. ¿Por qué no podríamos hacerlo también nosotros?

Cuando empecé a buscar comunidades en Estados Unidos que ya hubieran empezado a desarrollar una mentalidad compatible con la nuestra, me di cuenta de que hay todo un rango de tonos de "azul". Algunas califican alto en la escala de zonas azules, como San Luis Obispo, California, y Charlottesville, Virginia, donde menos de 15% de los habitantes son obesos. Otras son más como Binghamton, Nueva York, o Huntington, Virginia Occidental, donde alrededor de 38% de la población padece sobrepeso. ¿Es acaso porque la gente de San Luis Obispo o de Charlottesville tiene mejores genes que la de Binghamton y Huntington, o porque tiene un mayor deseo de que sus familias estén sanas? Ninguna de las dos. Es por la cultura que existe en estas comunidades, la cual es apoyada por líderes concienzudos que están comprometidos con crear un entorno más saludable para su población. A los habitantes de esos lugares les resulta más fácil mantenerse sanos porque viven en un lugar que los apoya, en lugar de socavarlos.

Comencé mi investigación consultando a expertos en salud pública de mi estado de origen, en la Universidad de Minnesota. Me dijeron que debía hacer mediciones rigurosas de los resultados de cualquier campaña que organizáramos, de modo que pudiéramos valorar qué tan bien funcionaba, y me advirtieron que tuviera mucho cuidado con las recomendaciones que hacía, pues tendrían repercusiones en la vida de las personas. También descubrimos que sería un proyecto bastante costoso. Como mínimo, una iniciativa a nivel comunitario como la que imaginábamos —incluso una que tuviera una base ideológica sólida— podría costar un millón de dólares. ¿De dónde sacaríamos ese dinero? Luego descubrí que los Institutos Nacionales de Salud habían financiado campañas de salud cardiaca en los años ochenta, pero ninguna había demostrado con éxito que sus presupuestos multimillonarios lograrían mejorar la salud de la población de forma sustancial. ¿Cómo podría obtener el dinero para el proyecto de las zonas azules si los mayores expertos del país habían fracasado antes que yo?

Después resultó que los ejecutivos de la American Association of Retired Persons (AARP) también habían estado pensando en crear una iniciativa de salud a nivel comunitario. Cuando les conté mi estrategia de concentrarnos en el entorno —en lugar de hacerlo en los cambios individuales de comportamiento— para así impulsar a la gente a comer mejor y vivir más, se sumaron a la propuesta. En 2009, con el respaldo de la Facultad de Salud Pública de la Universidad de Minnesota, la AARP nos dio financiamiento para un proyecto piloto. Desde entonces, el proyecto de las zonas azules ha trabajado en 20 comunidades distintas y hemos ido aprendiendo a cada paso cómo usar la sabiduría autóctona de los centenarios del mundo para brindarles salud y longevidad a los nuestros. Como resultado de nuestros esfuerzos, más de cinco millones de personas viven hoy en día en comunidades que impulsan comportamientos que mejoran la salud. La mayoría de esas cinco millones de personas ha hecho cambios que han mejorado su vida sin pensarlo siquiera. En algunas ciudades hemos observado una disminución de la obesidad de más de 10%, acompañada de una reducción de 30% en el consumo de tabaco.

Comer como en las zonas azules

Quizá estés leyendo esto y pienses: "Están muy bien todas esas historias sobre las zonas azules, pero yo no vivo en una isla en el Mediterráneo y su proyecto aún no ha llegado a mi comunidad". O tal vez tu argumento sea: "Vivo en un lugar donde abundan los restaurantes de comida rápida, y la familia, el trabajo y el poco presupuesto me tienen atado de manos. Las verduras que venden en el supermercado no se ven frescas y son bastante costosas. Las tiendas que ofrecen comida saludable y fresca son pocas y están lejos. Es mucho más sencillo y barato pasar por una hamburguesa o una pizza". Quizá digas: "Vivo en un lugar hecho para autos. Conduzco al trabajo, a la tienda, al templo; las cosas están alejadas entre sí. El tráfico es estresante y a veces peligroso. Mis amigos también siempre están ocupados y viven lejos de mí. No tengo tiempo para ir a cenar con ellos. ¿Cómo se espera que coma y viva como la gente de las zonas azules? ¡No es realista! No hay forma de que haga lo mismo que hizo Bob Fagen para estar más sano".

Te entiendo. Sigue habiendo muchos lugares donde la gente merece disfrutar los mismos beneficios que las comunidades de nuestro proyecto de las zonas azules. En muchas partes del mundo las personas se siguen ahogando en un mar de calorías baratas que es inescapable. Es imposible caminar por un aeropuerto, pasar a la gasolinera o comprar jarabe para la tos sin ser confrontados por un torrente de refrigerios salados, golosinas y refrescos. Incluso hay golosinas con alto contenido de azúcar disfrazadas de "barras saludables". Los restauranteros han descubierto la forma de obtener más ganancias con porciones más grandes. Por lo tanto, con frecuencia comemos en exceso cuando salimos a desayunar, comer o cenar. Con la ayuda de las mentes más brillantes del sector financiero nacional, la industria alimentaria gasta 11 000 millones de dólares al año para persuadirnos de que compremos sus productos, en su mayoría alimentos procesados con mucha azúcar o sal o saborizantes, como pizzas, pastelillos, frituras y bebidas carbonatadas. El estadounidense promedio consume cada año 46 rebanadas de pizza, 90 kilos de carne y 275 litros de leche y otros productos lácteos, acompañadas de 250 litros de refresco. Cada año consumimos 8 000 cucharaditas de azúcar añadida y 36 kilogramos de grasa. Cada año comemos 2 000 millones de kilos de papas a la francesa y casi 1 000 millones de kilos de papas fritas.

¿Eso significa que somos malas personas? ¿Significa que carecemos de la disciplina de nuestros ancestros? ¿Significa que nos importa menos nuestra salud y la de nuestros hijos que la de nuestros abuelos? ¡Claro que no! Entonces, ¿qué nos ha pasado en el último medio siglo? Hemos dejado atrás el entorno de dificultad y escasez para dar paso al entorno de abundancia y facilidad. ¿Cómo podemos sacar lo mejor de esta abundancia sin permitir que dañe nuestra salud?

La respuesta tradicional siempre ha tenido que ver con la responsabilidad individual: ponte a dieta y haz ejercicio. El problema con ese plan es que requiere disciplina a largo plazo y rutina, lo cual va en contra de la naturaleza humana y de nuestro diseño evolutivo. La psique humana anhela lo novedoso y nos aburrimos con facilidad. Aun si una estrategia funciona durante un rato, a la larga el impulso de probar algo nuevo toma la batuta. La mayoría de la gente se apega a las dietas durante menos de siete meses, si no es que apenas semanas. De 100 personas que inicien una dieta el día de hoy, menos de cinco seguirán en el plan de mantenimiento de esa dieta dos años después. Eso significa que, como estrategia para perder peso —ya no digamos para evitar infartos y vivir más tiempo—, las dietas son bastante inútiles. Desplegar la disciplina es como usar un músculo; en cierto momento los músculos se fatigan y al final sucumbimos y terminamos comiéndonos la bolsa de papas fritas.

El secreto de las zonas azules ofrece una alternativa: ideas de comida y prácticas alimenticias, así como formas de cambiar tu entorno que hacen más probable que vivas más y con más salud. Hemos adaptado las lecciones aprendidas en las zonas azules originales, implementado los cambios de estilo de vida en comunidades reales, y traducido los alimentos originales en receptas fáciles de hacer y diseñadas para cada paladar y para cada familia —niños incluidos—, incluyendo a los amantes del filete con puré. Queremos que ames lo que comes, cómo pasas el día y a la gente que te rodea. Queremos que sientas que tu vida va mejorando cada vez más, ya sea que empieces implementando las soluciones de las zonas azules en pequeña escala en tu casa o que estés inspirado y quieras transformar a tu familia política, tu vecindario, tu pueblo o tu ciudad.

Olvidarse de morir

Podrías preguntar a las personas de más de 100 años qué han hecho para vivir tanto, como lo he hecho yo muchas veces, pero en realidad pocos lo saben. Algunos afirman que es el vino que bebieron o el aire puro que respiraron. Otros afirman que fueron las caminatas diarias o el placer de fumar un puro a diario. Una vez le insistí a una mujer de 101 años que vivía en Icaria, Grecia, que me dijera por qué creía que la gente de ahí vivía tanto. "Es que se nos olvida morir", dijo, y se encogió de hombros. De hecho, tenía más razón de la que imaginaba. Ninguno de los 253 centenarios vivaces que he conocido hizo dieta, se inscribió a un gimnasio o tomó complementos alimenticios. No persiguieron la longevidad, sino que simplemente sucedió.

Como sugiere el creciente corpus de investigaciones, nosotros también podemos realizar cambios a largo plazo a nuestro entorno personal que nos impulsarán a movernos más, a socializar más, a ansiar menos y a comer mejor. Dicho de otro modo, podemos tomar decisiones en este preciso instante que derivarán en un futuro más saludable y alegre.

Este libro se trata de asegurarnos de que la vitalidad *te suceda*. En la primera parte viajarás conmigo a las cinco zonas azules, comerás con personas excepcionales de cada una de ellas y aprenderás lo que nos han enseñado nuestras investigaciones posteriores sobre los alimentos que consumen y el papel de la alimentación en su vida. En la segunda parte aprenderás un poco sobre la reciente transformación de ciudades estadounidenses en zonas azules y descubrirás cómo cada comunidad encuentra su propio camino hacia la salud y la longevidad, con base en la sabiduría de los centenarios del mundo. Espero que esto te ayude a ver que el cambio es posible, sin importar dónde vivas o cómo comen hoy en día tu familia y tú, y quizá te inspire a involucrarte en la transformación de tu propia comunidad.

En la tercera parte encontrarás bastante información, así como lineamientos que te digan cómo crear tu propia zona azul, paso por paso. En la cuarta parte hallarás 77 recetas, algunas de las cuales me las enseñaron mis amigos centenarios de las zonas azules del mundo, que fueron adaptadas para el paladar occidental. Otras son creaciones propias, de mis amigos o de gente de las ciudades renovadas, e incluso de algunos de los mejores chefs estadounidenses, muchos de los cuales han comprendido lo valioso que es cocinar y comer al estilo de las zonas azules.

Mi principal objetivo al escribir este libro —además de compartir contigo algunos de los mejores alimentos de las zonas azules, así como formas exquisitas de prepararlos y prácticas poderosas para disfrutarlos con familiares y amigos— es que tengas tu propio momento a la Bob Fagen, en el que descubras que, sin saber exactamente cómo ni cuándo, estás más sano y feliz de lo que creíste posible.

PRIMERA PARTE

El descubrimiento de las zonas azules

Fue una comida para recordar. Estábamos sentados en una mesa con vista al mar Egeo en la isla griega de Icaria. Frente a nosotros teníamos platos de pescado fresco, frijoles pintos con hinojo, ensalada griega, pan agrio y vino local; era una comida que irradiaba salud. No podría haberme sentido más feliz.

Mi comensal era Antonia Trichopoulou, de la Universidad de Atenas, especialista a nivel mundial en la dieta mediterránea. Teniendo en cuenta toda la investigación que ha realizado, le pregunté cómo podía convencer a los estadounidenses de empezar a comer comida así de sana. Esperaba que me dijera que debía enfocarme en las decenas de beneficios nutricionales de la dieta icariana. En vez de eso, señaló los deliciosos platillos que teníamos frente a nosotros y me dijo: "¡Aliméntalos!"

El perspicaz comentario de Trichopoulou se convirtió en el principio rector de este libro. No hay una sola cosa que explique la longevidad de los habitantes de las zonas azules. En realidad se trata de una serie de factores interconectados —que incluyen lo que comemos, nuestros vínculos sociales, nuestros rituales diarios, el entorno físico y el sentido de nuestro propósito en la vida— que nos impulsan y le dan significado a nuestra vida. Sin embargo, la comida está en el núcleo de ese ecosistema y los alimentos bien pueden ser el mejor punto de partida para cualquiera que busque emular la salud, la longevidad y el bienestar de los habitantes de las zonas azules.

Varias veces durante el día debemos decidir qué vamos a comer. Independientemente de las implicaciones que tiene esto en nuestra salud, dichas decisiones también determinan cómo gastamos nuestro tiempo. ¿Liberamos estrés al plantar nuestras propias hortalizas en el jardín? ¿Preparamos la comida con nuestra familia? ¿Nos relajamos con una buena conversación durante una buena comida? ¿O pasamos a las carreras por algún restaurante de comida rápida para poder incorporar más actividades a nuestro día ya de por sí ocupado?

La comida también ayuda a determinar el tipo de acompañantes que tenemos y cuánto los procuramos. Si invitas a cenar a una amiga vegetariana, es probable que hagas el esfuerzo de preparar una ensalada saludable y un plato fuerte creativo que no tenga carne. Por el contrario, si invitas a alguien cuya idea de una cena balanceada sea tener una hamburguesa en cada mano, es probable que tú también termines comiendo una enorme hamburguesa grasienta.

Para muchos de nosotros, las elecciones alimenticias derivan de nuestro sistema de creencias, los cuales determinan si comemos pescado en viernes, pan jalá al anochecer, pan ácimo en Sabbath, o nada en absoluto durante ciertas épocas del año. Cada vez que damos un bocado, votamos por el mundo en el cual queremos habitar: ¿estamos apoyando un sistema que favorece un clima y un ambiente saludables, o estamos ayudando a contaminar nuestro entorno? ¿Compramos alimentos producidos por nuestros vecinos, o comida producida en fábricas con ingredientes que ni siquiera reconocemos? Si elegimos no comer carne, ¿lo hacemos por cuestiones éticas o nutrimentales?

Por todos estos motivos, la comida es el camino ideal hacia la visión que tienen las zonas azules de una vida más larga y saludable. En esta primera parte del libro exploraremos cinco de las zonas azules que existen en el mundo a través de la óptica de la comida. Observarás las elecciones alimenticias y las prácticas de los centenarios de cada lugar, así como las fascinantes investigaciones sobre sus dietas y sus hábitos alimenticios hechas a partir de docenas de encuestas y estudios dietéticos realizados durante los últimos 100 años, aproximadamente. Cuando terminemos, creo que quedará claro que el secreto para llegar a los 100 años no radica sólo en lo que comen los centenarios, sino sobre todo en cómo se relacionan con la comida, no sólo en términos del valor nutrimental de los ingredientes, sino de producción y preparación de alimentos, de los rituales en torno a la comida, y de cuándo se consume y con quién. Sospecho que, una vez que sepas cómo se come en las zonas azules, se te antojará el mismo tipo de comida, pero también el mismo tipo de estilo de vida que la rodea.

CAPÍTULO 1

Los secretos de una dieta mediterránea: Icaria, Grecia

Una tarde de verano estaba sentado sobre un taburete en la cocina de la casa de huéspedes de Thea Parikos, en la isla griega de Icaria. La casa de huéspedes está ubicada en una zona alta con vista hacia el extenso mar Egeo. Apenas visible a la distancia se distinguía una franja delgada de la costa oeste de Turquía.

En la cima de la colina, detrás de la casa de huéspedes, pasando los arbustos espinosos, los lechos rocosos y los improbables jardines de verduras, se encuentra el montañoso pueblo de Christos Raches. Ahí, en pequeñas viviendas guarecidas del sol por bosques de cedros, residen algunas de las personas más longevas del mundo, las cuales viven ocho años más que el estadounidense promedio, padecen apenas la mitad de problemas cardiacos y rara vez desarrollan demencia. La gente de Icaria tiene lo que los demás queremos: vidas largas y saludables, y vitalidad en la vejez.

Durante los últimos años he realizado varias visitas de investigación a Icaria y he tenido la fortuna de comer en múltiples ocasiones en la casa de huéspedes. Pero ésta era la primera vez que me invitaban a entrar a la cocina.

Al observar el espacio, que parecía una conejera ligeramente iluminada por dos pequeñas ventanas, vi que había una mezcolanza de sartenes deformadas y ollas despostilladas colgando del muro. En el mostrador frente a mí estaba desplegado un revoltijo de verduras y hortalizas recién cosechadas. Encima de ellas, colgaban del techo manojos de orégano, savia y tomillo seco que parecían candelabros. Sobre la estufa de tipo industrial, una olla de presión silbaba, mientras que en ollas más pequeñas hervían guisados con ingredientes como frijoles pintos, perejil, pollo salvaje, queso feta de cabra, berenjena, espárrago silvestre e hinojo. Los aromas provenientes de la estufa eran embriagantes: herbales, carnosos, almizcleños y —no se me ocurre otro adjetivo— fecundos.

En el centro de este bendito caos estaba Athina Mazari, de 58 años, experta en cocina icariana. Con un frenesí controlado, se deslizaba con destreza entre tareas, con ayuda de las herramientas de cocina más simples, para picar, mezclar, revolver, probar y corregir ingredientes. Casi todo lo que formaba parte de los platillos de Mazari provenía de los jardines cercanos que se extendían por la ladera de la montaña. Mientras la miraba, me di cuenta de que estaba siendo testigo de uno de los principales talleres de longevidad del mundo.

Le había insistido durante muchos años a Mazari que me permitiera verla en acción en la cocina, pero ella siempre argumentaba que prefería preparar la comida por sí sola y disfrutar la rutina de su trabajo sin palabras. Sin embargo, por alguna razón, ese día hizo una excepción. Después de todo ese tiempo supuse que la había convencido. Entre tarea y tarea, fue abriendo su corazón.

Su viaje hasta la cocina de la casa de huéspedes había sido muy largo. Como muchos niños icarianos nacidos en los años cincuenta, era parte de una familia grande que tenía muchas dificultades. Ni ella ni sus ocho hermanos recibieron más que educación primaria. Mientras los varones ayudaban al padre en los campos, Mazari y sus hermanas aprendían en la cocina a picar verduras y a lavar platos. Fue ahí donde empezó a absorber la sabiduría culinaria tradicional de la isla, combinando los mismos ingredientes y preparándolos como lo habían hecho sus ancestros desde el siglo VI a.C.

"Hice mi primera hogaza de pan a los diez años", me dijo. Fue pan agrio. "Le pedí prestada la masa madre a una vecina." La amasó con harina de cebada, sal y agua, y esperó a que creciera durante la noche antes de hornearla en el horno de leña fabricado de ladrillos que tenían atrás de la casa. Las bacterias que fermentaron esa hogaza provenían del mismo cultivo inicial que había usado la tátara-tatarabuela de su vecina.

Un día, la madre de Mazari la llamó a la cocina. Le dijo que a la familia ya no le alcanzaban los recursos y que ella tendría que mudarse con una joven pareja del pueblo que acababa de tener un bebé y necesitaba una niñera. A cambio de un cuarto y comida, cocinaría para ellos, limpiaría su casa y cuidaría a su recién nacida. Así adquiriría las habilidades que necesitaría cuando fuera madre. En ese entonces Mazari tenía nueve años.

Durante la siguiente década, Mazari fue niñera de tres familias distintas. Con cada una tuvo la responsabilidad de ayudar a la mujer de la casa a cocinar, por lo que adquirió más habilidades culinarias y aprendió más recetas. Aprendió a cortar las verduras en cubos y a hervirlas según su tamaño y su textura, de modo que todas quedaran al punto; a picar el cerdo al horno para determinar su grado de cocción; a medir las porciones a mano, literalmente; a enrollar el orégano seco entre sus palmas y a distribuirlo con precisión sobre los alimentos, y a identificar con el puro olfato qué tan fresco estaba un pescado.

Sabía dónde crecían las 80 o más variedades de hortalizas silvestres de la isla, en qué meses cosecharlas y cómo hornearlas en exquisitas tartas. Aprendió a secar las verduras excedentes en redes que colgaban del techo. Después, cuando el verano daba paso al invierno, las verduras frescas también daban paso a los estofados de pescado y cerdo, a las hortalizas de raíz y la sopa de col invernal. Su repertorio culinario se extendió a más de 100 recetas que guardaba en su memoria, y que armaba y preparaba con el corazón, llevada por cierto instinto epicúreo.

Cuando tenía más de 20 años, su belleza arrancaba las miradas de los hombres que pasaban a su lado. A uno de ellos también le arrebató el corazón. Pronto se casaron y al cabo de unos cuantos años Mazari ya tenía un par de hijos propios para quienes cocinar. Cuando la conocí, sus hijos ya habían crecido, pero ella seguía cocinando para otros.

Mientras me contaba su historia y estaba por terminar sus platillos, yo permanecía sentado en el taburete, maravillado. Mazari no había parado de hablar, pero eso no había interferido en lo más mínimo con su orquestación natural de tareas. Me pregunté si el esfuerzo rutinario de preparar fabulosos menús tres veces al día durante casi medio siglo que culminarían en una pila de platos sucios no le habría quitado el placer a cocinar.

De repente, Mazari dejó lo que estaba haciendo y me miró fijamente. "Cuando estaba por cumplir 40, teníamos poco dinero, así que me busqué un trabajo de camarista en un pequeño hotel cercano a mi pueblo —me contó—. Un día, el chef no apareció, y la dueña del hotel, una mujer llamada María, me preguntó si podría cubrirlo. Se habían presentado 26 artistas estadounidenses para cenar, y María quería saber si yo sabía cocinar. Me dejó armar el menú, así que preparé tartas hechas con hortalizas silvestres, hojas de parra rellenas de arroz y ensalada griega con tzatziki. Cuando puse toda la comida en platos, me di cuenta de que no se parecía a la comida de restaurante que había visto en fotos. Cuando María entró a la cocina a servir la comida, le dije: 'Perdón. Sé que no se ven bien, pero saben muy bien'. Estaba muy nerviosa."

Se veía por las ventanitas de la cocina que estaba por anochecer. El tenue sol iluminaba la habitación con una especie de luz medieval. Mazari se reclinó contra el mostrador opuesto y se frotó las manos húmedas y callosas mientras recordaba aquella anécdota.

"De pronto, María me gritó desde el comedor —continuó—. Pensé que estaba enojada conmigo por haberla hecho quedar mal y que tendría que volver a hacer la comida. Pero en vez de eso, cuando salí de la cocina, todos los extranjeros se levantaron y me aplaudieron. Los ojos se me llenaron de lágrimas. Intenté contenerlas, pero no pude. Era la primera vez en mi vida que lloraba de alegría."

La mejor dieta mediterránea

He descubierto que casi todas las madres y abuelas icarianas poseen un pedigrí culinario como el de Mazari. Al igual que otras zonas azules, Icaria es un lugar remoto en el que la gente ha conservado sus tradiciones, lo cual les ha permitido evitar las influencias de los hábitos alimenticios occidentales modernos. Tengo la convicción de que la costumbre de preparar los alimentos correctos de la forma adecuada tiene mucho que ver con la longevidad de la población de la isla.

Y nuestras investigaciones lo respaldan. Durante una de las visitas que hizo el equipo a Icaria, trabajamos con Trichopoulou, quien es la autoridad en lo que respecta a la dieta mediterránea, para realizar encuestas de hábitos alimenticios locales. A medida que empezamos a recibir la información de las encuestas, Trichopoulou notó que la dieta tradicional de la isla, al igual que la hallada en muchas partes del Mediterráneo, incluía muchas verduras, aceite de oliva, porciones pequeñas de lácteos y carne, y cantidades moderadas de alcohol. Lo que distinguía la dieta icariana era su énfasis en el consumo de papas, leche de cabra, miel, leguminosas (sobre todo garbanzos, frijoles pintos y lentejas), hortalizas silvestres, algunas frutas y cantidades relativamente pequeñas de pescado.

Cada uno de estos alimentos se ha vinculado con el aumento de la longevidad. El consumo moderado de lácteos se asocia con la disminución de cardiopatías. Se cree que el aceite de oliva —sin calentar— reduce los niveles de colesterol dañino y aumenta los de colesterol bueno. La leche de cabra contiene triptófano, el cual favorece la producción de serotonina. Algunas hortalizas silvestres contienen hasta 10 veces más antioxidantes que el vino tinto. Y el vino —con moderación— ha demostrado tener propiedades benéficas si se consume como parte de la dieta mediterránea, pues ayuda al cuerpo a absorber más flavonoides —los antioxidantes limpiadores de arterias— provenientes de los alimentos que la componen.

Incluso el café, aquel hábito sobre el cual te advirtió tu madre, se ha vinculado con bajos índices de diabetes, cardiopatías y, en algunos casos, Parkinson. Por su parte, el pan agrio local contiene *Lactobacillus sanfranciscensis*, un tipo de bacteria benéfica que, al combinarse con otros alimentos, puede reducir el índice glucémico de la comida. (El índice glucémico de los alimentos refleja qué tan rápido se descompone en moléculas de azúcar en el torrente sanguíneo. Las comidas con bajo índice glucémico tardan más en digerirse y difícilmente provocan incrementos agresivos en los niveles de azúcar en la sangre.) Las papas contienen potasio que es bueno para el corazón, vitamina B6 y fibra. Y como observó Trichopoulou durante nuestro viaje de campo, los isleños inevitablemente consumen menos sustancias químicas artificiales porque comen las hortalizas provenientes de sus jardines o de campos aledaños. Con esto en mente, Trichopoulou me dijo que, en comparación con la dieta estadounidense estándar, la dieta icariana puede sumar cuatro años a la esperanza de vida de los isleños.

Obtuvimos mayores detalles sobre los alimentos isleños tradicionales de Ioanna Chinou, experta en las propiedades bioactivas de hierbas y otros alimentos naturales. Chinou nos enseñó que los distintos tés griegos pueden ofrecer efectos benéficos específicos: la menta silvestre ayuda a prevenir la gingivitis y las úlceras, el romero sirve para tratar la gota y la artemisia ayuda a mejorar la circulación sanguínea. Cuando llevé muestras de tés herbales icarianos para examinarlos en su laboratorio, Chinou encontró que todos tenían propiedades antioxidantes. Además, parecían funcionar como diuréticos ligeros que ayudaban a eliminar toxinas del cuerpo y a disminuir ligeramente la tensión sanguínea.

Cinco años después de que empezamos a examinar los hábitos saludables de los icarianos, una investigadora griega de nombre Christina Chrysohoou publicó el primer artículo académico sobre la dieta icariana. Durante el día, Chrysohoou trabaja como cardióloga y recibe pacientes en la Facultad de Medicina de la Universidad de Atenas. Por las noches, de algún modo encuentra la energía para dar seguimiento a su amplia gama de intereses intelectuales.

Chrysohoou fue la primera académica en reconocer el potencial científico de Icaria como lugar de estudio para examinar cómo la psicología, la depresión, la obesidad y hasta la radiación pueden influir en la longevidad. En 2009 ella y Demosthenes B. Panagiotakos, de la Universidad Harokopio, organizaron el *Estudio de Icaria*, el cual entrevistó a 1 420 icarianos e hizo pruebas a los 673 que pasaban de los 65 años. Sorprendentemente, 79 de ellos tenían más de 90 años. Sus equipos de investigación recorrieron la isla recopilando más de 300 datos sobre cada sujeto, sobre todo acerca de cuestiones alimenticias, pero también detalles de su historial médico, incluyendo información sobre depresión, hábitos de sueño y hasta hábitos sexuales. Cuatro años después, el equipo regresó a Icaria para visitar a los sujetos de mayor edad.

El equipo confirmó que los icarianos han seguido una versión única y extrema de la dieta mediterránea que privilegia las verduras, los cereales enteros, las frutas, el pescado, el aceite de oliva, la leche y el queso de cabra y el vino. Los investigadores observaron que las verduras frescas que se consumían en Icaria siempre eran de temporada: papas y cebolla en otoño, col en invierno y lechuga en verano. La primavera trae consigo pimientos, judías verdes, jitomates, calabacín, berenjena, albaricoques y duraznos. Estos alimentos los consumen frescos en primavera o deshidratados por el sol y preservados con orégano en el invierno. Las hortalizas silvestres, como diente de león, achicoria e hinojo silvestre abundan, y son excelentes fuentes de vitaminas A, C y K, folato, potasio, magnesio, calcio, fibra y hierro. Aunque las grasas representan más de 50% de su ingesta diaria de calorías, más de la mitad de ésta proviene del aceite de oliva, el cual se asocia con factores de salud positivos en diversos estudios.

Los isleños también consumen relativamente más leguminosas (sobre todo garbanzos, lentejas y frijoles pintos), papas, café, tés herbales y hortalizas silvestres, que otras poblaciones del Mediterráneo. Quizá debido a los famosos mares agitados de la isla, los icarianos tradicionalmente sólo comen pescado de forma esporádica, cuando la marea permite pescar a los pescadores. Mientras que los habitantes de la costa comen pez espada, sardinas, anchoas y otras variedades de pescados pequeños entre seis y ocho veces al mes, los habitantes de las zonas montañosas consumen pescado sólo una o dos veces al mes, y con frecuencia es pescado parcialmente preservado, como bacalao o sardinas saladas. Curiosamente, descubrimos que hay más isleños saludables de 90 años en adelante en las montañas que en la costa, así que al parecer el consumo de pescado no contribuye a la longevidad. Asimismo, los icarianos sólo consumen carne una o dos veces por semana, aves dos veces a semana y postres quizá un par de veces a la semana, sin contar la miel local que utilizan para endulzar su té.

Los icarianos más viejos llevan una dieta alta en hortalizas de hoja verde y otras verduras, leguminosas y frutas, que en conjunto representan 64% de su ingesta diaria de comida; los productos lácteos y las bebidas no están incluidos. La grasa

Típica dieta de los icarianos
de 80 años en adelante
(Porcentaje de ingesta diaria en gramos)

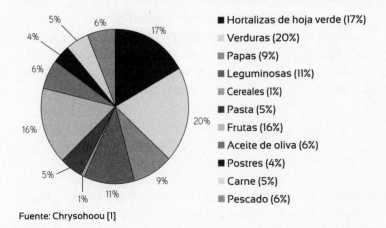

■ Hortalizas de hoja verde (17%)

Verduras (20%)

■ Papas (9%)

■ Leguminosas (11%)

Cereales (1%)

■ Pasta (5%)

Frutas (16%)

■ Aceite de oliva (6%)

■ Postres (4%)

Carne (5%)

■ Pescado (6%)

Fuente: Chrysohoou [1]

representa más de 50% de las calorías diarias, pero más de la mitad proviene de aceite de oliva, el cual se asocia con factores de salud positivos en varios estudios.

Chrysohoou identificó varios hábitos no alimenticios que cree que también contribuyen a la longevidad de los isleños. Por ejemplo, los icarianos tienden a comer despacio y a hacerlo en compañía de familiares y amigos. También toman siestas regulares. De hecho, un artículo de 2008 de la Facultad de Medicina de la Universidad de Atenas y la Escuela de Salud Pública de Harvard reportó sus hallazgos después de dar seguimiento a un grupo de griegos durante varias décadas. Los investigadores encontraron que tomar una siesta regular —al menos cinco veces por semana— reduce el riesgo de cardiopatía en 37 por ciento.

Chrysohoou también ha descubierto que los icarianos tienen otras formas de liberar el estrés. Me mostró un estudio preliminar que sugería que alrededor de 80% de los hombres icarianos de 65 a 85 años seguían teniendo una vida sexual activa. "Esto implica menos estrés, lo que a su vez representa una alimentación más saludable —me dijo en tono especulativo—. Cuando comes con prisa o con tus preocupaciones en mente, las hormonas del estrés como el cortisol interfieren con el proceso digestivo. El cuerpo no absorbe los nutrientes ni los antioxidantes como debería, y es más probable que las calorías que consumes terminen siendo grasa en tu cintura que energía en tus células."

Los principales alimentos icarianos para la longevidad

Los cocineros icarianos, al igual que sus homólogos en lugares como Francia, España o Italia, se inclinan por platillos que incluyen verduras, cereales enteros, frutas, aceite de oliva y, ocasionalmente, pescado.

ACEITE DE OLIVA. En Grecia, el aceite de oliva extra virgen —extraído sin tratamiento alguno además del lavado, prensado, decantado y filtrado de la fruta— tiende a ser opaco, ligeramente espeso, y a tener un intenso color verde dorado. La preferencia por el mejor aceite de oliva existente quizá protege en parte a los icarianos de padecer cardiopatías. Un estudio español reciente descubrió que una dieta mediterránea saludable baja en grasas que incluya al menos cuatro cucharadas de aceite de oliva al día —cantidad habitual para estos isleños griegos— disminuye el riesgo de cardiopatías en 30%. En Icaria descubrimos que la gente que consume a diario al menos 100 gramos (como cuatro cucharadas o ¼ de taza) de aceite de oliva de la mejor calidad tenía 50% menos mortandad por padecimientos cardiacos.

HORTALIZAS VERDES SILVESTRES. Más de 150 variedades de hortalizas verdes silvestres, como verdolagas, dientes de león y arúgula, crecen por toda la isla. Estas hortalizas silvestres de color verde oscuro son una fuente rica en minerales como hierro, magnesio, potasio y calcio, así como de carotenoides, que son los coloridos pigmentos que el cuerpo transforma en vitamina A. Comer una taza de estas hortalizas a diario parecía ser una de las claves para una vida más prolongada en Icaria. En Norteamérica existe una gran variedad de hortalizas silvestres comestibles —diente de león, verdolaga, armuelles— y de hortalizas verdes cultivadas —como coles, hojas de mostaza, hojas de betabel y col rizada— que tienen casi la misma plenitud de nutrientes.

PAPAS. Los icarianos comen papa casi a diario, a diferencia de otras poblaciones mediterráneas. A pesar de su alto contenido en carbohidratos, las papas aportan varios beneficios a la salud. Estudios recientes sugieren que, siempre y cuando no estén fritas ni ahogadas en crema agria y mantequilla, las papas pueden ayudar a disminuir la tensión sanguínea, prevenir la inflamación y combatir la diabetes.

QUESO FETA. El queso feta icariano bioactivo está hecho a base de la fermentación de leche de cabra con quimosina, la cual obtienen de los estómagos de las cabras. El resultado es un queso alto en proteínas y en probióticos saludables con importantes propiedades antiinflamatorias y anticancerígenas. El queso feta, famoso por figurar en las ensaladas griegas, también se usa en la cocina icariana en varios guisados de verduras y otros platillos.

FRIJOLES PINTOS. Este ingrediente, favorito de la cocina icariana, es rico en proteínas y fibras. También se ha descubierto que contiene algunas de las más poderosas sustancias anticancerígenas, hipoglucémicas y protectoras cardiacas existentes en la naturaleza.

GARBANZOS. Los garbanzos, incluidos en muchos guisados y sopas icarianas, también se comen secos y salados, como tentempié. Son más altos en grasas que otras leguminosas, pero casi toda la grasa que contienen es insaturada, lo que los convierte en una opción saludable que no genera antojos de azúcar que pueden provocar refrigerios más altos en carbohidratos.

LIMONES. Los icarianos le ponen jugo de limón a casi todo, y se los comen enteros, con todo y cáscara. La alta acidez de la cáscara de limón puede tener un impacto benéfico en la glucosa sanguínea que ayude a controlar o prevenir la diabetes. Los icarianos también le exprimen limón a las ensaladas, los pescados, las sopas y los frijoles, e incluso al agua que beben, con lo que reducen la carga glucémica de la comida.

HIERBAS MEDITERRÁNEAS. Beber tés herbales es uno de los rituales de la isla. Las hierbas silvestres o cultivadas en los jardines producen bebidas fragantes, estacionales y saludables. Del romero obtienen un disparo de ácido rosmarínico, ácido carnósico y carnosol, sustancias que se ha demostrado en estudios con animales protegen al organismo contra ciertos tipos de cáncer. La mejorana ofrece ácido ursólico, el cual puede mejorar la memoria y otras funciones cognitivas. Los tés diarios hechos de savia, romero, mejorana y menta —todos los cuales contienen diuréticos y antiinflamatorios— podrían explicar los bajísimos índices de demencia. Asimismo, si se añade a los platillos un amplio repertorio de hierbas para cocinar, de preferencia frescas, también se obtendrán parte de estos nutrientes.

CAFÉ. En Icaria les gusta el café cargado. En estudios recientes se ha demostrado que tomar de dos a tres tazas de café icariano estilo turco reduce los índices de mortalidad tanto de hombres como de mujeres.

MIEL. Los isleños usan miel icariana —oscura, espesa y de sabor intenso— como medicina para tratar todo, desde gripas hasta insomino y lesiones. Además de incorporarla al café o al té, muchas personas de la tercera edad también la toman sola en cucharadas, tanto al despertar como antes de dormir.

En las páginas 297-314 encontrarás más detalles sobre las recetas de Icaria.

CAPÍTULO 2

La dieta de las mujeres más longevas del mundo: Okinawa, Japón

Me tomó dos días convencer a Gozei Shinzato de que me mostrara su arsenal de complementos alimenticios para la longevidad, pero al final lo logré. Puso frente a mí al menos cinco compuestos que podrían explicar cómo había logrado la vivaz centenaria llegar a los 104 años con la flexibilidad de un yogui y la energía de un chihuahua. Me mostró un suplemento específico supercargado de carotenoides, flavonoides y saponinas, y otro que ayuda a combatir el cáncer de mama al reducir los niveles de estrógeno en la sangre. Señaló un conocido agente antimalárico que usa para mantener su estómago sano, y otro que se ha demostrado que ayuda a regular el metabolismo, mantener baja la tensión arterial, tratar las piedras en la vesícula, y que además funciona como profiláctico para las resacas. Luego se estiró para levantar uno que reduce los niveles de azúcar en la sangre para ayudar a prevenir la diabetes. De todos ellos, tres tienen propiedades antienvejecimiento comprobadas.

Aunque podría parecer el inventario de un botiquín bien surtido, en realidad estábamos parados en el jardín detrás de la cocina de Shinzato. Los "suplementos" que me estaba mostrando eran camote de Okinawa, soya, artemisia, cúrcuma y goya (melón amargo). Todos crecían en filas bien definidas, apenas a unos 15 pasos de su casa.

El día anterior viajé hasta su pueblo al norte de Okinawa con dos expertos en longevidad: el gerontólogo Craig Willcox, quien junto con su hermano Bradley escribió el éxito de ventas *The Okinawa Diet Plan*, y Greg Plotnikoff, médico que realizó sus estudios en Estados Unidos y que es una autoridad de la medicina integral. Ambos hombres comprenden muy bien que la comida puede ser la mejor medicina o el peor veneno. Pasamos el día entrevistando a Shinzato sobre su alimentación, observando su estilo de vida y viéndola preparar una comida tradicional de Okinawa. La miramos levantarse como resorte más de una docena de veces de su tapete tatami. Aprendimos que la vida de Shinzato era reconfortantemente rutinaria. Vivía sola en una casa de tres habitaciones, sin muebles, divididas por puertas de papel de arroz. Al despertar, Shinzato envolvía su diminuto cuerpo de 40 kilogramos en un kimono color azul cobalto. Luego hacía una ofrenda en el santuario ancestral de su sala y encendía incienso sobre un pequeño altar rebosante de viejas fotografías, un peine de carey, una urna y otras reliquias de sus antepasados.

Más tarde, durante las horas frescas del día, trabajaba en su jardín. Después de la comida, leía historietas o veía un juego de beisbol en la televisión y tomaba una siesta. Las vecinas pasaban a verla todas las tardes, y un par de veces por semana sus *moai* —las cuatro mujeres que, junto con Shinzato, tenían el compromiso de velar las unas por las otras por el resto de su vida— pasaban a tomarse un té de artemisia y a conversar. Cada vez que Shinzato experimentaba algún tipo de dificultad, como cuando andaba corta de efectivo o cuando su marido falleció —46 años atrás—, contaba con la ayuda de su *moai* y del sentido de obligación social propio de la gente de Okinawa —llamado *yuimaru*— como apoyo. Y sus amigas, a su vez, habían contado con el apoyo permanente de Shinzato.

La observamos preparar té de jazmín, agachada en una esquina, virtiendo agua sobre las hojas de té mientras la habitación se llenaba con el delicado aroma floral. Durante la comida, mezclaba miso casero en una olla de agua. Añadía zanahorias frescas, rábanos, hongos shiitake y tofu, y lo dejaba calentar. Mientras tanto, andaba de un lado a otro de la cocina, limpiando los mostradores, el fregadero y hasta la ventana. Luego acercaba una silla a la estufa para esperar a que su sopa estuviera lista. La flama lanzaba una luz tenue sobre el rostro arrugado pero sereno de Shinzato, quien aderezaba la sopa con una salsa de ajo marinado y hierbas, o "medicinas para la longevidad", en palabras de Plotnikoff. Sus movimientos eran lentos y cuidadosos; recordaban a la resolución paciente de una tortuga que parecía haberse olvidado por completo de nosotros.

Vertió su sopa caliente en un tazón, la miró durante unos cuantos instantes y murmuró: "Hara-hachi-bu". Este adagio confuciano, entonado como un rezo antes de cada comida, le recordaba que dejara de comer cuando se sintiera 80% llena. Me lanzó una breve mirada y luego miró de nuevo su tazón humeante, como si estuviera esperando algo. Entonces pensé que quizá querría comer en privado y les dije a mis colegas que debíamos irnos.

"Muchas gracias —le dije e hice una ligera reverencia—. ¿Podemos venir mañana a ver su jardín?"

"Si no hay de otra", dijo en tono bromista mientras me miraba con su sonrisa alegre y arrugada. ¿O acaso fue un gesto de dolor?

Al día siguiente que volvimos a su casa, estaba cayendo una llovizna. Era una mañana fría y gris. Willcox, Plotnikoff y yo flanqueamos a Shinzato, quien mide como 1.37 metros con todo y plataformas. Del otro lado del camino, después de algunos hogares de campesinos y un riachuelo, estaba la selva revoltosa —hogar de víboras— que cubría una de las laderas. El jardín de Shinzato brillaba por el rocío en tonos luminiscentes de verde amarillento y esmeralda. Le preguntamos por su jardín. ¿Qué se da mejor? (El camote.) ¿Hay algún alimento para la longevidad? (No.) ¿Qué usa como fertilizante? (Harina de pescado.) ¿Cuántas horas al día trabajas en el jardín? (Cuatro.) ¿Cuál es tu parte favorita de la jardinería? (La soledad.) Shinzato toleró nuestras preguntas con una serenidad muy cordial, mientras de su ancho sombrero cónico caían gotas de lluvia.

Durante una breve pausa en nuestra inquisición, Shinzato se disculpó para volver a trabajar en su jardín. Armada con un azadón de tres picos, empezó a atacar la maleza. Con una ferocidad mecánica, arremetió contra el suelo rojo y rocoso, de un lado a otro de las filas de plantas. Luego, sobre un pequeño tapete de caucho, se arrodilló para quitar la maleza pequeña a mano. La miramos al menos una media hora, durante la cual tomamos fotos e hicimos notas, hasta que conseguimos lo que necesitábamos. Me acerqué a Shinzato y le di una palmada en el hombro para avisarle que ya nos íbamos. Volteó a verme y con voz tersa me dijo adiós en okinawense. Le pedí a Willcox que me tradujera.

"Dijo 'bueno' —respondió Willcox—. Aunque no estoy seguro si fue 'bueno' habernos visto o 'bueno' que ya nos vayamos..."

El apogeo y la decadencia de una gran dieta para la longevidad

Okinawa es una especie de Hawai japonés, un grupo de islas exótico y tranquilo, con clima cálido, palmeras y playas de arena muy suave. Durante casi mil años, este archipiélago ubicado en el Pacífico ha mantenido la reputación de promover la longevidad extrema. Los habitantes de Okinawa de más de 65 años tienen una esperanza de vida más elevada que cualquiera en el mundo. La esperanza de vida promedio para los hombres es de 80, mientras que para las mujeres es de alrededor de 88. Se espera que los hombres vivan hasta los 84 y que las mujeres lo hagan casi hasta los 90. Aquí también hay uno de los mayores porcentajes de centenarios: alrededor de 6.5 de cada 10 000 viven hasta los 100 años. Asimismo, sufren de apenas una fracción de las enfermedades que matan a los estadounidenses: un ⅕ del índice de cardiopatías, un ⅕ de la incidencia de cáncer de mama y de próstata, y menos de la mitad de casos de demencia que los observados en estadounidenses de la misma edad.

¿Qué comía Shinzato que explicara sus 104 años de vitalidad y salud? Aunque quizá ella no la habría considerado una pregunta pertinente, los investigadores han estado buscando la respuesta durante mucho tiempo. El trabajo de Craig y Bradley Willcox incluye la recolección meticulosa de datos y ofrece información valiosa. Empezaron por identificar el lapso de tiempo en el cual han vivido los actuales centenarios de Okinawa. Todos los centenarios de más de 100 años que viven hoy en día nacieron entre 1903 y 1914. Durante el primer tercio de su vida, básicamente antes de 1940, la mayoría de las calorías que consumían —más de 60%— provenía de un solo alimento: el *imo*, o camote de Okinawa.

El *imo*, una variedad púrpura o amarilla muy parecida al camote americano, llegó desde el continente americano hace unos cuatro siglos y se adaptó bien a la tierra de Okinawa. Fue una fortuna para los habitantes de la región antes de la Segunda Guerra Mundial, quienes de otro modo habrían carecido de alimentos altos en calorías. Este tipo de camote alto en flavonoides, vitamina C, fibra, carotenoides y carbohidratos de lenta combustión es uno de los alimentos más saludables del planeta.

De hecho, los hermanos Willcox descubrieron que la dieta tradicional de Okinawa consistía de 80% de carbohidratos. Antes de 1940 la población de la isla también consumía pescado al menos tres veces a la semana, junto con siete porciones de verduras y quizá una o dos porciones de cereales al día. También comían dos porciones de soya rica en flavonoides, por lo regular en forma de tofu. No comían mucha fruta, pero sí huevos unas cuantas veces a la semana.

Los lácteos y la carne representaban sólo 3% de sus calorías. Puesto que no tenían influencia del budismo, la población de Okinawa en el siglo xx no tenía reparos en comer carne, pero aun así sólo la consumían de cuando en cuando. En ocasiones especiales, por lo regular durante el año nuevo lunar, las familias sacrificaban un cerdo —probablemente una fuente importante de proteínas en esa época— y se daban un festín carnívoro. Una típica comida tradicional de la época, según afirman los hermanos Willcox en un artículo que publicaron en el *Journal of the American College of Nutrition*, comenzaba con sopa miso estilo Okinawa, la cual incluía alga marina, tofu, camote y verduras de hoja verde. El platillo principal era *champuru*, un sofrito de verduras que incluía goka, daikon (rábano), quimbombó chino, calabaza, raíz de bardana o papaya verde, a veces acompañado de pequeñas porciones de pescado, carne o fideos preparados con hierbas, especias y aceite para cocinar. De beber, servían una infusión recién hecha de *sanpin* (jazmín) y quizá un poco de *awamori* (brandy de mijo) destilado en la localidad.

Tres de los alimentos de la dieta típica de esos tiempos —la cúrcuma, el camote y el alga marina— aportaban un beneficio adicional que hoy en día entendemos mejor. Asemejan la *restricción calórica*, mecanismo de supervivencia digestivo que promueve la longevidad. Conforme se digiere la comida, las mitocondrias en nuestras células convierten las calorías en energía. Un subproducto de este proceso son los radicales libres, agentes oxidantes que deterioran el cuerpo desde adentro, igual que la oxidación forma óxido en el hierro y a la larga lo destruye. Los radicales libres son capaces de endurecer las arterias, encoger el cerebro y arrugar la piel. Cuando el cuerpo está en modo de restricción calórica, las células se protegen a sí mismas al producir menos energía, pero también al liberar menos radicales libres, con lo que frenan el

Dieta típica de la población de Okinawa, 1949
(porcentaje de ingesta diaria en gramos)

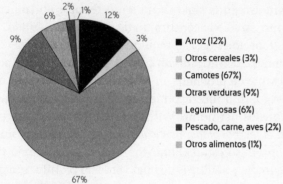

- Arroz (12%)
- Otros cereales (3%)
- Camotes (67%)
- Otras verduras (9%)
- Leguminosas (6%)
- Pescado, carne, aves (2%)
- Otros alimentos (1%)

Fuente: Willcox *et al*. [1]

Dieta típica de la población de Okinawa, 1989
(porcentaje de ingesta diaria en gramos)

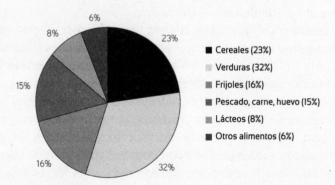

- Cereales (23%)
- Verduras (32%)
- Frijoles (16%)
- Pescado, carne, huevo (15%)
- Lácteos (8%)
- Otros alimentos (6%)

Fuente: Adaptado de Akisaka *et al*.

proceso de envejecimiento. Una forma de activar la restricción calórica es consumir alrededor de 40% menos calorías que el estadounidense promedio (alrededor de 2 500 para hombres y 1 800 para mujeres). No obstante, investigaciones recientes realizadas por los hermanos Willcox demuestran que el consumo regular de cúrcuma, camote y alga marina pueden aportar algunos de los beneficios de la restricción calórica y activar detonantes genéticos que reducen la producción de radicales libres sin generar hambre.

Durante las décadas posteriores a la guerra, la población de Okinawa comió más hortalizas de hoja verde y verduras amarillas, naranjas y rojas que otros japoneses. También comían más carne —principalmente de cerdo—, pero menos pescado, menos sal y mucho menos azúcar agregada.

La invasión de la comida rápida

A pesar de ser tan saludables, algunas de estas tradiciones culinarias de Okinawa se hundieron a mediados de siglo. Después de la guerra, Estados Unidos estableció una base militar a la mitad de la isla. Las influencias occidentales y la prosperidad económica se abrieron camino hacia la vida tradicional, por lo que los hábitos alimenticios fueron cambiando. Según encuestas detalladas del gobierno japonés, el camote pasó de representar 60% de las calorías diarias a ser menos de 5% entre 1949 y 1960. Mientras tanto, se duplicó el consumo de arroz, y el pan, que era prácticamente desconocido, entró al mercado también. El consumo de leche creció; asimismo aumentó más de siete veces el de carne, huevos y aves. En consecuencia, la incidencia de cáncer de pulmón, mama y colon casi se duplicó.

Su consumo de carne me hizo reflexionar. Cuando emprendí la primera investigación sobre las zonas azules en el año 2000, estaba convencido de que descubriría que la dieta vegana garantizaba la mayor salud y esperanza de vida. Por lo tanto, cuando descubrí que los ancianos de Okinawa no sólo comían cerdo, sino que les encantaba, pensé que su ejemplo debía ser atípico y que vivían muchos años *a pesar* de consumir este tipo de carne. El cerdo es alto en grasas saturadas, las cuales, cuando se consumen en exceso, suelen producir cardiopatías. No obstante, aprendimos unas cuantas lecciones en Okinawa. La gente guisa la carne de cerdo durante días y le va quitando la grasa. Lo que comen, al final, es el colágeno alto en proteínas.

Kazuhilo Taira, un experto en alimentación que conocí en Okinawa, creía que era la proteína de cerdo la que explicaba la longevidad de la población. Su hipótesis era que todos padecemos ligeros desgarres en los vasos sanguíneos que llevan la sangre al cerebro. Los desgarres graves provocan derrames, pero los desgarres ligeros, aunque hacen daño, suelen pasar inadvertidos. La proteína de cerdo funcionaría entonces como una especie de recubrimiento, dado que es muy similar a la humana. Y esta proteína es muy popular entre la gente de Okinawa.

"Sí, me gusta la carne, pero no siempre —me comentó Shinzato—. Cuando era niña, la comía sólo en los festivales de año nuevo. Y no tengo la costumbre de comerla diario."

Sin embargo, hoy en día los restaurantes de comida rápida sirven hamburguesas cocidas a toda prisa, y en toda Okinawa abundan otros sándwiches de carne. La isla ostenta uno de los más grandes restaurantes de cierta famosa productora estadounidense de cerveza de raíz. En 2005 la población de Okinawa, la cual vive en una isla de apenas 110 kilómetros de largo por 11 de ancho, consumió toneladas de Spam, un producto de carne procesada que fue introducida por los soldados estadounidenses después de la Segunda Guerra Mundial. Entre 1949 y 1972, la ingesta calórica diaria de la población se incrementó en 400 calorías. Empezaron a consumir más de 200 calorías al día por encima de sus requerimientos, al igual que los estadounidenses. Y las estadísticas muestran el efecto de esos cambios. En el año 2000, Okinawa se encontraba en el lugar 26 de las 47 prefecturas japonesas en cuanto a esperanza de vida de los hombres al nacimiento, mientras que la población más anciana cuya dieta se afianzó antes del periodo posterior a la guerra es la gente más longeva del mundo. Algunas tradiciones no mueren, y al parecer algunas costumbres culinarias permiten que los habitantes de Okinawa lleven una vida larga y saludable, a pesar de la invasión de la cultura de la comida rápida moderna.

Principales alimentos de Okinawa para la longevidad

La gente de Okinawa sigue la tradición de inculcar a los niños que diario coman algo proveniente de la tierra y algo proveniente del mar. He descubierto que estos proverbios han sobrevivido con el paso del tiempo por una razón, al igual que otras tradiciones alimenticias que contribuyen a tener una vida larga y saludable.

MELONES AMARGOS. El melón amargo no es una fruta, a pesar de su nombre, sino una calabaza larga y nudosa que parece una especie de pepino verrugoso. Si se come verde, su sabor es muy amargo. Conocido como goya en Okinawa, el melón amargo suele servirse acompañado de otras verduras en un platillo sofrito conocido como *goya champuru*, platillo nacional y piedra angular de la dieta de Okinawa. Estudios recientes descubrieron que el melón amargo es un "efectivo antidiabético" tan poderoso que ayuda a regular el azúcar tanto como los fármacos. Al igual que el camote, la cúrcuma y el alga marina típicos de la dieta de Okinawa, la goya contiene sustancias químicas que pueden reducir la producción de radicales libres corrosivos. El melón amargo es cada vez más fácil de conseguir en algunos mercados de comida gourmet en otras partes del mundo, y no hay sustituto para él en nuestra gastronomía habitual.

TOFU. El tofu es para la gente de Okinawa lo que el pan para los franceses y las papas para los europeos del este: un alimento de consumo diario. La gente de Okinawa come como ocho veces más tofu que el occidental promedio. Es un producto que se prepara cuajando leche de soya para coagular la proteína de la legumbre, y que luego se presiona para formar un bloque que se rebana como pastel. Junto con otros productos de soya, el tofu es conocido porque ayuda a proteger el corazón. Los estudios demuestran que la gente que consume productos de soya en lugar de carne posee niveles menores de colesterol y triglicéridos, lo que reduce su riesgo de padecer cardiopatías.

CAMOTE. El *imo* de Okinawa es una especie de camote púrpura supercargado de nutrientes, primo de las variedades amarillas y naranjas. A pesar de su sabor dulce y llenador, el *imo* no eleva el nivel de azúcar en la sangre como la papa blanca normal. Sus hojas también se comen como hortalizas en la sopa miso. Este camote por sí solo ha sido esencial en la dieta de Okinawa desde el siglo XVII. Al igual que otros camotes o boniatos, contiene antioxidantes llamados esporamina, los cuales poseen una serie de propiedades que retrasan el envejecimiento. Sin embargo, esta versión púrpura tiene más antioxidantes que sus primos.

AJO. El ajo, que en ocasiones se come encurtido en Okinawa, es una de las medicinas naturales más poderosas. Una revisión reciente de miles de estudios científicos concluyó que la "ingesta humana de ajo puede prevenir o disminuir la incidencia de las principales enfermedades crónicas asociadas con el envejecimiento", entre ellas la ateroesclerosis, el derrame cerebral, el cáncer, los trastornos inmunes, el envejecimiento cerebral, la artritis y la formación de cataratas.

CÚRCUMA. La cúrcuma, prima dorada del jengibre, ocupa un lugar prominente en la dieta de Okinawa, pues se usa como especia y como té. Poderoso anticancerígeno, antioxidante y antiinflamatorio, contiene varios componentes que se están estudiando por sus propiedades antienvejecimiento, sobre todo por su capacidad para imitar la restricción calórica en el cuerpo. Se ha demostrado en estudios clínicos y poblacionales que su principal componente, la curcumina, frena la progresión de la demencia, lo cual podría explicar por qué la población de Okinawa presenta índices de Alzheimer más bajos que la estadounidense. La práctica isleña de añadir pimienta negra a la cúrcuma incrementa la biodisponibilidad de la curcumina hasta mil veces.

ARROZ INTEGRAL. En Okinawa, donde los centenarios comen arroz *diariamente*, son populares las variedades blancas e integrales. En términos nutrimentales, el arroz integral es superior. El proceso necesario para producir arroz blanco le quita fibra dietética y nutrientes, incluyendo la mayoría de las vitaminas B y todos los ácidos grasos esenciales que se encuentran en el arroz. El arroz integral de Okinawa, que tiene más sabor que el arroz integral que consumimos en el continente americano, se remoja en agua justo hasta que empieza a germinar, lo cual activa enzimas que descomponen las proteínas y los azúcares, y le dan al arroz un sabor dulce y una textura más suave.

TÉ VERDE. Los habitantes de Okinawa beben una especie particular de té verde al que llaman *shan-pien*, lo que se traduce como "té con una ligera esencia", el cual se produce añadiendo flores de jazmín y por lo regular un poco de cúrcuma. El té verde contiene sustancias únicas que, según estudios, pueden proteger al cuerpo contra una serie de problemas relacionados con la edad, incluyendo varias enfermedades cardiacas y cánceres, apoplejías, osteoporosis, diabetes y deterioro cognitivo.

HONGOS SHIITAKE. Estos hongos con sabor ahumado, que crecen de forma natural sobre los troncos muertos en los bosques, ayudan a dar sabor a la tradicional sopa miso y a los sofritos típicos de la comida de Okinawa. Contienen más de 100 distintos compuestos con propiedades inmunoprotectoras. Si se compran secos, se pueden reconstituir en agua o cocinándolos en un líquido como sopa o salsa, y conservan la mayor parte de su valor nutrimental.

ALGAS MARINAS (*KOMBU* Y *WAKAME*). Las algas marinas en general le dan a la dieta una inyección llenadora de nutrientes, pero con un contenido bajo en calorías. Las algas marinas que se consumen con mayor frecuencia en Okinawa son las variedades *kombu* y *wakame*, las cuales se usan para aderezar muchas sopas y muchos guisados. Son ricas en carotenoides, folato, magnesio, hierro, calcio y yodo, y también poseen al menos seis componentes que sólo se encuentran en plantas marinas y que parecen servir como poderosos antioxidantes a nivel celular. El *wakame*, una alga comestible que se cosecha en Japón y Corea desde hace siglos, ya puede conseguirse seco en otros países. El *kombu* también es un pilar de la dieta asiática, y también se vende seco y empacado en tiendas de productos asiáticos.

En las páginas 315-331 encontrarás más detalles sobre las recetas de Okinawa.

CAPÍTULO 3

La dieta de los hombres más longevos del mundo: Cerdeña, Italia

Durante casi los últimos 100 años, los miembros de la familia Melis han empezado el día con un huevo frito en manteca, una pieza de pan agrio para remojarlo en la yema, un vaso de leche de cabra y dos tazas de café. Luego los hombres se encaminan hacia el terreno rocoso y repleto de cardos que rodea el pueblo, Perdasdefogu, para pastorear a las ovejas, mientras las mujeres se quedan a atender a los niños, arreglar el jardín, lavar la ropa en el río, moler los cereales y hornear el pan.

A mediodía, la comida gira en torno de un tazón de exquisita sopa minestrone de verduras y frijoles, sazonada con una porción de manteca y un trozo de pan, que se acompaña con una copa de vino tinto Cannonau. La merienda temprana comienza con los restos de la sopa, seguida de verduras de estación cosechadas del jardín, más pan, queso pecorino y, en ocasiones, un pequeño trozo de cerdo frito en manteca, también acompañado de vino. Aunque parecería que el cerdo, el pan blanco, los huevos y la manteca no son sellos distintivos de una dieta para la longevidad, a los nueve hermanos y hermanas de la familia Melis les ha funcionado bien. Tienen el récord Guinness de mayor edad combinada de cualquier grupo de hermanos: un total de 828 años. En agosto de 2013 la hermana mayor, Consolata, cumplió 106.

La familia Melis vive en Cerdeña, una isla de Italia que está casi equidistante de Francia, Italia y el norte de África. Ahí, 42 000 descendientes de la cultura de la edad de bronce ocupan las laderas rocosas de las montañas Supramonte en pueblos que engalanan las colinas como una enorme tira de perlas. Hace varios miles de años sus ancestros fueron desplazados hacia las colinas agrestes por invasores fenicios y romanos. A diferencia del paisaje de la costa de Cerdeña, mucho del cual está compuesto de campos fértiles, estas laderas hacia el interior de la isla son amenazantes y empinadas, hostigadas por el sol y cubiertas de vegetación espinosa. No obstante, los pueblos de la región Ogliastra producen más hombres centenarios, en términos proporcionales, que cualquier otro lugar en la faz de la tierra. En uno de estos pueblos, Villagrande, no muy lejos de casa de la familia Melis, aún viven cinco centenarios entre apenas 2 500 personas. En Estados Unidos, apenas una de cada 5 000 personas llega a los 100 años.

No hace mucho tiempo pasé varias semanas paseando por los 14 pueblos encalados que conforman esta zona azul, intentando descifrar los detalles de su dieta para la longevidad. Pasé tres días andando por las colinas acompañando a un pastor de 28 años quien había aprendido todas sus habilidades de su bisabuelo. Puesto que pastorear animales en este hostil terreno requería llevar consigo días de provisiones, había aprendido a viajar ligero con alimentos que no se descompusieran. Su dieta: pan sin levadura estilo *carta di musica*, habas secas, queso pecorino hecho con leche de sus propias ovejas y una provisión considerable de vino Cannonau de producción local.

Cerca del pueblo de Silanus conocí a Tonino Tola, un robusto pastor de 75 años que tenía brazos como ramas de roble, daba fuertes apretones de manos y tenía perfil de gladiador. Lo seguí durante todo un día, viéndolo sacrificar animales con un hacha y pastorear ovejas en las colinas, a veces cargando a alguna rezagada bajo el brazo. Al final del día, me invitó a su casa a comer un refrigerio. Nos refugiamos en su cocina de techo bajo, y su esposa, Giovanna, una mujer corpulenta con mirada rápida e inteligente, me ofreció vino o café, y sacó las *papassini*, una especie de galletas para los días festivos hecha con pasas, jugo de uva, almendras e hinojo. "¿Entonces esto es lo que comen aquí los hombres para crecer tan grandes y fuertes?", pregunté. Tonino se rio.

Supuse que, dadas las raíces pastorales de Cerdeña y la gran interdependencia entre personas y animales, la carne sería uno de los ejes de su alimentación. Pero Tonino me corrigió. Me contó que casi diariamente bebía leche de cabra y comía pan siciliano, habas, manteca y "lo que crece en mi jardín". Durante el verano, su familia y él comían principalmente calabacín, jitomates, papas, berenjenas y, sobre todo, habas. La carne era, a lo mucho, un capricho semanal, y se comía, los domingos, hervida con pasta u horneada para alguna festividad. Las familias solían vender sus animales para comprar cereales fundamentales. Durante el invierno casi nunca comían carne. Las ovejas se alimentaban de pasto y hierbas. "Se ponen muy flacas —me explicó Tonino—. No vale la pena matarlas."

En casi todas partes del mundo, por cada hombre que llega a los 100 años hay cinco mujeres que alcanzan esa edad. (La buena noticia para los solteros es que, a medida que envejezcan, tendrán más probabilidades de encontrar pareja.) Sin embargo, en esta parte de Cerdeña la proporción es uno a uno. Y no es porque las mujeres mueran jóvenes, sino porque los hombres evitan por más tiempo las cardiopatías, posiblemente mejor que los hombres en otras partes del mundo. Durante casi 2000 años los habitantes de las montañas de Cerdeña han vivido en relativo aislamiento en comparación con el resto de los isleños. (Los primeros caminos pavimentados en la región se construyeron en los años sesenta del siglo xx.) Dado que el cultivo de tierras es tan difícil, la gente ha tenido que arreglárselas pastoreando ovejas y plantando pequeños jardines. Mientras tanto, las mujeres cuidan a los niños, reparan las goteras de los techos y se encargan de las finanzas y las negociaciones. En el pasado, las mujeres estaban incluso a cargo de la defensa de los hogares y emprendían arremetidas armadas contra los intrusos de las tierras bajas. Ellas cargan con buena parte del estrés cotidiano, lo cual ayudaría a explicar por qué aquí los hombres viven tanto.

Cuando pides a los centenarios de Cerdeña que te expliquen por qué han vivido tanto, con frecuencia te dirán que es gracias al aire limpio, al vino de producción local o, como sugiriera uno de ellos, porque "hacen el amor todos los domingos". Los ancianos se consideran tesoros culturales dignos de mayor estima por ser quienes conservan la memoria viva de la cultura. La gente vieja no se retira en Cerdeña, sino que cambia de trabajo. Los hombres dejan de pastorear las ovejas, pero usan su energía y su talento para trabajar en el pueblo. No es poco común ver a hombres de 90 años patrullando el pueblo a pie o aconsejando a las autoridades gubernamentales. A su vez, la expectativa de contribuir con algo a la sociedad los impulsa a levantarse por las mañanas y los mantiene activos y en pleno uso de sus facultades mentales, lejos del cómodo sofá. En términos generales, los viejos no se deprimen en asilos ni en comunidades para la tercera edad. Cuando le pregunté a la hija de un hombre de 103 años con cierta fragilidad mental si contemplaba internarlo a un asilo de ancianos, me miró fijamente y me contestó: "Eso sería una vergüenza para nuestra familia".

Para descifrar qué han hecho los hombres de Cerdeña para llegar a los 100 años, nuestro colaborador de Cerdeña, Gianni Pes, examinó encuestas de estilo de vida realizadas a más de 200 centenarios en toda la isla. Aprendió que la vida pastoral, como él la llamaba, era lo que se correlacionaba más con la posibilidad de llegar a los 100 años. Los pastores que recorrían las tierras altas de la isla, moviendo ganado de las montañas a las planicies, tenían hasta 10 veces más probabilidades de llegar a los 100 años que el resto de los hombres italianos, incluyendo los granjeros, cuya vida también implicaban temporadas de trabajo desgastante. Pes supone que quizá los granjeros trabajen en exceso durante la temporada de cultivo, lo cual deriva en mayores índices de inflamación. (Trabajar en exceso desencadena procesos inflamatorios similares a los provocados por las heridas.) Quizá tendemos a pensar que los pastores tienen un trabajo más sencillo que los campesinos, quienes se creía trabajaban mucho más. Pero ahora sabemos que el esfuerzo físico regular y de baja intensidad que realizan los pastores —al caminar de arriba abajo por las laderas de las montañas— puede ser un mejor modelo del tipo de ejercicio que todos deberíamos hacer.

El segundo factor más asociado con llegar a los 100 años, según descubrió Pes, fue la cualidad montañosa del terreno y la distancia que se debía caminar para trabajar. Mientras más empinado sea el terreno, más se tiende a vivir. Los pastores de Cerdeña recorren las colinas de arriba abajo todo el día, no sólo durante el pastoreo sino también en su caminata por el pueblo. Cada viaje a la tienda, a la iglesia o al bar local implica una escalada ligeramente extenuante.

La dieta de Cerdeña

Al buscar en los archivos de las encuestas alimenticias realizadas en Cerdeña durante el siglo xx, Pes encontró información nutrimental publicada a principios de los años treinta por el higienista italiano C. Fermi. Ésta reflejaba el estilo de vida de la población de Cerdeña mucho antes de que los hábitos alimenticios cambiaran en los años sesenta con la llegada de la pavimentación de caminos y de mejores condiciones económicas, sanitarias y de salud pública. Según Fermi, todas las variables fueron recopiladas por medio de un cuestionario estructurado que era llenado por personal de salud pública de cada pueblo. Descubrió que, en un mes, la gente que vivía en las colinas de Cerdeña consumía sólo tres porciones de carne y 30 gramos de frutos secos, pero también cinco kilogramos de trigo, siete kilogramos de cebada, 500 gramos de queso y siete litros de vino.

En 1938 otro investigador sobre alimentación, G. Peretti, visitó a 28 familias de campesinos y a 17 familias de pastores que habitaban en tres pueblos de Cerdeña. En general, halló que más de 65% de las calorías que consumían los residentes provenían de carbohidratos como el pan, las pastas, las papas y las leguminosas. La grasa representaba alrededor de 20% de su dieta, la que, en su mayoría, provenía de animales, como la leche de cabra o el queso de oveja, pero también del aceite de oliva. El otro 15% de la dieta era proteína, tres cuartas partes de la cual era de origen vegetal, sobre todo de leguminosas. Los estadounidenses tienden a pensar que más proteína es mejor, pero he aquí el ejemplo de una población que se desarrolló con una dieta baja en proteínas, e investigaciones recientes señalan los beneficios potenciales de una dieta de esta naturaleza. Un estudio de la Davis School of Gerontology mostró que la alimentación baja en proteínas se asocia con menores índices de diabetes, cáncer y muerte en personas de menos de 65 años. Increíblemente, las personas de 50 a 65 que consumían más proteínas tenían 73 veces más riesgo de desarrollar diabetes, y cuatro veces más probabilidades de morir de cáncer. Para la gente de más de 65, los hallazgos eran inversos, y quienes tenían una ingesta mayor de proteínas mostraban una reducción de 28% en la tasa de mortalidad.

Las papas son la segunda verdura más importante en la dieta de Cerdeña, seguida de los jitomates, las cebollas, el calabacín y la col. Peretti señaló sólo dos frutas: peras y moras. La población de Cerdeña come alrededor de 6.8 kilogramos de queso y 22.6 kilogramos de cebada al año, según reporta el autor. La carne que comían provenía sobre todo de las

Dieta típica de los pastores de Cerdeña, 1943
(porcentaje de ingesta diaria en gramos)

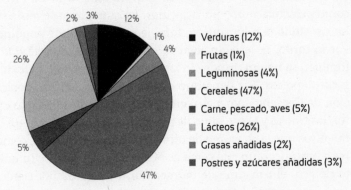

Fuente: Adaptado de Peretti, 1943, como se presenta en Carbini [1]

La carne y los lácteos son, sobre todo, de oveja y cabra. El consumo promedio de vino al día (118 mililitros) no está incluido.

ovejas, y en ocasiones de cerdos y pollos (reservados principalmente para las festividades), pero jamás de pescado. Cerdeña es una isla, pero el viaje a la costa es de dos días para los habitantes de las tierras altas, por lo que rara vez lo realizan. El vino contribuía a la dieta diaria con alrededor de 110 calorías, o dos copas pequeñas. En suma, los habitantes de Cerdeña consumían 2 720 calorías al día —que es más o menos lo que come hoy en día un estadounidense promedio—, pero su nivel de actividad física justificaba tan alta ingesta calórica.

Con el paso de los años, la dieta de la gente de Cerdeña fue evolucionando. Conforme se construyeron caminos y fue llegando la electricidad a los pueblos en los años sesenta del siglo XX, también llegaron influencias italianas, como el gusto por la pasta y los dulces, y una mayor variedad de frutas, así como la prosperidad para poder pagarlas. En la sopa minestrone de todos los días empezaron a figurar verduras congeladas y fideos. El aceite de oliva, aunque siempre se consumía en esta zona azul, remplazó en gran medida a la manteca como principal grasa para cocinar. La carne, que siempre se ha asociado con la riqueza, también se volvió más popular. Por lo tanto, no es coincidencia que en las últimas décadas también se hayan disparado los índices de obesidad, diabetes y cardiopatías. Pes descubrió que después de 1950 la población de Cerdeña en general empezó a comer más. Remplazaron los frijoles y el consumo de papas disminuyó cerca de 40%, mientras que el consumo de alimentos altos en calorías, como res y pescado, aumentó cerca de 50%. Quizá de forma un tanto ilógica, el consumo de manteca disminuyó 80 por ciento.

Principales alimentos de Cerdeña para la longevidad

Muchos de los alimentos mediterráneos que explican la longevidad en Icaria también la explican en Cerdeña. El aceite de oliva, los limones, los frijoles y las hortalizas de hoja verde son comunes a ambas poblaciones, aunque la dieta de Cerdeña incluye unos cuantos otros alimentos para la longevidad de los que todos podríamos beneficiarnos.

LECHE DE CABRA Y DE OVEJA. Ambas tienen mayor valor nutrimental y se digieren con más facilidad que la leche de vaca. Un estudio reciente, publicado en el *European Journal of Clinical Nutrition*, mostró que tanto la leche de oveja como la de cabra reducen el colesterol malo, tienen propiedades anti-inflamatorias y pueden proteger al organismo de cardiopatías y cáncer de colon. Asimismo, el alto contenido de calcio y fósforo de la leche de cabra quizá ha ayudado a las personas de las zonas azules de Cerdeña a preservar su densidad ósea y, en consecuencia, a reducir su riesgo de fracturas. La leche de cabra también es rica en zinc y selenio, nutrientes esenciales para una óptima actividad del sistema inmune y para promover el envejecimiento saludable. El intenso queso pecorino hecho en Cerdeña con leche de oveja fermentada es muy particular. Por su delicioso sabor, se puede usar en pastas y sopas, o rallarse sobre verduras. Dado que el pecorino se prepara con leche de ovejas alimentadas con pasto, tiene niveles altos de ácidos grasos omega 3.

PAN PLANO (*carta di musica*). El tipo de pan más común que consumen los pastores en Cerdeña es un pan plano hecho con trigo *Triticum durum*, el cual es alto en proteínas y bajo en gluten (y el principal ingrediente de la pasta italiana). Dado que es alto en fibra y carbohidratos complejos, no provoca picos de glucosa en la sangre como los cereales procesados o refinados, y es más gentil con el páncreas, por lo que reduce el riesgo de desarrollar diabetes tipo 2. Su nombre proviene del hecho de que es plano y delgado, como el papel de música. Otro pan plano tradicional es el *pane carasau*. Este pan delgado y plano, hecho de harina de trigo durum, sal, levadura y agua fue inventado para que lo consumieran los pastores, quienes en ocasiones pasaban varios meses seguidos pastoreando a sus ovejas. Este pan puede durar hasta un año y, como el trigo durum integral, tiene un índice glucémico bajo a medio, no produce picos de glucosa en la sangre. Asimismo, posee una fracción del gluten que contiene el pan blanco.

CEBADA. La cebada molida para hacer harina o añadida a las sopas es el alimento que más se asocia con vivir hasta los 100 años entre los hombres de Cerdeña. El pan de cebada (*orgiathu*) es el favorito de los pastores porque dura mucho tiempo y se asemeja bastante a una hogaza de pan normal, sólo que está hecha de cebada molida. Este pan posee un índice glucémico mucho menor que el pan de trigo, lo que significa que aumenta la glucosa en la sangre mucho más despacio que el pan de trigo y estimula menos al páncreas y los riñones. No sabemos si esto ocurre porque la cebada es alta en proteína, magnesio y fibra (mucho más que la avena), o porque deriva en la exclusión de otros alimentos menos saludables de la dieta (como harina de trigo refinada). Irónicamente, la cebada se consideraba alimento de gente pobre, hasta que hace poco ha hecho una reaparición en la cocina de autor de Cerdeña.

PAN AGRIO (*moddizzosu*). Al igual que el pan agrio en el continente americano, los panes agrios de Cerdeña se preparan con trigo integral y llevan lactobacilos vivos (en lugar de levadura) que inflan la masa. Este proceso también convierte los azúcares y el gluten en ácido láctico, lo que reduce el índice glucémico del pan y le da un sabor ligeramente agrio pero agradable. Pes ha demostrado que este tipo de pan es capaz de reducir la carga glucémica, disminuyendo la glucosa posprandial (después de la comida) y los niveles de insulina en la sangre 25%. Esto ayuda a proteger el páncreas y puede prevenir la obesidad y la diabetes.

HINOJO. El sabor a regaliz del hinojo sirve para aderezar varios platillos típicos de Cerdeña. Se usa como verdura (el bulbo), como hierba (las esbeltas hojas) y como especia (las semillas). Es rico en fibra y vitaminas solubles, como A, B y C. También es un buen diurético, por lo que ayuda a evitar la hipertensión.

HABAS Y GARBANZOS. Las habas y los garbanzos, habitualmente consumidos en sopas y guisados, tienen un papel preponderante en la dieta de Cerdeña como fuentes de proteína y fibra. Asimismo, son dos de los alimentos que más se asocian con la longevidad.

JITOMATES. La salsa de jitomate de Cerdeña (véase la receta en la página 338) cubre panes y pizzas, y es la base de varios platillos de pasta. Los jitomates son ricos en vitamina C y potasio, y al cocinarlos sus membranas celulares se descomponen, lo que propicia que el licopeno y otros antioxidantes estén más disponibles. La costumbre que tienen en Cerdeña de emparentar el aceite de oliva con los jitomates (ya sea rociándolo sobre jitomates frescos o usándolo para hacer salsas) aumenta aún más la capacidad del organismo para absorber los nutrientes y los antioxidantes del jitomate.

ALMENDRAS. Las almendras, que suelen asociarse con la cocina mediterránea de distintas regiones, aparecen con regularidad en la cocina de Cerdeña, ya sea por sí solas, picadas en platillos o molidas y en pasta para hacer postres. Un estudio demostró que incluir almendras en una dieta baja en calorías ayuda a la gente a perder más peso y grasa abdominal, al tiempo que aumenta las lipoproteínas de alta densidad (colesterol HDL) y baja la tensión arterial sistólica (la cifra inferior).

CARDO MARIANO. La gente de Cerdeña bebe un té preparado con cardo mariano, una planta silvestre nativa que, según creen los locales, "purifica el hígado". Investigaciones emergentes sugieren que el principal ingrediente activo del cardo mariano, la silimarina, es un antioxidante con beneficios antiinflamatorios. Se puede encontrar en las tiendas de suplementos como ingrediente de algunos tés herbales, en cápsulas o en tabletas.

VINO CANNONAU. El distintivo vino tinto color granate de Cerdeña, el vino Cannonau, está hecho de uva garnacha. Cuando viajé ahí por primera vez, esperaba descubrir que este vino era una especie de elíxir para la longevidad. La población de Cerdeña consume en promedio tres o cuatro copas pequeñas (85 mililitros) al día, distribuidas entre el desayuno, la comida, la cena y la hora social en el pueblo. Puede argumentarse que las pequeñas dosis de esta bebida rica en antioxidantes distribuidas a lo largo del día explican la baja incidencia de infartos. De hecho, los vinos tintos secos en general ofrecen estos mismos beneficios.

En las páginas 332-353 encontrarás más detalles sobre las recetas de Cerdeña.

CAPÍTULO 4

Una dieta de la zona azul estadounidense: Loma Linda, California

A media mañana en un día cualquiera, Ellsworth Wareham preside un desayuno de proporciones bíblicas. Sobre la mesa de la cocina de su hogar en Loma Linda, California, tiene frente a sí un tazón enorme de cereal integral que flota en leche de soya, un tazón de fruta que parece cuerno de la abundancia, una pila de pan tostado integral con mantequilla de nuez, un vaso grande de jugo de naranja con pulpa y un manojo de frutos secos. Desde la ventana de su cocina se aprecia un gran huerto de naranjos y las ondas color pardo de las laderas que ascienden a los montes nevados de San Jacinto.

Más tarde ese día, alrededor de las cuatro de la tarde, Wareham retomará su lugar en la mesa de la cocina. En esta ocasión será para degustar su segunda —y última— comida del día: montones de frijoles, verduras crudas, espárragos, brócoli y col cocidos, coronados con un manojo de frutos secos y dátiles como postre. Según Wareham, es la dieta exacta que prescribió Dios en el jardín del Edén, pero, como confirma uno de los principales y más grandes estudios epidemiológicos realizados en Estados Unidos, también es la dieta más saludable para la humanidad en nuestros días.

Conocí a Wareham en 2005, cuando estaba haciendo investigación para un artículo sobre longevidad para la revista *National Geographic*. Lo busqué porque parecía ser un adventista del séptimo día icónico que sigue una rama del cristianismo y cuyos miembros viven más que cualquier otro sector de la población estadounidense. Los adventistas del séptimo día son protestantes conservadores que se distinguen de otros cristianos porque evangelizan con la salud y celebran el Sabbat los sábados, en lugar de los domingos. Desde que anochece el viernes hasta que anochece el sábado, todas las semanas los adventistas del séptimo día crean un "santuario en el tiempo", en el que pasan casi las 24 horas en contemplación silenciosa o en la iglesia, lejos de la televisión, el cine y otras distracciones. A mediodía del sábado, al salir de la iglesia, se reúnen con otros adventistas para almorzar lo que hayan llevado entre todos. Más tarde salen a dar una caminata en medio de la naturaleza con familiares y amigos para tomar dosis saludables de luz solar y aire fresco. Asimismo, evitan fumar, beber y bailar.

Era una calurosa tarde de septiembre, pero Wareham estaba en el exterior, trabajando, cuando me acerqué por primera vez a su patio para presentarme. Había estado construyendo una cerca a lo largo de la ladera y en ese momento se le dificultaba girar como sacacorchos una excavadora para postes en el suelo rocoso. Cuando me vio se puso de pie, se limpió la frente con el antebrazo, mientras le goteaba sudor en la ajustada camiseta y en los musculosos pectorales. "Es un placer conocerte, Dan", dije con gentileza y le extendí la mano. Acababa de colocar dos postes, cada uno de los cuales había requerido cavar un agujero de más de medio metro, verter cemento y erigir con precisión un poste de 18 kilogramos. A juzgar por la pila de postes que había en medio del patio, era evidente que aún le quedaba bastante por hacer. "Lo terminaré en unos cuantos días", me dijo con seguridad.

Cuatro días después, Wareham estaba en su sitio en el quirófano, asistiendo al cirujano cardiólogo en jefe. Como uno de los primeros pioneros de la cirugía a corazón abierto, llevaba 47 años trabajando con corazones humanos, realizando tres o cuatro cirugías a la semana, algunas hasta de seis horas de duración. A finales de los años cincuenta comenzó el programa de cirugía de corazón en la Universidad de Loma Linda y se jubiló del mismo en 1985. Últimamente todos los días hace el viaje redondo de cuatro horas en su pequeño auto a uno de los dos hospitales en los que se desempeña como asistente. De hecho, la revelación que lo llevó a adoptar el estilo de vida adventista le ocurrió mientras trabajaba en el quirófano.

"Hace muchos años era necesario conectar la vía arterial con la arteria femoral. Luego se haría directo a la aorta", comenta. Por su vestimenta de trabajo, parecía un abuelo afectuoso, pero con su bata tenía una pinta decididamente profesoral. Wareham, quien era alto y delgado, usaba lentes de pasta y bigote. "Notaba, al hacer incisiones en las piernas de los pacientes, que los que eran vegetarianos tenían mejores arterias, lisas y flexibles." Según él, los no vegetarianos solían tener mucho calcio y placa en las arterias. "Empecé a reflexionar al respecto. Veía a gente a la que le amputaban los dedos de los pies o los pies completos por culpa de padecimientos vasculares, y eso me motivó. Al alcanzar la mediana edad me volví vegano. Con excepción del trozo de pescado ocasional, lo único que como son plantas."

Lineamientos de la alimentación divina

Para sustentar una dieta bíblica con base en cereales, frutas, frutos secos y verduras, los adventistas citan el libro del Génesis 1:29: "Y dijo Dios: 'He aquí que os he dado toda planta que da semilla que está sobre la faz de toda la tierra, y todo árbol que tiene fruto que da semilla; esto os servirá de alimento'". Los adventistas defienden una "dieta bien balanceada" que incluye frutos secos, frutas y leguminosas, y que es baja en azúcar, sal y cereales refinados. Su dieta prohíbe alimentos que la Biblia considera "impuros", como cerdo y mariscos. La única bebida aceptable es el agua, de la cual consumen al menos seis vasos al día.

La interpretación actual de la dieta adventista exhibe su éxito al tener a los estadounidenses más saludables de todos. Se trata de una alimentación basada en plantas que destaca el consumo de frutos secos, cereales integrales, leguminosas y productos de soya. También es muy baja en azúcar, sal y cereales refinados. Asimismo, incluye porciones pequeñas de carne, lácteos y huevo, y promueve la abstinencia de café y alcohol. Un estudio reciente ha descubierto que sus adeptos tienen los índices más bajos de cardiopatías y diabetes del país, así como porcentajes muy bajos de diabetes. De hecho, su esperanza de vida es, en promedio, una década mayor que la del resto de nosotros.

Gary Fraser, de la Universidad de Loma Linda, posiblemente comprende el estilo de vida adventista mejor que cualquier ser humano en el planeta. Fraser, además de ser cardiólogo y epidemiólogo, también es adventista, y desde hace 12 años dirige los Estudios de Salud Adventista, un enorme proyecto que abarca diversos estudios que han llevado registro de la situación de la salud de miles de adventistas durante varias décadas. En pocas palabras, el estudio hace series de preguntas sobre lo que la gente come, y luego les da seguimiento durante bastante tiempo hasta que desarrollan cardiopatías o cáncer, o hasta que mueren. Al analizar los datos, Fraser puede examinar qué dietas se asocian con vidas más largas o más cortas. También es capaz de citar la causa de fallecimiento, sea enfermedad cardiaca, cáncer, diabetes o apoplejía.

El primer Estudio de Salud Adventista, conocido como AHS-1 y financiado por los Institutos Nacionales de Salud, dio seguimiento a 34 000 adventistas en California durante 14 años. En dicho estudio, Fraser calculó que los adventistas que seguían con mayor disciplina las enseñanzas de su religión vivían como 10 años más que quienes no lo hacían. Pero

¿cuáles serán las prácticas que expliquen mejor esa longevidad? Fraser las redujo a cinco, cada una de las cuales añade alrededor de dos años a la esperanza de vida de los adventistas:

- Llevar una dieta con base en plantas que contenga sólo pequeñas porciones de lácteos o pescado.
- No fumar.
- Mantener un peso corporal medio.
- Comer un puñado de frutos secos entre cuatro y cinco veces a la semana.
- Realizar actividad física de forma regular.

Medítalo un poco: son estadounidenses que viven rodeados de otros estadounidenses, que pasan junto a los mismos restaurantes de comida rápida que ellos, que compran en los mismos supermercados que ellos, que respiran el mismo aire que ellos y que tienen los mismos empleos que ellos. ¡Pero también viven una década más que ellos!

En 2002 Fraser y sus colegas presentaron un segundo estudio, aún más ambicioso que el anterior. El Estudio de Salud Adventista 2 (AHS-2) reunió a 96 000 hombres y mujeres de cualquier origen étnico. A cada participante se le hicieron al menos 500 preguntas sobre su historial médico, sus costumbres alimenticias y sus hábitos de ejercicio, entre otros temas. Para descifrar cómo afecta la alimentación en la esperanza de vida, Fraser y sus colaboradores dividieron a los sujetos de estudio en cuatro categorías generales: *1)* veganos, *2)* ovolactovegetarianos (vegetarianos que consumen huevo y lácteos), *3)* piscivegetarianos (vegetarianos que consumen pescado y muy poca carne) y *4)* no vegetarianos.

A partir de ahí, obtuvieron datos muy interesantes. En primer lugar, los consumidores de carne tendían a consumir menos refrescos, postres y cereales refinados que los vegetarianos. Pero también tendían a ser más gordos. Si se comparaba a dos hombres de igual estatura, uno carnívoro y otro vegano, el carnívoro tenía más probabilidades de pesar unos nueve kilos más. Asimismo, el carnívoro tenía más probabilidades de morir más pronto.

Aunque los veganos tendían a pesar menos, no vivían más que los demás, según el estudio. Esa presea era para los pisci-vegetarianos, o pescetarianos, quienes llevaban una dieta a base de plantas y comían hasta una porción de pescado al día.

Dieta típica diaria de los adventistas del séptimo día

Cuando supe que una aclamada revista médica publicó los resultados del estudio de Fraser, le llamé a Wareham. Estaba interesado en su postura respecto del artículo, pero sobre todo me preguntaba cómo podía él, como practicante de la dieta adventista, haberse apegado a ella durante más de medio siglo. La mayoría de las dietas fracasa pasados nueve meses.

"Todos los gustos humanos, excepto la leche materna, son adquiridos", me dijo desde el teléfono de su cocina. Entonces tenía 99 años y, aunque había renunciado a la práctica médica, seguía en perfecto estado de salud. "Comienzas comiendo un poco de alimentos a base de plantas, y así te sigues. Sigues comiendo plantas y, en poco tiempo, empiezas a disfrutarlo."

Wareham me dijo que hacer sólo dos comidas al día lo ayudaba a mantenerse en buen peso. "Me encanta comer —dijo—. Cuando como, como mucho, y lo disfruto mucho. Así que dos veces al día es suficiente." Casi nunca sale a restaurantes, a menos que tenga antojo de salmón. Por otro lado, los frutos secos casi siempre son parte del menú. "Sé que se supone que la nuez de Castilla es buena, pero también disfruto comer maní y nueces de la India y almendras. Los puristas dicen que hay que comerlas crudas, pero saladas está bien también; hay que comer las que estén a la mano —afirma—.

Dieta típica de los adventistas del séptimo día
(porcentaje de ingesta diaria en gramos)

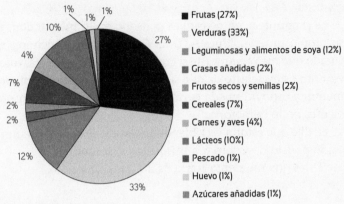

- Frutas (27%)
- Verduras (33%)
- Leguminosas y alimentos de soya (12%)
- Grasas añadidas (2%)
- Frutos secos y semillas (2%)
- Cereales (7%)
- Carnes y aves (4%)
- Lácteos (10%)
- Pescado (1%)
- Huevo (1%)
- Azúcares añadidas (1%)

Fuente: Jalcedo-Siegl *et al.* [1]

Esta gráfica representa la ingesta promedio de varios grupos alimenticios de los adventistas que participaron en el Estudio de Salud Adventista 2. Los datos incluyen 513 individuos en la cohorte blanca y 414 en la cohorte negra. Los promedios utilizados para esta gráfica se calcularon proporcionalmente en combinación con los datos para reflejar un promedio más certero de la población total.

Y sabes lo mucho que estoy en contra de azúcares que no sean de origen natural, como fruta, dátiles o higos. Jamás como azúcares refinados ni bebo refrescos."

Wareham prefiere beber agua, bebida que, según él, impide el aumento de peso. Bebe al menos dos vasos justo después de despertar. "Quiero asegurarme de tomar agua antes de ponerme a hacer otras cosas y olvidarlo", dice. A lo largo del día sigue bebiendo agua. "Uno de mis pequeños rituales es siempre tomar agua si paso junto a un bebedero."

Cuando me describió su dieta, pensé que sonaba muy escueta, como el tipo de alimentación que sólo emocionaría a un conejo, y se lo dije. "Una vez que te acostumbras a ser vegetariano, la simple idea de consumir la secreción de una vaca o el músculo de un animal te va resultando menos atractiva", contestó.

Le pregunté si en ocasiones pensaba en la mortalidad, en su propia muerte. "Pues sí, Dan. Cuando nos conocimos, recuerdo que me preguntaste si creía que llegaría a los 100 años, y ahora estoy seguro de que sí. Me siento bien, tengo agilidad mental y todavía puedo cortar el césped. Si tengo algún problema, no lo he notado."

Le dije que estaba escribiendo un nuevo libro y le pregunté cómo podría describirles a mis lectores su sentir.

"Diles que me siento como de 20 años", contestó.

Principales alimentos adventistas para la longevidad

AGUACATES. Los aguacates, altos en potasio y bajos en sal, pueden ayudar a reducir la tensión arterial y el riesgo de sufrir una apoplejía. Cada bocado de aguacate contiene 30% más potasio que uno de plátano, lo cual lo convierte en uno de los alimentos emblemáticos de las personas con hipertensión.

SALMÓN. Los adventistas más longevos son piscivegetarianos. Llevan una alimentación a base de plantas y consumen hasta una porción de pescado al día, que suele ser salmón, el cual es famoso por sus beneficios para la salud cardiaca. Investigadores de la Facultad de Salud Pública de Harvard concluyeron recientemente que la gente que come a la semana entre una y dos porciones de 90 gramos de pescado rico en ácidos grasos omega 3 —que es el aceite que se acumula en los tejidos grasos de los peces de agua fría— reduce en un tercio las probabilidades de morir de un infarto. Para no errar, busca salmón silvestre de Alaska, que tiene menos contaminantes y mayores cantidades de ácidos grasos omega 3.

FRUTOS SECOS. Un estudio realizado durante los años noventa descubrió que los adventistas que comían un puñado de frutos secos al menos cinco veces a la semana vivían entre dos y tres años más que la gente que no los consume. Desde entonces, otras investigaciones han hallado vínculos entre el consumo de frutos secos y menores índices de colesterol, hipertensión, inflamación crónica, diabetes y otra gran variedad de problemas que influyen en el desarrollo de enfermedades cardiovasculares.

LEGUMINOSAS. Para los adventistas vegetarianos, las leguminosas como las lentejas y los guisantes son fuentes importantes de proteína cotidiana. Hay al menos 70 variedades de las cuales elegir e infinidad de formas de prepararlas.

AGUA. Ellen G. White, fundadora de la Iglesia adventista, recomendaba tomar de seis a ocho vasos de agua al día. Aparte de los famosos beneficios hidrantes y desintoxicantes, el consumo de agua promueve un mejor flujo sanguíneo y reduce las probabilidades de que se formen coágulos, según sugieren algunos estudios. Más allá de sus beneficios a la salud, beber seis vasos de agua al día ayuda a evitar el consumo de refrescos de dieta, jugos de frutas y otras bebidas azucaradas o endulzadas artificialmente.

AVENA. La avena de lenta cocción, que es un alimento básico para los adventistas, ha sido mencionada como desayuno habitual por muchos de los centenarios estadounidenses en todo el país. Aporta una porción balanceada de grasas, carbohidratos complejos y proteína vegetal, junto con buenas cantidades de hierro y vitaminas B. Su alto contenido de fibra ayuda a sentirse satisfecho, y combinarla con nueces o frutas deshidratadas aporta más fibra, sabor y variedad.

PAN DE TRIGO INTEGRAL. Al igual que otros estadouniden-ses, los adventistas suelen comer en la escuela, en el trabajo o en el camino. Las rebanadas de pan 100% integral son "con-tenedores" convenientes y saludables de rellenos proteínicos y vegetales, como aguacate o mantequilla de frutos secos. Los panes auténticamente 100% integrales tienen sólo 70 calo-rías por rebanada y pequeñas cantidades de una gran va-riedad de nutrientes. El alto contenido en fibra reduce la ne-cesidad de comer un tentempié a media tarde, el cual, por lo general, no es muy saludable.

LECHE DE SOYA. Los adventistas usan auténtica leche de soya (y no la variedad endulzada y saborizada) en el cereal del desayuno, en infusiones herbales y como alternativa saluda-ble a los lácteos. La leche de soya, alta en proteína y baja en grasas, contiene fitoestrógenos que pueden ayudar a prote-gernos contra ciertos tipos de cáncer. Dado que es tan versá-til, se puede consumir diariamente en el desayuno, la comida y la cena.

En las páginas 354-365 encontrarás más detalles sobre las recetas adventistas.

CAPÍTULO 5

La mejor dieta para la longevidad en la historia: Península de Nicoya, Costa Rica

Cuando conocí por primera vez a Francisca *Panchita* Castillo, estaba de pie en su patio frontal, con un vestido rosa carnavalesco y meciendo un machete de más de un metro. La mujer de 99 años daba vigorosos machetazos a las ramas y a la maleza de la selva invasora; era el equivalente de cuando yo podaba el césped de mi jardín en Minneapolis. Cuando me vio, se detuvo, se enderezó y con toda calma me miró mientras yo ascendía por el sendero de tierra que llevaba a su cabaña de madera. No me conocía ni sabía por qué estaba ahí, pero cuando llegué a su lado tomó una de mis manos entre sus manos, volteó a verme con su dulce rostro color chocolate y soltó un chillido de alegría.

"¿Cómo puedo ayudarlo?", fue lo primero que dijo.

Desde entonces, durante las dos expediciones a la zona azul de Nicoya, Costa Rica, visité con frecuencia a Castillo, quien ahora tiene 107 años, en parte para saber cómo mantenía esa vitalidad que le había permitido balancear el machete durante más de un siglo, pero sobre todo porque le tengo mucho aprecio. Según supe después, su vestido carnavalesco era tanto el uniforme del diario como una manifestación de su irreprimible espíritu alegre.

Un día, mientras mi colega Elizabeth López —psicóloga radicada en Costa Rica— y yo la entrevistábamos sobre su alimentación, Castillo se hartó de nuestras preguntas, me tomó del brazo y me dijo: "Vengan". La seguimos a la cocina, una estancia de techo bajo y piso de tierra rodeada de mostradores de madera construidos en torno de un enorme fogón, que es una estufa de leña hecha de barro que usan los indígenas de Chorotega. Miré a mi alrededor. Sobre el mostrador había un frutero con bananas y papaya a la mano. Debajo, detrás de una cortina de tela, Castillo guardaba frijoles, cebollas, ajo y aceite de cocina. En el refrigerador tenía sólo queso fresco y jitomates. No tenía alimentos procesados de ningún tipo, y todo lo que comía requería cierta preparación, excepto el queso y la fruta fresca.

Castillo se puso manos a la obra. Con movimientos lentos y deliberados, y sin prestarnos atención alguna, atizó el horno, le sopló a los carbones que seguían calientes del desayuno y produjo una flama brillante. Luego cubrió el fuego con una especie de parrilla de acero. Ese día en la mañana, Castillo había cocido una olla de frijol negro con hojas de laurel, cebolla, ajo y jalapeños. Deslizó la olla cerca de la flama y, cuando los frijoles empezaron a hervir, les agregó unas cuantas tazas de arroz cocido.

Luego echó cucharadas de maíz nixtamalizado remojado en cal que tomó de una sartén de acero galvanizado en un molino de mano para producir una pila de masa de maíz. Con ella hizo tortillas que asó directamente al fuego. Sobre la parrilla de acero derritió manteca y frió unos huevos. Finalmente, cortó rebanadas muy delgadas de queso fresco, lo cual era admirable para alguien con una vista tan limitada. Después supe que apenas si veía el queso, y mucho menos sus dedos.

En media hora armó una comida completa para todos: porciones pequeñas de gallo pinto, que es el platillo de arroz y frijoles icónico de Costa Rica, adornadas con queso y cilantro, tortillas de maíz y un huevo en cada plato. Era un platillo abundante, aunque en realidad representaría la mitad de lo que recibes cuando ordenas el desayuno especial en cualquier restaurante.

"¡La comida es vida!", gritó y se sentó con nosotros a comer.

Como la mayoría de los centenarios de la región, Castillo ha tenido una vida difícil. La Península de Nicoya estuvo muy aislada del progreso hasta hace apenas un par de décadas. El terreno montañoso era apenas accesible por caminos de tierra, que en temporada de lluvias se volvían lodosos. Durante buena parte de su vida Castillo administró la pensión de sus padres para los sabaneros —los vaqueros locales— que estaban de paso.

Además de frijoles y tortillas, buena parte de lo que come lo siembra en su propio jardín, o lo cosecha de árboles frutales cercanos. Tiene la convicción de que Dios la ayudó a criar a sus cinco hijos —dos de los cuales ya son abuelos— y a sobreponerse a la muerte violenta de uno de ellos. No obstante, a pesar de las dificultades, se levanta cada mañana, se pone un vestido rosa brillante y su mejor collar, barre la entrada de la casa y da la bienvenida a los visitantes con una bendición y una sonrisa.

La gente de Nicoya desciende principalmente del pueblo Chorotega. Sin embargo, tienen cierta influencia genética de los colonizadores españoles y de los esclavos africanos que obtuvieron su libertad. En el pasado la población moría sobre todo por enfermedades regionales como malaria, disentería, diarrea y dengue, un padecimiento peligroso y muy doloroso, conocido como "enfermedad quebrantahuesos". Durante la década de los ochenta, los bosques secos, dominados por los gigantescos y frondosos árboles de guanacaste, fueron el refugio de los Contras, la contrainsurgencia financiada por Estados Unidos que en ese entonces emprendía la resistencia armada contra los sandinistas de Nicaragua.

Hoy en día, la gente de mediana edad —en particular los hombres— llega sana y llena de vitalidad a los 90 años en una proporción 2.5 veces mayor que en Estados Unidos. Dicho de otro modo, los residentes de esta zona eluden las cardiopatías, muchos tipos de cáncer y la diabetes mucho mejor que los estadounidenses. Además, gastan apenas una quinceava parte de lo que gasta Estados Unidos en cuidados de salud. Pero ¿cómo lo logran?

Mis colegas, los demógrafos Michel Poulain y Luis Rosero-Bixby, de la Universidad de Costa Rica, y yo realizamos dos expediciones a Nicoya para resolver el misterio. Juntos concluimos que el secreto de su población depende en parte de la solidez de su fe, de la profundidad de sus redes sociales y del hábito de realizar con frecuencia actividad física de baja intensidad. También se benefician de una dosis saludable de vitamina D que les aporta el sol y del calcio extra que hay en el agua, el cual no alcanza esas proporciones en ningún otro lugar del país. Esta combinación puede dar como resultado huesos más fuertes y menor fatalidad en las caídas de personas de la tercera edad. Y, claro, la dieta también desempeña un papel fundamental.

La alacena nicoyana de antaño

A partir de las entrevistas con Castillo y otros cuarenta y tantos centenarios costarricenses, aprendí qué albergaba la típica cocina nicoyana. La comida que nos sirvió Castillo representaba bastante bien lo que la gente de la zona ha comido durante el último siglo. Pero también había otra fuente importante en la cual apoyarme. Al prepararnos para uno de los viajes, encontré un informe de 1957 titulado *Nicoya: A Cultural Geography*, escrito por un joven antropólogo de Berkeley llamado Phillip Wagner. En dicho informe, Wagner describía un día cualquiera en la vida del nicoyano promedio hace 50 años:

> El día en el país comienza antes del amanecer, cuando las mujeres se levantan para preparar el café. La familia se reúne

al alba para tomar una taza de café negro o café con leche bien endulzado, y quizá para comer una tortilla fría. Desde entonces y hasta las 8 a.m., el tiempo se dedica a las tareas del hogar y a arrancar las labores diarias. A las ocho es el desayuno completo, con arroz y frijoles y huevos. Durante las temporadas de trabajo pesado, los hombres se llevan al campo las tortillas con gallo pinto (arroz y frijoles fritos en manteca de cerdo). En los días más calurosos el trabajo termina al mediodía o a las dos de la tarde. Los hombres regresan a casa después del trabajo en el campo o la selva y esperan una hora antes de comer. La comida suele empezar con un tazón de sopa que contiene trocitos de carne, grasa, plátano macho hervido, taro o yuca, y quizá algo de verduras de hoja verde. Después de la sopa viene el arroz con frijoles, por lo regular acompañado de un huevo frito. En ocasiones incluyen alguna verdura: pipián o *ayote* (*Cucurbita moschata*) o calabaza [de ambos tipos], col, flor de pinuela [planta silvestre cercana a la piña] u otro producto silvestre. La carne a veces figura hasta en los hogares más pobres, y por lo regular se sirve cuajada de leche. Las tortillas acompañan la comida, la cual culmina con café negro bien endulzado para los hombres, hecho con moras locales o semillas de nanjú trituradas (*Hibiscus esculentus*). La merienda es más simple, pues se acostumbra pasar las tardes en actividades ociosas y los apetitos son menos intensos. Al llegar el ocaso, se sirve arroz con frijoles, tortillas y a veces huevo.

Wagner también realizó bosquejos detallados de los jardines, los cuales mostraban más de 40 especies distintas de plantas comestibles, entre ellas algunos pilares de la cocina local como la yuca, el taro, la papaya, el boniato, la guayaba, la nuez de la India y el plátano. Los nicoyanos también comían una amplia variedad de frutos del bosque que es improbable que encontráramos en nuestro supermercado local, como caimito —una fruta púrpura dulce y con gran cantidad de antioxidantes— y papaturro, también conocida como cocco-loba o uva de mar. Para obtener más detalles, contacté a Xinia Fernández, de la Escuela de Nutrición de la Universidad de Costa Rica, quien me proporcionó tres evaluaciones alimenticias de 1969, 1978 y 1982. Los nutriólogos visitaban a las familias diariamente para ayudarlas a mantener un registro diario de su ingesta alimenticia, y cuando era posible incluso pesaban los alimentos, trabajo intensivo y costoso que les aportó información valiosa.

Según estas encuestas, la dieta nicoyana era sumamente alta en carbohidratos: alrededor de 68%, cifra sólo igualada por la dieta habitual de Okinawa y mucho mayor que la de la dieta estadounidense promedio. Sus principales fuentes de carbohidratos eran el arroz, el maíz y los frijoles. La grasa alcanzaba apenas poco más de 20%, y la proteína rondaba 10%, con lo cual se completaba el 30% restante de la alimentación diaria. En términos generales, el habitante promedio de la región Chorotega comía a diario unas 1 800 calorías.

Destacaban algunas características de la alimentación nicoyana. Al igual que los residentes de casi todas las demás zonas azules, la gente llevaba una dieta baja en calorías, baja en grasas, a base de plantas y rica en leguminosas. Tradicionalmente, la población vivía sobre todo a base de frijoles, tortillas de maíz y enormes cantidades de frutas tropicales. El limón dulce, la naranja dulce (*Citrus sinenis*) y una variedad de plátano llamada cuadrado son las frutas más comunes a lo largo de buena parte del año en Nicoya.

El gran secreto de la dieta nicoyana eran las "tres hermanas" de la agricultura mesoamericana: los frijoles, el maíz y la calabaza. Al menos desde el año 5000 a.C. la población mesoamericana de lo que hoy es Guatemala, México y sus alrededores ha cultivado frijoles, calabaza y maíz en campos llamados milpas, un sistema agrícola magnífico en el que cada cultivo se beneficia de los demás. La calabaza le da sombra al suelo que conserva la humedad. La planta del maíz es alta, y la del frijol, que es una enredadera, crece en torno de ella. Esta última, además, fija el nitrógeno como fertilizante en la tierra.

Los cultivos resultantes de este ciclo agrícola casi perfecto se consumen combinados y resultan ser una mezcla alimenticia ideal para el sustento humano. La combinación de frijoles y calabaza cocidos con tortillas de maíz es rica en carbohidratos complejos, proteínas, calcio y niacina. Ayuda a reducir de manera natural el colesterol malo y a aumentar el colesterol bueno. El nutriólogo Leonardo Mata, a quien entrevisté en San José, capital de Costa Rica, me dijo que él pensaba que el componente más significativo de la dieta nicoyana era la forma en que preparaban el maíz. Para hacer la masa de lo que denominan maíz nixtamalizado remojan los granos de maíz en agua con cal —hidróxido de calcio—, lo cual aporta a los

Dieta típica diaria de los costarricenses de zonas rurales, a mediados de los años sesenta
(porcentaje de ingesta diaria en gramos)

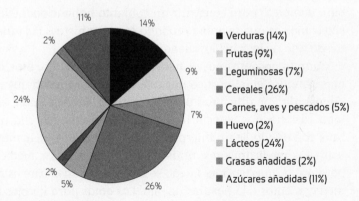

- ■ Verduras (14%)
- ▨ Frutas (9%)
- ▨ Leguminosas (7%)
- ■ Cereales (26%)
- ▨ Carnes, aves y pescados (5%)
- ■ Huevo (2%)
- ▨ Lácteos (24%)
- ▨ Grasas añadidas (2%)
- ■ Azúcares añadidas (11%)

Fuente: Flores e INCAP e ICNND.

En la dieta nicoyana tradicional, alrededor de 80% de las calorías diarias provienen de los carbohidratos, mientras que el restante 20% proviene de proteínas y grasas casi en igual proporción.

granos 7.5 veces más calcio y desencadena ciertos aminoácidos del maíz a los que de otro modo no se podría acceder. Mata ha estudiado las culturas centroamericanas que preparan el maíz de ese mismo modo y asegura que la gente que lo consume con regularidad jamás padece raquitismo y rara vez sufre fracturas óseas o de cadera, las cuales suelen derivar en muerte prematura de personas mayores.

Durante los últimos 50 años el arroz blanco ha remplazado en gran medida a la calabaza como parte de la alimentación diaria en Nicoya. Aunque tiene menor contenido de fibra y de nutrientes que el arroz integral, al combinarse con frijoles no provoca que aumenten los niveles de azúcar en la sangre tan rápido como cuando se come por sí solo. Los frijoles negros siguen siendo básicos en Nicoya, que al igual que otras leguminosas son una fuente confiable de energía, bienestar y longevidad.

En 2007 volví a Nicoya, pero esta vez con el doctor Mehmet C. Oz con la intención de filmar un segmento para el programa televisivo de Oprah Winfrey. Buscamos la casa de Castillo, pero un terrateniente local nos informó que la habían demolido para construir un conjunto habitacional. Nos enteramos de que se había mudado con una nieta a las afueras de uno de los pueblos aledaños.

Cuando encontramos el nuevo hogar de Castillo, esperamos sentados en el pórtico durante media hora hasta que la vimos salir con dificultad para saludarnos. Se veía frágil, estaba casi ciega y parecía indiferente. Oz habló con ella un rato, con ayuda de un intérprete, y luego le pidió que le mostrara sus medicamentos: unas gotas para los ojos y medicina para la hipertensión. Luego se fijó en las dosis. "Tire estos medicamentos a la basura", le dijo. Las gotas para los ojos le hacían perder la vista con mayor rapidez y el antihipertensivo, aunque quizá era efectivo, le había sido recetado en dosis mayores a las que alguien de la edad de Castillo debería tomar. Oz le escribió una receta de un nuevo medicamento, se volteó hacia su productor y le dijo: "Ve a conseguirlo y asegúrate de traérselo de vuelta".

Probablemente ya imaginarás cómo terminó la historia. Oz y yo nos fuimos de Nicoya con la incertidumbre de que Castillo fuera a vivir mucho tiempo más. Sin embargo, cuando regresé con mis hijos en 2011, descubrimos que seguía con su nieta. En esa ocasión nos recibió con la misma alegría y vitalidad que exhibía cuando la conocí. Seguía usando su vestido de fiesta y nos recibió con un chillido alegre al vernos. "Bendito sea Dios", proclamó cuando llegamos.

En febrero de 2014 Castillo seguía viva y gozaba de buena salud. Acababa de cumplir 107 años y de celebrar el nacimiento de su tátara-tátaranieta. Recientemente, un equipo de investigadores, entre los que se incluye un científico ganador del Premio Nobel, examinaron la genética de nicoyanos pobres como Panchita Castillo. Estudiaron sus telómeros, que son tramos de ADN al final de los cromosomas que se asocian con el envejecimiento cuando se desgastan y se acortan. Los telómeros de los nicoyanos eran más largos que los del resto de los costarricenses, lo cual evidencia más allá de lo anecdótico los beneficios que tiene su estilo de vida.

Principales alimentos nicoyanos para la longevidad

MAÍZ NIXTAMALIZADO. Los nicoyanos preparan sus propias tortillas todos los días y las comen en el desayuno, en la comida y en la cena. Remojan los granos de elote en agua con cal (hidróxido de calcio) y luego los muelen para hacer harina, lo cual libera la niacina contenida en el maíz, incrementa el nivel de absorción de calcio, hierro y minerales, y reduce el riesgo de que crezca moho tóxico. Tanto la masa para hacer tortillas como las tortillas que se consiguen a nivel comercial están hechas de maíz que no siempre es sometido a este proceso.

CALABAZA. La calabaza está disponible en distintas variedades; también se le conoce como ayote en Nicoya. Estas calabazas de cáscara gruesa son de la familia de las calabazas de invierno o *Cucurbitaceae*, la cual es famosa por contener altos niveles de carotenoides útiles.

PAPAYA. El árbol de la papaya crece casi como maleza en Nicoya, así que la gente consume mucho esta fruta casi diariamente, tanto verde como madura. La pulpa anaranjada de la papaya contiene vitaminas A, C y E, así como una enzima llamada papaína que contrarresta la inflamación.

BONIATO. El boniato ha sido un alimento esencial nicoyano durante al menos un siglo. Aunque por fuera se parece al camote, en realidad no está relacionado con éste desde el punto de vista botánico. Es posible conseguirlo en algunos supermercados o en mercados más especializados. Su pulpa es blanca y firme, incluso cocida, y es una rica fuente de vitamina B6.

FRIJOL NEGRO. Los nicoyanos pueden comer arroz y frijoles diariamente, y por lo regular en cada comida. Los frijoles negros que consumen ahí, que según algunos son los mejores del mundo, contienen más antioxidantes que cualquier otro frijol. Al servirse con tortillas de maíz y calabaza conforman una comida ideal.

PLÁTANOS. Los plátanos de todos colores y sabores —pequeños y grandes— son un alimento rico en carbohidratos, potasio y fibra soluble. Son prácticamente un alimento fundamental de la dieta nicoyana por ser tan comunes. Las variedades más dulces, como los plátanos cuadrados, se cosechan, se pelan y se comen frescos. Sin embargo, hay variedades que no se vuelven dulces conforme maduran; por ejemplo, el plátano macho necesita ser hervido o frito, y se sirve como una papa.

PEJIBAYES. De las palmeras de todo Centroamérica cuelgan racimos de esta pequeña fruta ovalada de color naranja. Esta fruta especialmente alta en vitaminas A y C es parte fundamental de la alimentación indígena costarricense, pero rara vez se consigue en Norteamérica. Tradicionalmente se cuece en agua con sal y se sirve con sal o miel. Un prominente investigador costarricense también cree que los pejibayes interactúan con cierta bacteria (*Helicobacter pylori*) que se asocia con el cáncer de estómago. Por lo tanto, el consumo de esta fruta explicaría por qué los nicoyanos presentan los índices más bajos de este tipo de cáncer.

En las páginas 367-382 encontrarás más detalles sobre las recetas de Nicoya.

SEGUNDA PARTE

La creación de una zona azul estadounidense

¿Te diste cuenta de que ninguno de los individuos que conocimos en la primera parte del libro —Athina Mazari, Gozei Shinzato, la familia Melis, Ellsworth Wareham o Panchita Castillo— se obligaba a sí mismo a comer los alimentos adecuados? Son personas que jamás leen las etiquetas, cuentan las calorías, pesan las proteínas o se inscriben a programas de pérdida de peso. Sin embargo, todas comen una dieta casi perfecta *sin siquiera pensar en ello*.

¿Cómo lo hacen? La respuesta es muy simple: viven en ambientes que fomentan la alimentación saludable. Las frutas y las verduras frescas son asequibles y están disponibles todo el año. Los refrescos, las frituras, los dulces y las hamburguesas —que son alimentos que les gustaría comer, igual que a nosotros— son difíciles de encontrar. Sus poblaciones no son bosques de publicidad sobre comida chatarra que podría antojárseles. Sus hogares están configurados de tal forma que es fácil preparar alimentos a base de plantas para la mesa, además de que poseen recetas tradicionales que les proporcionan un excelente sabor a las frutas y verduras. Sus organizaciones religiosas y sus redes sociales apoyan la selección, preparación y consumo de los alimentos adecuados. Hacer cosas que los ayudan a mantenerse en un peso saludable, a mantenerse conectados con el mundo y activos físicamente, no son sólo elecciones, sino que representan un estilo de vida compartido.

Comparemos esta realidad con la experiencia del estadounidense promedio. Según Brian Wansink, de la Universidad Cornell, y codirector del proyecto de las zonas azules, el norteamericano promedio toma alrededor de 200 decisiones diarias relacionadas con comida. Sin embargo, como señala Wansink, la mayoría sólo es consciente de unas 30. El resto cae en la categoría de lo que denomina "comportamiento inconsciente". Examinemos lo que suele ocurrirnos en la comida. Uno está decidido a pedir un plato ligero, pero cuando ve la entrada de alitas de pollo picantes en el menú es imposible que no se nos antojen. Y mientras revisas la lista de ensaladas para hacer una elección saludable, tu colega ordena un filete con papas fritas. Tu reacción inmediata es decir: "Yo quiero lo mismo", aunque no estás muy seguro por qué lo hiciste. ¿En serio quieres ponerle cátsup y más sal a esas papas fritas? ¿Y qué hay del refresco rellenable? Y luego viene el postre, y...

Por otro lado, en las zonas azules las decisiones alimenticias y de estilo de vida fluyen del medio ambiente y los alrededores sólo aportan elecciones saludables. Castillo no tenía microondas. Ellsworth comía en casa, así que controlaba lo que consumía. Shinzato cocinaba básicamente lo que crecía en su jardín. La familia Melis almorzaba con sus familiares. Y Mazari confiaba en las recetas tradicionales de sus ancestros.

Para comprender lo que comemos —y por qué en la actualidad muchos de nosotros consumimos los alimentos incorrectos y lo hacemos en exceso— debemos mirar más allá de nosotros mismos y de nuestros hábitos individuales. Debemos hacernos conscientes de la influencia que tiene el medio ambiente: el radio de 10 kilómetros o más en el que hacemos las compras, trabajamos, caminamos o conducimos, vamos a la escuela, comemos en restaurantes y pasamos la mayor parte de nuestra vida. Ahí, dentro de esa zona, es donde se nos influye para tomar decisiones saludables o poco saludables, según las normas y los hábitos de la gente que nos rodea, las reglas y las costumbres de nuestra comunidad, y las decisiones conscientes o inconscientes que se han tomado para hacer de ese lugar una zona saludable en la cual vivir (o por el contrario, una zona poco saludable).

Una vez que empezamos a entender cómo funciona el medio ambiente de las zonas azules para consolidarlas como lugares especialmente saludables en los cuales vivir, comenzamos a imaginar cómo podríamos crear una zona azul en Estados Unidos. ¿Podría una comunidad estadounidense realizar ciertos cambios y adoptar algunos caminos hacia la longevidad que funcionan muy bien en otras partes del mundo? Durante los últimos seis años ésa ha sido mi misión.

En los siguientes capítulos visitaremos varias comunidades notables cuyos éxitos sugieren que el secreto de las zonas azules puede funcionar bien para cualquiera y en cualquier población. Comenzaremos con una región rural en Finlandia que me convenció de que esto podía hacerse y que detonó la realización de mi proyecto de renovación. Luego pasaremos por un pequeño pueblo en Minnesota que perdió en conjunto más de dos toneladas de peso en un solo año, conoceremos tres de los municipios de Los Ángeles que redujeron la obesidad 14% y pasaremos tiempo en comunidades agrícolas de Iowa donde los niveles de colesterol se han reducido 4%, mientras que el voluntariado ha aumentado 10% y los empresarios han remplazado las juntas en salas cerradas por juntas durante caminatas al aire libre.

Ninguna de estas comunidades se apegó a una dieta draconiana ni a una disciplina herculina para lograr sus metas. En lugar de eso, identificaron docenas de pequeños pasos para crear ambientes más saludables que derivaron en una oleada de pequeñas iniciativas de base. El efecto acumulativo de sus pequeños esfuerzos positivos ha causado un cambio duradero, el cual ha tenido mucho más impacto que la mera voluntad o disciplina de un solo individuo.

CAPÍTULO 6

La transformación milagrosa de Finlandia

Era una fría tarde de verano en Helsinki y yo estaba sentado en una cálida oficina del Instituto Nacional de Salud y Bienestar de Finlandia, frente a Pekka Puska. No aparentaba ser el renegado que yo imaginaba. Su atuendo tenía cierta elegancia burocrática anticuada: pantalones beige de poliéster, camisa blanca de manga corta y corbata café chueca, zapatos cómodos y un reloj de acero inoxidable. Pero su transparente mirada azul y su rostro atractivo e infantil me recordaron un poco a Steve McQueen. Los muros de su oficina estaban adornados con diplomas, premios y fotografías enmarcadas de leyendas de la salud pública. Hace cuatro décadas Puska, quien tenía 68 años cuando lo conocí, implementó una nueva estrategia que transformó la vida de más de 170 000 finlandeses de una población que sufría de los índices más elevados de cardiopatías en todo el mundo. Aunque en ese entonces Puska no lo sabía, básicamente lo que hizo fue crear una zona azul en Escandinavia, para lo cual tuvo que romper todas las reglas sanitarias establecidas.

"Te voy a contar una historia —comenzó Puska, inclinándose hacia delante y apoyando los codos sobre el escritorio—. Había dos brigadas de bomberos rivales, la voluntaria y la oficial. Hubo un incendio y, por alguna razón, la brigada voluntaria llegó primero y extinguió el fuego. Cuando llegó la brigada oficial, afirmó que la otra había apagado mal el incendio."

Hizo una pausa. "Entiendes el punto, ¿no?", dijo con un brillo en los ojos que revelaba que seguía orgulloso de la forma revolucionaria en que había cambiado la salud pública.

En 1968 Puska, de la Universidad de Turku, era el revoltoso presidente del Sindicato Nacional de Estudiantes, puesto en el cual luchó por los derechos estudiantiles. "Eran tiempos turbulentos en toda Europa —recuerda—. Se respiraba en el aire que podíamos cambiar el mundo."

Después de su graduación, el joven activista consiguió un empleo en el Departamento de Salud Pública. En esas mismas fechas estaban saliendo a la luz los resultados de estadísticas nacionales e internacionales que señalaban que una región específica de Finlandia —Karelia del Norte, una zona de bosques boreales en la parte más oriental del país— tenía problemas de salud muy graves. Durante años, como buenos finlandeses, los pobladores de Karelia del Norte contestaron las encuestas y completaron las pruebas sin chistar. Sin embargo, cuando descubrieron que su población se distinguía por los índices más elevados de cardiopatías en todo el mundo, se indignaron. El gobierno respondió con la aprobación de un pequeño presupuesto y empujando a Puska —quien entonces tenía 27, grado de médico y maestría en ciencias sociales— a dirigir un proyecto piloto de cinco años en la región.

"No me contrataron por ser bueno —continuó Puska al recordar lo que su jefe le había dicho muchos años después—. Me contrataron porque era joven y porque sabían que tardaría décadas en descifrar cuál era el problema."

Gracias a su bagaje organizacional de base, Puska y su equipo tomaron un enfoque distinto al tradicional esfuerzo gubernamental verticalista. En 1972 colaboró con los sistemas de cuidado de la salud locales y las organizaciones comunitarias para diseminar un nuevo mensaje y, con el paso del tiempo, entre todos impulsaron a la gente de Karelia del Norte a adoptar una alimentación baja en grasas y alta en verduras. Entre muchas otras iniciativas, los científicos fineses desarrollaron una especie de canola que crecería en el clima boreal finlandés y vendieron su aceite como sustituto de la mantequilla. Asimismo, enseñaron a las amas de casa cómo preparar platillos tradicionales con verduras además de carne.

Al final del proyecto de cinco años, los resultados eran impresionantes. Karelia del Norte redujo las muertes por infartos entre hombres de mediana edad 25%. Las muertes por cáncer de pulmón en el mismo grupo se redujeron 10%, sobre todo gracias a una disminución considerable del tabaquismo. Desde entonces, la reducción de la mortalidad por cáncer de pulmón ha sido de 20%, y la mortalidad por todos los otros tipos de cáncer ha disminuido 10%. El resto de Finlandia ha seguido el ejemplo puesto por Karelia del Norte y también ha observado mejorías significativas en estas mismas categorías. De hecho, la esperanza de vida de los hombres finlandeses en general ha aumentado casi 10 años en las últimas tres décadas.

Como resultado de sus éxitos, Puska fue nombrado jefe del Instituto Nacional de Salud y Bienestar de Finlandia y presidente de la Federación Mundial de la Salud. Yo lo considero *el Che* Guevara de las iniciativas de salud pública. La prensa popular hace referencia al proyecto de Karelia del Norte como "El Milagro del Norte", pero hasta la fecha nadie lo ha replicado, aunque nosotros estamos intentándolo con nuestras renovaciones comunitarias al estilo de las zonas azules.

La fórmula del cambio

¿Qué caracterizó la campaña de Puska en Karelia del Norte que la hizo tan efectiva? ¿Podíamos aprender algo de sus estrategias de equipo para aportar beneficios similares a las comunidades estadounidenses? Ésas eran las dos preguntas que yo me hacía mientras ahondaba más en la historia.

Karelia del Norte, región salpicada por 450 lagos y varios cientos de pueblos, se inserta en un recodo de la frontera con Rusia. Muchas personas trabajadoras y taciturnas que viven ahí —descendientes de pastores de renos— son granjeros y leñadores. Son el epítome de lo finlandés, por lo que suele llamárseles los más fineses de los finlandeses.

Antes de la Segunda Guerra Mundial la mayoría de los pobladores de esa región vivían de la tierra, cosechaban moras, cazaban para comer y pescaban salmón de lago, perca, eperlano y lucio. Además del ocasional ataque de oso, las principales preocupaciones sanitarias eran la tuberculosis, las enfermedades infecciosas y las muertes durante el parto. Sin embargo, después de la guerra, las camas de los hospitales empezaron a llenarse de víctimas de cardiopatías. Además, hombres sanos de 30 a 50 años morían a causa de infartos fulminantes. No era cuestión de mala suerte, sino culpa del tabaquismo y de la mala alimentación.

Durante la guerra, cuando la comida era escasa, las familias de Karelia del Norte sobrevivían a base de pan de centeno, papas y carne. Eso cambió sustancialmente después de la guerra, cuando los veteranos recibieron pequeños terrenos como parte de su compensación. La mayoría de estos veteranos tenía poca o nula experiencia agrícola, así que se les hizo fácil limpiar los terrenos, comprar unos cuantos cerdos y vacas lecheras, y empezar a sostener así a sus familias. Eso sentó las bases para lo que los expertos describen como la dieta más letal del planeta.

Si tomas una población medio muerta de hambre que gusta de la grasa y le das grandes cantidades de cerdo y lácteos, tendrás una receta para el desastre. La mantequilla no tardó en abrirse paso casi a cualquier comida: papas fritas en mantequilla, pan con mantequilla, vasos altos de leche entera en cada comida, cerdo frito o estofado de carne para cenar, acompañado de pan con mantequilla y leche. Las verduras se consideraban alimento para el ganado. Y los lácteos no eran sólo fuente de calorías, sino también de orgullo regional. Sin embargo, el precio que la población estaba pagando era muy alto.

El profesor finés Martti Karvonen, alarmado por esta epidemia de cardiopatías, llegó a Estados Unidos en 1954 en busca de una solución. Uno de los expertos que consultó fue Ancel Keys, un dietólogo de la Universidad de Minnesota en Minneapolis, a quien había conocido años atrás en un congreso europeo organizado por la Organización de las Naciones Unidas para la Alimentación y la Agricultura. Keys había estado promocionando su hipótesis —en ese entonces controversial y todavía refutada por algunos en nuestros tiempos— sobre la asociación entre el consumo de productos de origen animal y las cardiopatías. Entonces Karvonen y Keys decidieron unir fuerzas.

En el que se conocería como el estudio de la siete naciones, Karvonen, Keys y sus colegas reunieron grupos de hombres de mediana edad para un proyecto de largo plazo no sólo en Finlandia, sino también en Estados Unidos, Japón, Italia, Holanda, Grecia y Yugoslavia. Cada participante en el estudio contestaba preguntas sobre su alimentación y se sometía a una serie de estudios físicos. Después, cada cinco años, los organizadores del estudio examinaban de nuevo al individuo. Pronto surgió un patrón: mientras más al norte vivían los hombres, más grasa alimenticia tendían a consumir (sobre todo proveniente de carne y lácteos). En Grecia e Italia, donde la gente lleva una dieta basada sobre todo en plantas, los hombres casi no padecían problemas del corazón, observación que con el tiempo nos permitió comprender el valor que tiene la dieta mediterránea tradicional. (A Keys lo han criticado por omitir cifras gubernamentales sobre alimentación y cardiopatías de ciertos países que comparó en un inicio: los certificados de defunción no eran fiables y la Segunda Guerra Mundial había afectado el suministro de comida en esos países. Además, en el estudio de las siete naciones había estudiado a la gente directamente y encontró una mayor incidencia de riesgo de infarto entre quienes comían mayores proporciones de alimentos de origen animal.) En lugares como Karelia del Norte (la región más al norte contemplada en el estudio), los hombres tenían *30 veces más probabilidades* de morir de un infarto que en lugares como Creta. De hecho, en promedio, los hombres de Karelia del Norte morían 10 años antes que sus contrapartes del sur. La situación era tan terrible que, en 1972, Karelia del Norte había recibido el incómodo reconocimiento de la región con los índices más elevados de cardiopatías en el mundo.

"Los investigadores venían año tras año a hacernos preguntas, a picarnos con agujas y a decirnos que éramos las personas menos saludables del mundo —recuerda Esa Timonen, ex gobernador de la región—. Hasta que llegó un momento en que dijimos '¡Basta!'"

Un nuevo enfoque

Para entonces, las causas de las cardiopatías seguían siendo un misterio: los médicos no se ponían de acuerdo en qué las causaban, ni mucho menos en cómo curarlas. Así que lo primero que hizo Puska al llegar a Joensuu, capital de Karelia del Norte, fue organizar un equipo joven e idealista que enfrentaría el problema. Comenzaron usando básicamente la misma estrategia que utilizaban los funcionarios del sector salud para combatir enfermedades infecciosas como tuberculosis o polio. Hicieron encuestas para obtener información sobre la salud de la gente. Identificaron a las personas más enfermas o con mayor riesgo de enfermar y luego les dieron recetas para ayudarlas a mantenerse sanas. Después, el equipo distribuyó información de salud y planteó metas a la comunidad para reducir la incidencia de cardiopatías. Pronto se dieron cuenta de que el principal problema era que la mejor medicina no era algo sencillo como una vacuna o un antibiótico, sino evitar muchos de los alimentos esenciales de la cultura regional. Imprimieron folletos y carteles en los que imploraban a la gente que comiera menos grasa y menos sal, y que consumiera más verduras. Pero esos fineses amaban el pan, la mantequilla y el cerdo frito. ¿Cómo se podía romper con esa clase de hábitos?

"Noté que el sistema entero necesitaba cambiar —afirmó Puska—. La industria alimenticia, los restaurantes, las cafeterías y los supermercados. De abajo hacia arriba." Comenzó con la asesoría de Geoffrey Rose, epidemiólogo británico que creía que era menos costoso prevenir las enfermedades que curarlas. Según opinión de Rose, los hospitales y los médicos poseían la misma capacidad para resolver el problema de la mala salud generalizada que la que tienen los programas estatales para resolver el del hambre a nivel mundial. Él fue el primero en demostrar con cifras epidemiológicas que la cantidad de gente que moría de cardiopatías era directamente proporcional a los niveles de tensión arterial promedio de toda la población. También calculó que, por cada punto porcentual de colesterol poblacional que redujeran, disminuirían las cardiopatías en dos puntos porcentuales. Rose argumentaba que vivir una vida corta y llena de enfermedades, o una larga y saludable, dependía de la población a la que se pertenece más que a la calidad de los médicos y los cuidados de salud. Puska se tomó esta hipótesis muy en serio y se dio cuenta de que la única forma de curar la salud cardiaca de la gente de Karelia del Norte era cambiar la cultura local.

Puska y su equipo se acercaron a la Organización Martha, una poderosa agrupación de mujeres con varios clubes locales, para que los ayudaran a difundir el mensaje. Puska y los clubes idearon la organización de "fiestas vespertinas para la longevidad", en las que un miembro del equipo de Puska daba una breve plática sobre la conexión entre las grasas saturadas y los infartos. Luego regalaban a las mujeres un libro de recetas que añadía verduras a los platillos tradicionales de la región, mismos que cocinaban y servían en la reunión. El estofado tradicional kareliano, por ejemplo, tenía sólo tres ingredientes —agua, cerdo grasoso y sal—, pero el equipo remplazó parte del cerdo con nabo, papa y zanahoria. A las mujeres les gustó la nueva versión del platillo, a la cual denominaron "estofado Puska". Al enseñar a las amas de casa a cocinar platillos con base en plantas que sabían bien, Puska encontró la forma de diseminar su mensaje mejor que mediante cualquier folleto.

Entonces Puska, inspirado por el ex profesor Everett Rogers, quien ideó el concepto de "líderes de opinión", fue de pueblo en pueblo, reclutando "embajadores legos". Dado que creía que la mejor forma de desencadenar el cambio cultural era partiendo de las bases, reclutó a unas 1500 personas, en su mayoría mujeres que ya estaban involucradas en otras organizaciones cívicas. A cada embajadora le dio una identificación, le enseñó mensajes sencillos sobre la importancia de reducir el consumo de sal y grasa (y sobre cómo dejar de fumar) y la alentó a hablar al respecto con sus amistades.

VUELVE A CASA

Durante mi estancia en Karelia del Norte contraté como intérprete a Elisa Korpelainen, la hija de uno de los líderes del proyecto de Karelia del Norte. Ella organizó reuniones, tradujo conversaciones, me llevó en su auto a las juntas y compartió información valiosa sobre la cultura local. Aunque apenas tenía 20 años, Korpelainen poseía un grado de madurez que sería difícil encontrar en un estadounidense de la misma edad. Alguna vez le pregunté si recordaba algún chiste finés, pero no se le ocurrió ninguno. "Somos gente bastante seria", dijo con sinceridad. Cuando le pregunté si a veces los finlandeses se sentaban y actuaban con seriedad por pura diversión, me frunció el ceño.

Korpelainen había vuelto recientemente de una estancia en Cork, Irlanda, donde trabajaba en un establo como entrenadora.

Habían sido 11 pesados meses en los que debía laborar de sol a sombra limpiando y cuidando los establos y montando los caballos. A pesar de eso, durante su estancia subió cinco kilos porque se alimentó con la dieta moderna estándar a base de comida rápida, cenas congeladas y galletas con té. "Me traje algo de peso extra", confesó.

Korpelainen, quien era alta y delgada, tenía un rostro redondo con dulces ojos azules que estaban enmarcados por una cabellera rubia a la altura de los hombros. Con frecuencia usaba bufandas peludas y largas que se ataba al cuello. De algún modo, durante los tres meses que llevaba en Karelia del Norte había perdido esos kilos extra, según me dijo. Le pregunté si había hecho alguna dieta o si había comenzado a hacer ejercicio.

"No. De hecho, trabajo menos que en Irlanda", contestó.

"¿Entonces qué hiciste para perder todo ese peso?"

"Nada —contestó con ingenuidad—. Sólo volví a casa."

El equipo pequeño y con pocos recursos intentó todo lo que pudo para infiltrar la información a la comunidad. Puska daba infinidad de pláticas en las iglesias, los centros comunitarios y las escuelas. Se convirtió en el rostro de ese nuevo movimiento de salud y con frecuencia reclutaba más gente para su causa. (Uno de sus mentores alguna vez le dijo que la única forma de tener éxito al implementar medidas preventivas era "presionar, presionar, presionar".) Al poco tiempo, el mensaje de remplazar las grasas saturadas con frutas y verduras comenzó a resonarle a la gente. Estaban empezando a marcar la diferencia.

Posteriormente, Puska empezó a negociar con los productores de comida. Es posible tener el mejor programa del mundo para educar a la gente sobre cómo comer mejor, pero si esas personas no podían obtener ingredientes saludables, ¿de qué les serviría? La productora local de salchichas, por ejemplo, elaboraba productos saturados de grasa de cerdo y sal. Los panes tradicionales se embadurnaban de mantequilla y las vacas karelianas, desarrolladas a partir de razas finlandesas, producían una leche sumamente grasosa, por lo que los derivados de la misma tenían un alto contenido graso.

Al principio, ninguna empresa estaba interesada en formular versiones más saludables de sus productos. ¿Por qué habrían de arriesgar sus ganancias? De hecho, la poderosa industria de los lácteos contraatacó con publicidad dañina para el proyecto. Sin embargo, dicha publicidad fue contraproducente para ella, pues disparó el debate público e hizo a muchas personas establecer una conexión entre la grasa de la leche y las cardiopatías.

La gente de Karelia del Norte también empezaba a darse cuenta de que necesitaba comer más frutas, pero las frutas más comunes —como naranjas y melones— eran costosas. Debían importarlas del sur de Europa y no desempeñaban ningún papel en la dieta tradicional kareliana, así que Puska vislumbró una solución local: impulsar el consumo de moras.

Durante el verano, las moras azules, las frambuesas y los arándanos se daban con abundancia en la región y a sus habitantes les encantaban. Pero sólo las comían hacia finales del verano, durante la breve temporada de moras. Por lo tanto, el equipo de Puska impulsó el establecimiento de cooperativas y negocios que congelaran, procesaran y distribuyeran moras. Incluso convencieron a los productores de leche de que aportaran parte de sus terrenos para plantar moras, y a los dueños de tiendas, para almacenar las moras congeladas. Tan pronto hubo disponibilidad de moras todo el año, el consumo de fruta se disparó.

Después de cinco años, las cifras del proyecto de Puska eran impresionantes. El colesterol promedio de los karelianos del norte había disminuido 6%, y la tensión arterial promedio bajó 4% en hombres y 7% en mujeres. Aun así, algunos académicos criticaban a Puska porque argumentaban que era imposible señalar a ciencia cierta lo que había provocado la mejoría. ¿Acaso había sido la disminución del consumo de carne? ¿O fue el aumento de frutas y verduras en la dieta?

¿Habrá sido el aumento de conciencia entre la población general? Sus colegas médicos se burlaban del proyecto y lo consideraban un "tratamiento metralleta" que disparaba contra todo. Sin embargo, resultó que la estrategia de Puska funcionaba: quizá había disparado una metralleta, pero desencadenó una explosión saludable de perdigones de oro que salvaron muchas vidas.

EL PRODUCTOR DE SALCHICHAS

La campaña de nutrición en Karelia del Norte se tomó un descanso cuando el equipo conoció a Aare Halonen, un productor local de salchichas. Resulta que Halonen había tenido un infarto hacía poco y estaba muy abierto al mensaje del equipo. Lo convencieron de reformular algunos de sus productos y de remplazar una porción de la grasa de cerdo en las salchichas por hongos, los cuales resultaron ser una opción local poco costosa. Halonen lo fue haciendo gradualmente, durante varios meses, y el resultado fue un producto de buen sabor que tenía bastante menos grasa y sal. Además, pareció estar en buena sintonía con la mentalidad de los clientes locales, quienes empezaban a adoptar los mensajes de llevar una alimentación baja en grasas. Por lo tanto, sus nuevas salchichas empezaron a venderse como pan caliente.

El proyecto de Pekka Puska logró éxitos similares en las panaderías locales, donde convenció a los panaderos de cocinar con menos sodio y remplazar la mantequilla por aceite o manteca vegetal. "Los clientes ni notaban la diferencia", dijo Puska. Empezaron a comer más saludable sin siquiera intentarlo.

Lecciones estratégicas

Hace no mucho tiempo visité Karelia del Norte para ver cómo este milagro había transformado la vida de las personas. Abordé un tren en Helsinki y viajé 400 kilómetros hacia el norte, viajando por bosques boreales y campos de guisantes que pasaban a toda prisa y formaban curvas como estampado de cachemira. Algunos hogares se asomaban en el paisaje: casas acogedoras y compactas de color rojo brillante o amarillo quemado, construidas junto a graneros de tablón de apariencia medieval. Cuando llegué a Joensuu, el sol estaba saliendo en el cielo escandinavo. Una luz cobriza iluminaba las calles flanqueadas por abedules, las casas a la orilla del lago y las iglesias luteranas.

Las oficinas centrales del proyecto de Karelia del Norte estaban en el sexto piso de un edificio de ladrillos que daba a la plaza del pueblo. Eran cuatro pequeñas oficinas abarrotadas de muebles funcionales y de expedientes que habían ido almacenando desde hacía tres décadas. Ahí conocí a Vesa Korpelainen, un hombre alto y adusto, de cabello color arena, jeans azules y camisa roja a cuadros. Desde 1986 era el encargado designado por Puska en Karelia del Norte. Korpelainen me contó cómo motivaba a su equipo.

"Tenemos dos eslóganes que motivan nuestra labor —dijo—: la comunicación cara a cara y el interés común. Es muy importante que la gente se involucre. Eso implica ser honesto. Es necesario trabajar con la gente, a su nivel." Luego describió las actividades diarias del equipo en términos de "juntas, juntas y más juntas", y atribuyó su éxito a los "empujoncitos amistosos pero implacables", más que a cualquier iniciativa heroica.

Mientras escuchaba a Korpelainen, las distintas piezas de la campaña de Karelia del Norte empezaron a acomodarse en mi mente. Puska y su equipo desarrollaron una estrategia ganadora, en parte con base en prueba y error, pero sobre todo gracias a su tremenda dedicación y persistencia. Si lo que yo buscaba era un modelo para crear una zona azul en Estados Unidos, debía empezar por absorber los principios del trabajo de Puska.

Para mostrarme cómo se fueron poniendo en práctica estas estrategias en la capital, Korpelainen me llevó a dar una vuelta por Joensuu. Primero visitamos un supermercado, donde me señaló productos inspirados por el proyecto: filas de sustitutos de mantequilla saludables y caramelos endulzados con xilitol, un endulzante natural preparado a partir de savia de abedul. En un mercado al aire libre, vimos fila tras fila de vendedores de moras y hongos silvestres. Sólo quedaban dos representantes del viejo régimen alimenticio: un vendedor de capellán frito en mantequilla y un vendedor de pastelillos rellenos de crema de arroz y como media barra de mantequilla. Después pasamos por un restaurante donde se alcanzaba a ver una barra de ensaladas muy grande. Aunque servían refrescos, lo hacían en vasos pequeños, y los clientes debían pagar extra para que se los rellenaran.

LECCIONES APRENDIDAS EN KARELIA DEL NORTE

- *Enfócate en la ecología de la salud.* El equipo de Pekka Puska no le hacía perder el tiempo a la gente con sermones sobre la responsabilidad individual. En lugar de eso, invirtió sus recursos para hacer cambios duraderos al *medio ambiente* local.
- *Piensa como sistema operativo, no como programa.* El equipo desarrolló un enfoque ágil y flexible que les permitía innovar constantemente.
- *Trabaja en colaboración con los sistemas de salud locales.* La gente le hace caso a sus médicos y a las enfermeras. El equipo reclutó expertos en salud que lo ayudaran a diseminar el mensaje.
- *Presiona, presiona, presiona.* Trabajar "con las botas en el lodo" era uno de los mantras del equipo. Su éxito consistía en la insistencia amable pero implacable para enfrentar el problema, en lugar de implementar iniciativas heroicas.
- *Encuentra un líder carismático.* La gente prefiere identificar un movimiento con el individuo que lo encabeza y para la gente de Karelia del Norte ese líder fue Puska.
- Propiedad comunitaria. El gobierno y la población de Karelia del Norte estaban preparados para un cambio. Eso propició que el trabajo del equipo fuera más sencillo, puesto que estaba respondiendo a una súplica de la comunidad que necesitaba ayuda para disminuir los problemas cardiacos.
- *De abajo arriba y de arriba abajo.* El equipo responsable del proyecto empleó tiempo y recursos en las bases para ayudar

a la gente a darse cuenta de que su problema radicaba en la alimentación. Luego utilizó ese conocimiento para cambiar las políticas alimentarias y el sistema de salud de arriba abajo. La parte más pesada fue hecha por la gente, lo cual estableció la conexión entre el pueblo y el gobierno.

- *Medidas, medidas, medidas.* El equipo dio seguimiento a las medidas de los factores de riesgo de la población según su estilo de vida, incluyendo tabaquismo y otros elementos, tanto al principio como en medio y al final del proyecto, para así conocer el progreso y poder demostrar si la estrategia funcionó.

- *Empieza por lo poco, luego ve a lo grande.* Una vez que Karelia del Norte demostró que la estrategia funcionaba, el sistema nacional de salud de Finlandia instituyó un programa preventivo a nivel nacional muy efectivo, que seguía un modelo similar.

Me entusiasmaba conocer a algunas de las personas a las que Puska había reclutado como embajadores. Había oído que tendían a pesar menos y que gastaban menos en servicios de salud que los no voluntarios de la misma edad. Primero conocí a Pentti Seutu, de 78 años, quien confirmó esa imagen. Al llegar a su casa, Seutu estaba cortando maderos de una pila con una sierra eléctrica. Adentro, su esposa había preparado una cacerola de verduras con jalea de arándano, una ensalada de hongos, verduras frescas del jardín —pepino, lechuga, jitomate— y dos tipos de pan de centeno compacto. Le pregunté a Seutu por qué había trabajado como voluntario del proyecto. "Me agradaba la idea de devolver algo a la comunidad —contestó—. Además, no hay mucho que hacer por aquí durante los días cortos del largo invierno."

A las afueras de Joensuu conocí a Mauno y a Helka Lempinen en su pequeña cabaña ubicada en medio de una huerta de manzanos. Mauno, otro leñador que tenía más de 90 años, estaba cortando madera cuando llegué. La pareja me invitó a entrar y ahí me senté en un solario con un cálido piso de madera cubierto por tapetes color pastel que había tejido la propia Helka. La pareja había llegado a Karelia del Norte en 1973, cuando Mauno aceptó un empleo como director de escuela. Poco después adoptó las tradiciones locales y, al igual que los demás, empezaba su día con pan untado con mantequilla y café, almorzaba sándwiches de carnes frías y cenaba estofado de cerdo. Las verduras casi eran parte inexistente de sus comidas, según me contó. "La gente de aquí las consideraba curiosidades."

En 1983 Mauno sufrió un infarto. La pareja describió con detalle cómo jadeaba, "como si estuviera dando a luz", y el trauma que les causó a sus tres hijos que lo vieron todo. Una cirugía a corazón abierto realizada de emergencia le salvó la vida. Le pregunté cómo había alterado eso su vida. Yo esperaba que hiciera una larga lista de ajustes para cuidar su salud.

"No cambiamos nada", contestó Helka.

Me quedé perplejo. Entonces les pregunté sobre su dieta normal en la actualidad. "Bueno, para desayunar comemos avena con fruta. La comida es sopa de verduras con pan de centeno casero —contestó Helka—. La cena es estofado con papas y zanahorias, y un poquito de carne acompañada de ensalada de lechuga y pepino".

"¿Qué obligó cambiar su alimentación?", pregunté.

"Nunca cambiamos nuestra alimentación", insistieron.

"Esperen un segundo", les dije y revisé mis notas. Les leí el menú de cerdo y mantequilla previo al infarto que me habían descrito hacía unos minutos.

"Supongo que sí cambiamos un poco la alimentación", dijo Helka después de una larga pausa. Cuando les pregunté por qué, miraron al suelo y se quedaron pensando. No tenían idea. "Sólo ocurrió —dijo Mauno finalmente—. Pero supongo que me salvó la vida." Pensé en ese momento que ahí radicaba el milagro de Karelia del Norte. Una población entera de gente como esta pareja había cambiado su estilo de vida *sin darse cuenta*.

Eso es, pensé. Ésa es la clave de la estrategia de Puska. La campaña de Karelia del Norte había atacado los problemas de salud de la región desde distintos frentes y los cambios eran claros. En Cerdeña y Okinawa, siglos de evolución cultural derivaron en un estilo de vida longevo, pero éste era un lugar en el que un grupo de personas *creó* una zona azul y dieron a su población 10 años más de vida en promedio. Y lo habían hecho sin gastar cantidades exorbitantes en salud pública.

Simplemente cambiaron el medio ambiente.

Encontré mi ejemplo a seguir. Una comunidad rural del agreste norte de Finlandia había tomado decisiones conscientes, cambiado sus hábitos alimenticios, adaptado sus tradiciones y mejorado su salud. Pero una pequeña región finesa era una cosa "sencilla". ¿Podría emprenderse una transformación de esta naturaleza en Estados Unidos en pleno siglo XXI?

Medidas de éxito en Karelia del Norte

- Cuando arrancó el proyecto de Karelia del Norte, más de la mitad de los hombres de la región fumaba. Hoy en día, sólo 20% lo hace.
- En una región de granjas lecheras, la proporción de residentes que consume leche con alto contenido en grasa disminuyó de 70 a menos de 10 por ciento.
- Alrededor de 60% de los hogares hoy en día casi siempre cocinan con aceite vegetal.
- Menos de 5% de los hogares siguen comiendo mantequilla con el pan, en comparación con 84% de la población en 1972.
- La ingesta promedio de sal ha disminuido cerca de 20 por ciento.
- El consumo de verduras se ha triplicado.
- El nivel promedio de colesterol ha disminuido 20 por ciento.
- La incidencia de muertes por cardiopatía entre hombres de clase obrera ha disminuido 85 por ciento.

CAPÍTULO 7

El experimento Minnesota

Había encontrado la respuesta a mi pregunta, o eso creía. Como bien lo demostraron Pekka Puska y su equipo en Finlandia, era posible tomar una población enferma y volverla saludable. Los individuos y las familias no necesitaban nacer en una zona azul para beneficiarse de sus principios. Con la ayuda adecuada podían poner en práctica esos mismos principios para crear una zona azul en el lugar que habitaban. Puska lo había demostrado en Karelia del Norte. Pero ¿sería posible hacerlo también en Estados Unidos? Yo no estaba muy seguro. Muchas cosas dependían de un pequeño grupo de tomadores de decisiones de una pequeña ciudad al sur de Minnesota.

Todos estaban reunidos en la sala de juntas: el alcalde, el administrador de la ciudad, el superintendente de las escuelas, el director de salud pública, el presidente de la cámara de comercio y varios empresarios respetados; ellos eran los que movían los hilos en el pueblo de Albert Lea, Minnesota. Se reunieron esa mañana de septiembre de 2008 para escuchar por qué yo creía que debíamos iniciar un revolucionario proyecto de zonas azules en su apacible comunidad.

Les dije que era sencillo. Los hábitos alimenticios y el estilo de vida de la población del país nos estaban llevando por el camino equivocado. La nación gastaba casi un billón de dólares al año en enfermedades prevenibles, pero destinaba sólo 3% del presupuesto de salud a la prevención. La mayoría de los recursos se iba en tratar enfermedades que podían evitarse, como enfermedades coronarias, diabetes y cáncer. Mientras tanto, dos terceras partes de la población nacional era obesa o tenía sobrepeso. Toda la gente que conocíamos iba camino al abismo, pero nadie parecía ser capaz de ayudarnos a dar la media vuelta.

"Por eso vine a Albert Lea —les dije—. Junto con algunos miembros de mi equipo, visitaremos un puñado de pueblos de Minnesota para ver si alguno de ellos es buena opción para un proyecto piloto único en su tipo. Estamos buscando una comunidad que no sea demasiado pequeña ni demasiado grande, que no sea demasiado poco saludable pero tampoco demasiado saludable, para que trabaje con nosotros en un experimento que cambiará el ecosistema de la ciudad entera."

"Les diré exactamente cómo lo haremos —continué—. Nos enfocaremos en un radio de 32 kilómetros alrededor de sus casas y sus trabajos. Ahí se ubican sus supermercados, sus restaurantes predilectos y sus cafeterías escolares. ¿Es fácil caminar al centro? ¿Los parques están limpios y son atractivos? ¿Se permite fumar en lugares públicos? ¿Qué pasa en las escuelas y en los lugares de trabajo? ¿Los refrescos y las botanas saladas son los únicos alimentos baratos y fáciles de conseguir? En lugar de depender de la responsabilidad individual, enfoque que ya sabemos que no funciona, trabajaremos para cambiar su alrededor."

Les dije que también trabajaríamos en el ecosistema social, en las conexiones interpersonales, en las redes de amigos y socios, y en el sentido de pertenencia. "Las investigaciones han demostrado que si tus tres mejores amigos son obesos, hay 50% más probabilidades de que tú también tengas sobrepeso."

Les dije que nos asociaríamos con la AARP, la cual nos proporcionaría un apoyo financiero generoso, y que había suficiente interés de medios nacionales como *ABC* y *USA Today*. "Si les agrada intentar algo así en Albert Lea —continué—, nos gustaría que se apuntaran para ser la primera zona azul citadina."

Me senté y esperé su respuesta. Silencio. Se escuchaba el tic tac del reloj. Al mirar alrededor de la mesa, me topé con expresiones de escepticismo. ¿No les había explicado el plan lo mejor posible? Quizá era demasiado pedir para una ciudad así de pequeña. Quizá pensaron que yo era otro tipo más con una idea descabellada. El instante parecía infinito.

Pero entonces una voz rompió el silencio. Era Bob Graham, urbanista local desde hacía mucho tiempo. Si alguien conocía y amaba ese lugar, era Graham. "Esto es justo lo que Albert Lea necesita —dijo—. Necesitamos hacerlo."

Luego habló alguien más. "No debe ser difícil conseguir voluntarios", dijo. Tenían listas de personas que habían participado en proyectos recientes.

"Bueno, pero ¿cómo convencerán a los empresarios?", preguntó alguien.

"¿Y qué hay de la gente de la tercera edad? ¿Cómo los involucraremos?"

Al poco tiempo, el grupo estaba aportando ideas para poner en marcha el proyecto. Al parecer, la revolución ocurriría, después de todo.

La buena y la mala noticia

Unos cuantos meses antes, el panorama no era tan positivo. Había estado conversando con Robert L. Kane, profesor de la Escuela de Salud Pública de la Universidad de Minnesota, sobre la forma de poner en práctica en Estados Unidos las lecciones que habíamos aprendido de las zonas azules. Como buen amigo, me ayudó a poner los pies en la tierra.

Kane, experto en envejecimiento, había sido una de las fuentes de información claves cuando escribí mi libro anterior sobre las zonas azules. Si la gente quería vivir más, me dijo, lo más importante que pueden hacer, después de dejar de fumar, es comer con moderación, ejercitarse con regularidad, mantener sus amistades y perseguir algún interés que le dé significado a su vida. Pero se preguntaba qué pasaría si a los individuos les resultaba muy difícil apegarse a esas cosas por sí solos. "Hay que convertirlas en hábitos que la gente conserve durante mucho tiempo, o no funcionará", me advirtió.

Ahí entró en juego la investigación sobre Karelia del Norte. ¿Y si hacíamos algo similar en Estados Unidos e incorporábamos los principios de las zonas azules a cada uno de los aspectos de la comunidad, desde restaurantes y negocios, hasta escuelas y hogares?

Sabía que yo no era el primero en intentar emprender una transformación a nivel comunitario para mejorar la salud de los estadounidenses. De hecho, se había pretendido hacer varias "intervenciones comunitarias sobre enfermedades no infecciosas", como les llamaba Kane. Una de las más extensas se emprendió hace varias décadas en la Escuela de Salud Pública en la que él trabajaba. Con el respaldo de un presupuesto multimillonario otorgado por los Institutos Nacionales de Salud, en 1980 un grupo de investigadores puso en marcha el Programa de Salud Cardiaca de Minnesota en seis ciudades cercanas a Minneapolis, tres de las cuales conformaban el grupo experimental y tres conformaban el grupo control. El objetivo era ver si un enfoque dirigido a la población que incluyera actividades en escuelas, lugares de trabajo y restaurantes podía reducir las enfermedades cardiovasculares. Sin embargo, después de intentarlo durante seis años, los resultados fueron decepcionantes. Aunque hubo mejorías en todos los grupos, los investigadores no encontraron diferencias significativas entre las ciudades en las que se habían implementado acciones y en aquellas en las que no se había hecho nada.

Otros dos estudios extensos emprendidos por los Institutos Nacionales de Salud, el Proyecto Stanford de cinco ciudades y el Programa de Salud Cardiaca de Pawtucket, terminaron más o menos igual. Como consecuencia, el gobierno dejó de financiar experimentos comunitarios a gran escala, según me contó Kane. "Hubo una gran ola de experimentos sociales en la generación pasada, pero no se han hecho muchos desde entonces." Yo sabía que tenía razón, pero no podía renunciar a la idea de que crear zonas azules en Estados Unidos era posible.

Estuviera o no convencido, Kane me presentó a John Finnegan, decano de la Escuela de Salud Pública de la universidad, quien me invitó a dirigir una reunión académica en el verano de 2008. Cuando llegué, me recibieron 15 expertos en salud pública y epidemiología que habían colaborado en pruebas comunitarias. Hablamos sobre lo que Puska logró en Finlandia y les hice una breve presentación con diapositivas que estructuraban mi visión acerca de cómo transformar una ciudad estadounidense en una zona azul podía ser igual de efectivo. Les dije que, en mi opinión, la clave para cambiar la salud de una comunidad estaba en dirigir los esfuerzos a su medio ambiente, más que al comportamiento individual. Después de eso, conversamos libremente durante un par de horas o más.

"¿Qué hay del tamaño?", les pregunté. Si íbamos a emprender una transformación comunitaria, ¿qué tan grande debía ser la ciudad?

Robert W. Jeffery, experto en salud, alimentación y obesidad comunitarias, sugirió que el tamaño perfecto sería una población de 15 000 a 20 000 habitantes.

Luego alguien más intervino: "Deberías elegir una población cercana a las Ciudades Gemelas para que tu equipo y tú puedan ir y venir sin gastar demasiado". Sugirió que eligiéramos lugares que estuvieran en un radio de 150 kilómetros.

Mientras tanto, Kane seguía haciéndose el escéptico. Preguntó cómo evaluaríamos el éxito y sugirió que midiéramos la tensión sanguínea y los niveles de colesterol de toda la comunidad antes y después. Eso nos daría mejor información científica, pero el costo de dichas pruebas agotaría todo nuestro presupuesto.

"¿Cómo harás que la gente se involucre? —preguntó alguien—. ¿Cómo harás que se apeguen al programa el tiempo suficiente?" Al final de la junta, me sentía como un cojín rodeado de alfileres.

"Bueno, hay buenas y malas noticias sobre lo que nos propones", me dijo Thomas Kottke después. Kottke era un experto en salud poblacional reconocido a nivel nacional. "La mala noticia es que no perteneces al sector científico y en realidad no tienes idea de lo que estás haciendo. Pero la buena noticia es que quizá por eso mismo tu proyecto puede tener éxito."

Lo que quería decir era que todos los intentos de las últimas décadas por cambiar los hábitos de las comunidades estadounidenses a largo plazo habían fracasado, incluyendo el Programa de Salud Cardiaca de Minnesota. Quizá era momento de intentar algo distinto.

Una ciudad en busca de identidad

Con sus calles flanqueadas por árboles, siete hermosos lagos y un pintoresco centro de la ciudad, Albert Lea parecía sacada de una postal. En un fin de semana de verano cualquiera, un puñado de ciclistas y corredores recorría la pista de ocho kilómetros que rodeaba los lagos, mientras las familias disfrutaban pasear en bote, pescar o hacer esquí acuático. Durante la primera semana de agosto, la Feria del Condado Freeborn atraía a más de 90 000 personas a la ciudad a anticuadas tiradas con tractores, exhibiciones de ganado, mercados de artesanías y un carnaval para los niños. "La ciudad es lo suficientemente grande como para que no conozcas a toda la gente a la que te encuentras en el supermercado —afirmaba Tim Engstrom, editor del *Albert Lea Tribune*—. Pero es lo suficientemente pequeña como para ir media hora a chismear con el editor del periódico en su oficina."

Sin embargo, las cosas eran muy distintas hacía apenas unas cuantas décadas. En ese entonces, Albert Lea era conocido como un pueblo de empacadores de carne. Desde comienzos del siglo xx el principal empleador del pueblo era la planta empacadora, donde se sacrificaban vacas, cerdos y ovejas, ahí se destazaban y se empacaban.

"Era un pueblo de obreros", dice Dennis Dieser, director ejecutivo de la YMCA de Albert Lea. Durante las décadas de los sesenta y setenta, la planta más grande empleaba a más de 1 600 personas. Generaciones de pobladores habían trabajado ahí. Los trabajos estaban bien remunerados, pero agotaban a la gente. "Todos los trabajadores tenían contratos sindicales —comenta Dieser—. Para bien o para mal, había una muy fuerte unión sindical en ese entonces." Si eras gerente, no querías relacionarte con los trabajadores, y viceversa.

Albert Lea se fundó como centro comercial para granjeros y agricultores, en el que se procesaban los cultivos y se comerciaban semillas. El pueblo recibe su nombre de Albert Miller Lea, topógrafo que estudió esta parte del estado en 1835 durante una expedición de infantería. Más tarde, mientras las fortunas del mercado cárnico crecían y se agotaban, la planta de empacado cambió de propietario varias veces y su fuerza de trabajo se fue haciendo más pequeña con el tiempo. Después, el 8 de julio de 2001, ocurrió un evento que cernió una extensa sombra sobre Albert Lea, la cual los habitantes seguían intentando disipar cuando llegamos. La planta se incendió.

"Respondieron 16 departamentos de bomberos de la región", reportó el periódico la mañana siguiente. Más de 700 personas se quedaron sin empleo de inmediato. El fuego también dejó un vacío en el espíritu y en la identidad de la población. El pueblo de Austin, a unos 35 kilómetros al este, seguía siendo el hogar de Hormel Foods. Owatonna, a 56 kilómetros al norte, tenía Federated Insurance. Rochester, a 100 kilómetros al noreste, tenía la Clínica Mayo. Pero Albert Lea había dejado de ser un pueblo empacador.

Para algunos residentes no eran tan malas noticias. El aire olía mejor, para empezar. Pequeñas y medianas industrias siguieron prosperando, como Lou-Rich, una fábrica local de productos de metal, y Mrs. Gerry's Kitchen, negocio que empezó 40 años atrás vendiendo ensalada de papa y de col y fue creciendo poco a poco hasta convertirse en una fábrica de 11 300 metros cuadrados a la orilla de la ciudad. Aun así, el cambio fue difícil para algunos, y la falta de identidad de la ciudad dificultaba que los migrantes provenientes de Myanmar o Sudán del Sur se integraran a la comunidad.

"Aunque Albert Lea seguía siendo una ciudad pequeña, la gente no necesariamente se conocía entre sí —comenta Graham, el ex urbanista de la ciudad—. Saludábamos a nuestros vecinos, pero no los conocíamos bien." Por eso alzó la voz en la primera junta sobre el proyecto de zonas azules. Sabía que Albert Lea necesitaba algo para elevar la moral de la población, antes de que fuera demasiado tarde.

"Temía que la ciudad se estuviera desmoronando."

Fase 1: renovación alimenticia

Al mismo tiempo que consultaba con los expertos de la Universidad de Minnesota también charlaba con Nancy Perry Graham (quien no tiene relación alguna con el Bob Graham de Albert Lea), editora de la revista de la AARP en Washington, D. C. Ella me contó que también estaba interesada en llevar a cabo una renovación comunitaria, así que sentó las bases para establecer una asociación entre la AARP y la United Health Foundation, una organización sin fines de lucro dedicada al mejoramiento y al cuidado de la salud, la cual nos ofreció 750 000 dólares como apoyo para el proyecto. Incorporé a Joel Spoonheim, ex urbanista que se había postulado como secretario estatal de Minnesota en 2006 para que nos ayudara a organizar el equipo. Nos reunimos con la finalidad de examinar nuestras opciones para lo que llamaríamos el Proyecto de Vitalidad aapr/Zonas Azules, y elegimos la ciudad de Albert Lea.

A principios de enero de 2009, poco después de haber anunciado la selección, nombramos a dos de los principales expertos nacionales en alimentación y nutrición como codirectores: Brian Wanskin, del Laboratorio de Alimentos y Marcas de la Universidad Cornell, quien durante casi dos décadas estudió la psicología de la alimentación, y Leslie Lytle, experto dietólogo de la Universidad de Minnesota. Queríamos darle a la población una renovación alimenticia inteligente.

Las calles de Albert Lea estaban flanqueadas por un bosque de restaurantes de comida rápida. Otros locales ofrecían hot cakes del tamaño de un plato, pizzas saturadas de carne y pollo frito cubierto de cremosa salsa de carne, puros alimentos que garantizaban el aumento de peso. Nuestras investigaciones habían demostrado que las comunidades con un fuerte liderazgo y con ciudadanos dedicados podían disminuir de manera proactiva sus índices de obesidad. Queríamos que la población de 18 500 habitantes de Albert Lea se asemejara a las ciudades más saludables de Estados Unidos, donde estas cifras no rebasan 17.6%, y no a las menos saludables, donde las cifras superaban 38.5% de población obesa. La investigación de Wansink había demostrado que pocas personas son conscientes de la verdadera razón por la cual comen lo que comen. "Todos, cada uno de nosotros, come cuanto come por culpa de lo que nos rodea —escribió en su libro *Mindless Eating: Why We Eat More Than We Think*—. Tendemos a comer en exceso no por hambre, sino por influencia de familiares y amigos, de empaques y etiquetas, de nombres y números, de platos y presentaciones, de formas y figuras, de distracciones y distancias, de alacenas y almacenes, de olores y colores."

Wansink argumenta que la ventaja de nuestro cerebro es que podemos impulsarnos a comer cosas saludables con la misma facilidad con la que los publicistas logran convencernos de que nos deleitemos con sus productos. "Cuando se trata de restaurantes o tiendas de comestibles, del lugar donde comen tus hijos o donde trabajas, hay muchas cosas pequeñas que podemos hacer para ayudar a la gente a alimentarse mucho mejor", afirma.

Para difundir el mensaje en Albert Lea, Wansink visitó varios lugares de comida y realizó una serie de seminarios para propietarios y administradores de restaurantes. Les mostró un conjunto de soluciones con las que todo el mundo salía ganando, pues reducían sus costos operativos y ayudaban a los clientes a estar más saludables. Su libro *Slim by Design* enumera más de 100 cosas rentables que los restaurantes pueden hacer para ayudar a la gente a comer menos. En Albert Lea nos enfocamos sólo en 14, de las cuales les pedimos a los restaurantes que eligieran tres. Los restaurantes podían ofrecer guarniciones saludables como verduras, frutas o ensaladas como entradas por *default*, y papas fritas sólo a solicitud del cliente. Podían promover porciones medianas de algunas de sus entradas más populares. También podían dejar una jarra de agua en la mesa para los clientes que acabaran de llegar. Podían servir pan antes de las comidas sólo a solicitud de los clientes, y también añadir fruta fresca como opción de postre.

Después de unos cuantos meses, alrededor de 30 negocios de comida se sumaron a nuestra campaña. Uno de ellos fue Iron Skillet, en el Trails Travel Center. "Comenzamos ofreciendo fruta o ensalada como guarnición, en lugar de papas a la francesa", comenta Cathy Purdie, directora de mercadotecnia y desarrollo estratégico de Iron Skillet. Una vez que su compañía sacó las cuentas, descubrieron que las órdenes de papas a la francesa habían disminuido, mientras que las ventas de ensaladas, frutas y verduras habían aumentado y remplazado a las papas. El restaurante también intentó ofrecer porciones más pequeñas de sus opciones más populares, como el omelet de tres huevos. "¿No tienes tanta hambre? —preguntaba el nuevo menú—. Disfruta entonces el omelet de dos huevos." Al parecer, a los clientes les agradó el cambio.

UNA TIENDA DE COMESTIBLES NUEVA Y MEJORADA

Cuando el proyecto de las zonas azules llegó a la comunidad, Amy Pleiming supo que debía involucrarse. Como nutrióloga comunitaria en Hy-Vee, una tienda de comestibles local, tenía conocimiento de primera mano sobre los hábitos alimenticios de la población. "Parecía que, con la mayoría de la gente, había una gran desconexión en lo que tenía que ver con nutrición —comentó—. Sabían qué debían hacer, ¡pero no lo hacían! Algunos iban por la vida con 40 kilos de sobrepeso sin hacer un minuto de ejercicio."

En colaboración con Leslie Lytle, de la Universidad de Minnesota, Pleiming comenzó a idear formas de lograr hacer más accesibles los alimentos saludables en Hy-Vee. La administradora de la tienda estuvo de acuerdo y le dio luz verde. Pleiming empezó a identificar "alimentos para la longevidad" —productos como leguminosas, semillas de girasol y té verde— y a ponerles etiquetas que resaltaban de las estanterías. "Los llamamos estanterías parlantes", comentó Pleiming. Luego implementó clases de cocina una vez al mes para enseñar a los residentes a incluir más pescado, frutas y verduras en su dieta. Cuando los clientes entraban a Hy-Vee, ella se aseguraba de que les ofrecieran listas de compras de alimentos saludables, organizados según su ubicación en la tienda.

Resultó ser una buena decisión de negocios. Las ventas mensuales de unos 30 artículos etiquetados como alimentos para la longevidad tuvieron un aumento promedio de 46% en comparación con el año anterior. Los clientes podían elegir una fila de pago diseñada especialmente para el proyecto de las zonas azules, la cual tenía estantes que ofrecían sólo alimentos saludables, como frutos secos, camote frito, *hummus*, compota de manzana, rebanadas de durazno y frutas secas, en lugar de goma de mascar, dulces y revistas de chismes. Estos productos también incrementaron sus ventas.

"Además, recibimos muchos comentarios positivos", concluyó Pleiming. Buenas ventas, buena salud y buen espíritu comunitario.

"Es algo agradable —dice Purdie—. Te hace preguntarte si lo único que hace falta es presentar las opciones al público y facilitar sus decisiones."

Mientras Wansink capacitaba a los restauranteros, Lytle, nuestro otro codirector, se reunía con administradores de escuelas para promover opciones alimenticias más saludables. Décadas de investigaciones realizadas por el programa CATCH de salud infantil han demostrado que la actividad física, la educación nutricional y las elecciones alimenticias saludables podrían prevenir la obesidad infantil.

Una de las cosas más importantes que pueden hacer las escuelas para mejorar la salud de sus estudiantes, según les explicó Lytle, es asegurarse de que los chicos no consuman alimentos ni bebidas en los pasillos. También deben prohibirse en los salones, y los alimentos no deben usarse como incentivos ni como premios. Eso también aplica para la recaudación de fondos: vender caramelos o dulces para reunir dinero es una forma de enviar el mensaje erróneo.

Después nos enteramos de que, siguiendo los consejos de Lytle, tres de las escuelas primarias de la ciudad remplazaron las ventas de dulces para reunir fondos por "maratones de caminata", en las que los niños recibían donaciones por participar. Una escuela recaudó 20 000 dólares, los cuales conservó en su totalidad.

La gran patada inicial

Durante la renovación alimenticia, el equipo iba implementando el resto de nuestra estrategia: cabildear modificaciones de las políticas públicas y buscar formas de convencer a la gente de moverse diariamente, socializar más, conectarse más con otros y reconectarse con su lado espiritual. Spoonheim se reunía con regularidad con los comités de voluntarios, quienes hacían la mayor parte del trabajo de campo.

Había un comité de escuelas, otro de restaurantes y tiendas de comestibles, un tercero de negocios y lugares de trabajo, y un cuarto de políticas gubernamentales.

"Sabíamos desde el principio que no íbamos a cambiar la comunidad desde afuera —comenta Spoonheim—. La comunidad iba a tener que cambiarse a sí misma." Por ello, además del activismo de los comités, nos dimos a la tarea de reclutar "embajadores" —como lo hizo Puska en Karelia del Norte—, que eran residentes con pasión por su ciudad y por lo que estábamos intentando lograr. Nuestra meta era reunir 50 embajadores, pero en la primera junta de orientación llegaron casi 100. Con el tiempo, tuvimos que poner un freno al llegar a 150.

En ese punto, buena parte de nuestra energía se destinaba a planear el gran evento inicial en mayo de 2009. Hasta entonces, nuestro equipo había estado trabajando casi siempre tras bambalinas. Sin embargo, la patada inicial consistiría en presentar el concepto de las zonas azules a la comunidad en general. Esperábamos que al menos llegaran 500 personas, pero el auditorio estaba a reventar con 1 300 asistentes. "Creo que nunca he visto una reunión tan grande como la de las zonas azules desde la preparatoria", dijo Engstrom, el editor del periódico.

Nuestros conferencistas fueron un gran triunfo. Wansink habló sobre el éxito de las renovaciones alimenticias. Dan Burden, experto en movilidad urbana para peatones y ciclistas, habló sobre la posibilidad de ampliar la movilidad en Albert Lea. (Sobre el trabajo de Burden, véase el capítulo 9.) Nancy Graham de la AARP estaba ahí, así como también el autor y ejecutivo Richard Leider y su colega, Barbara Hoese, quienes estaban planeando organizar una serie de "talleres con propósito" (véase el capítulo 8) en Albert Lea.

Después de escuchar las conferencias motivacionales, llegó mi turno de subir al escenario. Mi trabajo era presentar mi promesa personal. "Ya vieron de qué se tratan las zonas azules —les dije—. Les hemos contado cómo funcionan. Ahora les pediré que hagan una promesa." Les comenté que había un formato en su paquete de inicio para inscribirse al proyecto sin costo alguno. Lo único que debían hacer era prometer que intentarían poner en práctica al menos cuatro de las 14 actividades enumeradas para mejorar su salud y su felicidad. Entre nuestras sugerencias estaban: llevar nuestra lista a la tienda para comprar alimentos a base de plantas; empezar a usar tazones y platos más pequeños en casa; apagar el televisor durante la comida; hacer nuestro propio jardín; realizar trabajo de voluntariado. No se los dije esa tarde, pero cada una de nuestras ideas está fundamentada en investigaciones basadas en evidencias. Sabíamos que si la gente incorporaba estos simples detalles empezaría a hacerse hábitos saludables a largo plazo.

"Vamos a tomar un breve receso —les dije—. Si creen que el proyecto es adecuado para ustedes, vuelvan al auditorio. Si no, pueden retirarse. Nadie los juzgará."

Casi toda la gente volvió. Les pedí que se pusieran de pie y miraran a sus vecinos. "Vamos. Salúdense. Hagan contacto visual", les dije. Había aprendido de las investigaciones que este tipo de conexión establece una forma de compromiso. "Ahora son parte del proyecto y parte de la solución."

Hubo un fuerte aplauso. Cuando el público se sentó, les mostré las listas de acciones basadas en evidencias que les ayudarían a reacomodar sus cocinas, habitaciones, patios y hasta vida social de formas semipermanentes que favorecen la buena salud (véase el capítulo 12). También les hablé sobre la brújula de la vitalidad, una herramienta virtual que usamos para evaluar su salud y su longevidad, la cual les pediría que contestaran 36 preguntas sobre sus hábitos y estilo de vida. Desarrollamos esa estrategia en colaboración con investigadores de la Universidad de Minnesota, quienes basaron cada una de sus preguntas en los hallazgos científicos más recientes y formularon los algoritmos que calculan la esperanza de vida de las personas.

Finalmente, mientras el público salía del auditorio y del gimnasio, invitamos a todos a pasar a nuestros pabellones para que se inscribieran a una serie de actividades, desde jardines comunitarios hasta clases de cocina, y algo que nos gusta llamar "caminatas de *moais*".

Fase dos: círculo de amistades

Observé los efectos permanentes del *moai* al visitar a Gozei Shinzato y a otras personas en Okinawa. Ahí, el *moai* es un grupo de amistades de toda la vida que se ayudan entre sí en las buenas y en las malas. Históricamente, los *moais* comenzaron como un mecanismo para que los habitantes de las comunidades pequeñas se apoyaran entre sí en cuestiones financieras, pero su significado ha evolucionado. Los centenarios que conocí ahí habían construido redes sociales increíbles gracias a esa tradición. Siempre recordaré la tarde que pasé con cinco mujeres que se habían reunido casi diariamente para tomar el té, chismear y compartir consejos desde que eran niñas. "Es mucho más fácil ir por la vida cuando sabes que tienes una red de apoyo", comentó una de ellas.

Pero ¿podría funcionar el concepto de *moai* en Estados Unidos? Poco después del evento inaugural, lanzamos convocatorias en cuatro escuelas para invitar a los residentes a crear sus propias caminatas de *moais*, las cuales serían caminatas en pequeños grupos que se reunirían de manera regular. La AARP ya tenía un programa popular de caminatas, pero estos *moais* no se trataban sólo de caminar. Su propósito era forjar relaciones duraderas. Intentamos juntar a personas con intereses similares y las impulsamos a caminar, a charlar, a apoyarse entre sí y a hacer juntas cosas como voluntariado.

Esta parte del plan de las zonas azules también se basaba en investigaciones fundamentadas en evidencias. James Prochaska, profesor de psicología de la Universidad de Rhode

Island, había demostrado que, cuando se trata de cambiar los comportamientos relativos a la salud, la gente pasa por distintas fases de preparación. Algunas personas no están dispuestas a renunciar a la televisión, otras correrán maratones sin necesidad de que las impulsen y todas las demás están en algún punto intermedio. Para nuestros *moais*, asumimos que la gente que se inscribía al programa estaba lista para realizar un cambio en sus hábitos.

Gracias al trabajo de Nicholas A. Christakis y James M. Fowler también sabíamos que los comportamientos saludables son contagiosos. Si te juntas con personas con sobrepeso, es más probable que tú también tengas sobrepeso. Si te relacionas con fumadores, es más probable que sigas fumando. Pero también funciona a la inversa. Así que queríamos ayudar a la gente de Albert Lea a reparar sus redes sociales, a interactuar más con gente como ellos que quería ser sana y feliz.

Al poco tiempo, más de 800 individuos empezaron a participar en pequeñas caminatas de *moais*. No sólo estaban haciendo cientos de amistades nuevas —con personas con las que de otro modo no habrían coincidido—, sino que también estaban contribuyendo al bienestar general de la comunidad de Albert Lea al generar más de 2 200 horas de servicio comunitario. A medida que los *moais* se fueron haciendo parte del tejido social de Albert Lea, inspiraron la creación de reuniones en las que todos aportaban comida. Caminar, contribuir, partir el pan: todo ocurría de modo orgánico como parte del cambio comunitario.

Más o menos al mismo tiempo lanzamos otra iniciativa de implicación social, el programa de "autobús escolar a pie", para impulsar a jóvenes y viejos a caminar y a socializar más. La idea detrás del "autobús escolar a pie" era que un grupo de niños caminaran juntos a la escuela, acompañados de padres, abuelos, profesores u otros adultos. En Albert Lea, padres y maestros formaron autobuses escolares a pie en distintas primarias, con el objetivo de que 30% de los niños de la ciudad caminaran diariamente a su escuela.

EL PODER DE LA ELECCIÓN

"El proyecto de las zonas azules se me hizo lógico. Me llegó al corazón —afirma Chris Chalmers, director de educación comunitaria de Albert Lea—. Pensemos, por ejemplo, en la comida. En mi casa ya se llevaba una dieta saludable. Pero ahora, siempre que podemos, comemos alimentos orgánicos, de producción local, crudos y frescos. Ya no consumimos refrescos. Y, bueno, a veces comemos pizza congelada, pero es la excepción y no la regla."

Chalmers, uno de los organizadores comunitarios originales del proyecto de las zonas azules en Albert Lea, afirma que lo que más le impresionó fue la flexibilidad de la iniciativa. "No te decían que *tienes que dejar la carne*, ni que tienes que hacer esto o aquello. Era un menú que le daba opciones a la gente, dependiendo de qué quería mejorar cada quien —comenta—. Por eso creo que el proyecto puede tener éxito en todo Estados Unidos. Cada comunidad puede ser un poco distinta. Puede tener éxito tanto en una comunidad de empacadores de carne, como Albert Lea, como en una comunidad de vegetarianos."

Chalmers y su esposa, Jennifer, tienen tres hijos en edad escolar. "El proyecto de las zonas azules cambió la mentalidad de mi familia —dice—. Mis hijos jamás habían ido a la escuela a pie. Nunca habíamos ido a la iglesia en bicicleta. La iglesia está a tres kilómetros y la escuela a dos. Pero las zonas azules fueron una especie de inspiración. Empezamos a ir a la iglesia en bici. Los niños comenzaron a ir a la escuela caminando, y no siempre con el autobús escolar a pie, sino con uno o dos amigos."

"El punto es que no tenemos que vivir en Okinawa o Grecia para estar sanos —concluye—. Podemos tomar estos conceptos e implementarlos en nuestra comunidad. Quiero que éste sea un gran lugar para que mis hijos crezcan y para que nuestra familia y nuestros amigos convivan."

En la escuela primaria Lakeview, por ejemplo, se organizaron dos distintos autobuses escolares, a los cuales llamaron Locomotora Lakeview y Park Avenue Express. "Era una cosa impresionante ver una fila de casi 40 niños caminando en un miércoles lluvioso con sus padres y maestros —reportó el *Albert Lea Tribune* el 14 de mayo de 2009—. Algunos traen impermeables y otros paraguas. Pasan por Hatch Bridge, rodean Fountain Lake, atraviesan Monkey Island y finalmente llegan a su escuela."

Además de mejorar la salud de los más jóvenes de Albert Lea, el programa del autobús escolar a pie también generó oportunidades para los más viejos. Como los padres y los maestros a veces estaban muy ocupados, incorporamos a la población de la tercera edad para que fungiera como chaperona de los alumnos que caminaban hacia su escuela. Todo mundo se ejercitaba más, y para la gente de mayor edad esto se convirtió en un nuevo propósito. Como lo demuestran las investigaciones de Linda P. Fried, decana de salud pública de Columbia, los ciudadanos de la tercera edad que realizan trabajo voluntario no sólo le hacen bien a su comunidad, sino también mejoran su propia salud mental y física. "Devolverle algo a la comunidad puede retrasar el envejecimiento y mejorar la calidad de vida de los adultos mayores", afirma Fried.

Éste es otro ejemplo de cómo todo mundo salía ganando con estas pequeñas acciones.

Y... ¡corte!

"Buenos días. Nos encontramos en Albert Lea", comenzó a decir Kate Snow frente a la cámara de televisión en una fría mañana de octubre. La copresentadora de fines de semana de *Good Morning America* estaba de pie en el kiosco de Fountain Lake, rodeada por un grupo alegre de espectadores, incluyendo algunos de los voluntarios más activos de nuestro proyecto, y a mí. Era la segunda vez en tres meses que ese programa de televisión transmitía en vivo desde Albert Lea, lo cual había inspirado a la población. En julio, Sam Champion había dado el reporte del clima nacional desde el Centro Educativo Brookside, donde unos 500 residentes, la mayoría con camisetas azul claro, se habían reunido con él al amanecer. La gente del lugar estaba entendiendo el mensaje de que su experimento de transformación saludable era importante para todo el país.

Los 10 meses del proyecto en Albert Lea estaban por llegar a su fin, pero los miembros de la comunidad continuarían con muchas de las iniciativas que habíamos lanzado en ese tiempo.

"Les fue mucho mejor de lo que esperábamos", me dijo Snow mientras la cámara transmitía nuestra imagen a toda la nación. Unas 800 personas habían usado la brújula de la vitalidad antes y después del proyecto, lo cual nos daba la oportunidad de estimar los cambios en la esperanza de vida general. "Esperaban añadir dos años a la vida de las personas, y añadieron…"

"Tres punto un años", añadí.

No sólo eso, sino que los participantes también afirmaron haber perdido 1.25 kilogramos en promedio. Nos dijeron que estaban comiendo más verduras y mariscos y que no se sentían deprimidos con tanta frecuencia. La ciudad también había tenido avances en materia de políticas para fumadores: antes del proyecto, sólo 4% de los empleados de Albert Lea trabajaban en zonas libres de humo de tabaco; la cifra había aumentado a 24%, y a comienzos de 2014 llegaría a 40%. El ausentismo había disminuido 20% en algunas empresas y los funcionarios reportaban una disminución considerable de gastos en materia de salud de los empleados de la ciudad. Se estaba planeando la construcción de carriles para bicicletas en las calles y alrededor de los lagos.

"Ha sido un movimiento de gran magnitud —afirmó Randy Kahr, director ejecutivo de la cámara de comercio de

Albert Lea—. Ha reconectado a la comunidad de una forma que ninguno de nosotros creía posible."

Éstos eran indicadores vagos, en general. Me habría gustado tomar la tensión arterial a toda la población y medir sus niveles de colesterol, como lo había recomendado Kane. Me habría gustado que una empresa como Gallup empleara sus herramientas de medición avanzadas, como lo hemos hecho en otras comunidades después de Albert Lea. Aun así, las cifras eran notables —mucho mejor de lo que esperábamos— y todas señalaban en la dirección correcta. Era como si un niño que se esforzaba mucho y temía sacar seis, terminaba sacando diez.

"Ha sido sorprendente. Todos los cambios han surgido de la propia comunidad de forma orgánica y real —afirmó Lytle—. Este proyecto me demostró que, como investigadores, podemos ser parte del cambio, en lugar de sólo marcar la pauta."

Lo más sorprendente es que nada de lo que hicimos en Albert Lea fue enorme. Nada implicó toneladas de esfuerzo. Fue la suma de los pequeños cambios lo que cambió la dirección de la brújula de manera tan sustancial.

En el evento de clausura en la preparatoria le pedí a la gente que se pusiera de pie si se sentía más saludable, y muchos lo hicieron. Les pregunté si habían hecho cambios en sus hogares. Les pregunté si habían estado comiendo cosas más sanas. Muchos se pusieron de pie. Luego les pedí que se levantaran si habían hecho un nuevo amigo. Como 95% del auditorio se levantó, lo cual me puso la piel chinita. ¿Sabes por qué? Porque cuando se trata de longevidad, no hay garantías. Pero los amigos sí son duraderos.

Medidas de éxito en Albert Lea

La noche previa a la transmisión televisiva con Kate Snow desde el kiosco de Fountain Lake en Albert Lea, anunciamos al público los resultados de nuestros esfuerzos. Estábamos muy contentos.

- Unas 4 000 personas —casi una cuarta parte de la población adulta de Albert Lea— hicieron la promesa de las zonas azules, contestaron las preguntas de la brújula de la vitalidad o participaron en alguna de nuestras actividades.
- Más de la mitad de todos los empleadores de la ciudad estaba tomando acciones para hacer que sus lugares de trabajo fueran ambientes más saludables, lo cual tuvo repercusiones en más de 4 300 empleados.
- Unos 1 400 niños —el equivalente a 100% de los niños de tercero a octavo grado— habían sido influidos al menos por uno de nuestros programas escolares de zonas azules.
- Al menos 800 personas se habían unido a 70 caminatas de *moais*, logrando caminar en conjunto un promedio de 60 000 kilómetros.
- Más de dos terceras partes de los 34 restaurantes locales de Albert Lea estaban llevando a cabo cambios para ayudar a los comensales a comer más sano.
- Los jardines comunitarios aumentaron de 70 a 116.
- Más de 80 niños de cinco distintas escuelas iban a la escuela y regresaban a casa a pie.

CAPÍTULO 8

Prosperar en las ciudades costeras

Lanzar un proyecto de las zonas azules en el área de Los Ángeles representó para nosotros un gran reto, empezando por la dificultad que planteaba la geografía. La región de la Bahía Sur es una mezcolanza de industrias y playas. Justo al sur de las pistas del aeropuerto, después de los gigantescos tanques de almacenaje de la refinería El Segundo, están algunas de las propiedades costeras más atractivas y codiciadas de la nación. El resultado: un hervidero de estrés en una olla de presión.

Tres ciudades de la región nos invitaron a unirnos a un experimento comunitario para mejorar la salud. Estas tres ciudades costeras —Manhattan Beach, Hermosa Beach y Redondo Beach—, las cuales colindan con el Pacífico de un lado y con las carreteras del otro, tenían mucho en común. Las tres habían sido alguna vez hogar de cabañas sencillas y tiendas de *surf*, pero ahora estaban llenas de lujosas mansiones y oficinas de bienes raíces. Manhattan Beach, la más cercana al centro de Los Ángeles, era la más costosa. A mediados de 2014 el precio de lista promedio de una casa estaba apenas por debajo de los tres millones de dólares.

"Los bienes raíces son una religión aquí —comenta Mark McDermott, editor del *Easy Reader*, publicación que cubre la región de la Bahía Sur—. Aun si la gente no se dedica al negocio de bienes raíces, sigue los precios de lista por deporte."

McDermott, rubio y afable barbón originario de Iowa, cubre todos los aspectos de la vida en las Beach Cities, como se les conoce a estas tres ciudades. Esa mañana iba pedaleando sobre una vieja bicicleta de playa en dirección opuesta por una vía de un solo sentido en Manhattan Beach. Mientras rodaba cuesta abajo, me compartió su perspectiva de las tres ciudades vistas desde adentro.

McDermott señala que, aunque son muy parecidas, estas ciudades también tienen muchas diferencias entre sí. "Cada una tiene un muelle, y el muelle refleja la personalidad de cada comunidad", dice. El de Manhattan Beach, por ejemplo, poseía un pintoresco kiosco en el que la gente podía relajarse y tomar un café con leche. Según McDermott, el lugar era ideal para los 36 000 perfeccionistas que vivían ahí.

Hermosa Beach, por su parte, era la ciudad de la fiesta. Justo al sur de Manhattan Beach, tenía un muelle minimalista que culminaba en una plaza llena de tiendas de regalos y bares de playa. "Solía ser un lugar bohemio", dice McDermott, por sus bares de jazz y sus cafeterías de onda. Con apenas 20 000 residentes, era la más pequeña de las tres ciudades y hospedaba sobre todo a gente joven: meseros, estilistas y actores en ciernes.

Finalmente, Redondo Beach era la más grande de las tres con sus 68 000 habitantes. También era la más diversa, pues tenía grandes poblaciones latinas y asiáticas. Su muelle, conocido como lugar de reunión de las pandillas durante los años ochenta, fue destruido por un incendio en 1988 y reconstruido en 1995 como atracción turística con tiendas y restaurantes.

Lo que unía a las tres ciudades era, evidentemente, el océano. Una mañana cualquiera, a la orilla del mar, la gente salía al malecón —la vereda de concreto que corría paralela a la playa—, desde corredores y patinadores, hasta ciclistas y paseadores de perros. En un lugar así, caracterizado por el sol y el aire fresco, uno pensaría que los líderes de la comunidad no necesitarían impulsar a la gente a ser activa y a comer bien. Sin embargo, las apariencias engañan, señala McDermott.

Por cada persona en la playa había docenas más atoradas en el tráfico de la carretera de la costa del Pacífico o de la autopista a San Diego. Para las familias de clase obrera que luchan por llegar a fin de mes, la playa bien podría no existir. Incluso para los profesionistas adinerados que tienen horarios de trabajo prolongados, pasear por la playa no es una prioridad. "Los que ves corriendo o en bicicleta sólo son la población más visible —dice McDermott—. Hay muchos más sentados en casa viendo la tele y comiendo un montón de porquerías."

En otras palabras, a pesar de su ubicación envidiable, las tres ciudades junto a la playa no eran inmunes a las mismas presiones y malos hábitos que afligían al resto de la nación.

Un nuevo desafío

Después de nuestro éxito en Albert Lea, Minnesota, el equipo del proyecto de las zonas azules hizo llegar paquetes de información a los alcaldes de unas 300 comunidades en todo Estados Unidos para invitarlos a enviar su solicitud para participar en la siguiente fase del proyecto. La pregunta era: ¿querían participar? La respuesta de 55 ciudades fue un sí contundente.

Nada de esto habría sido posible de no haber sido por Ben Leedle, Jr., CEO de Healthways, una empresa dedicada al negocio del cuidado de la salud. Después de haber oído la historia de Albert Lea y leído mi primer libro sobre las zonas azules, se acercó a nosotros con una idea audaz. ¿Por qué no intentar el experimento una vez más, pero en una comunidad más grande, para demostrar que no fue cosa de suerte? Si funcionaba, las posibilidades se volvían inmensas. De hecho,

Leedle sugirió que podría convertirse en la próxima revolución en el cuidado de la salud para la siguiente generación.

Lo que Leedle había aprendido en su trabajo en Healthways era que se estaba gestando una transformación en el sistema de salud de la nación. El modelo de "cargo por servicio", en el que los médicos y los hospitales recibían compensación por todo lo que hacían para combatir enfermedades, estaba siendo remplazado rápidamente por el modelo de "cuidado responsable", en el que los proveedores de salud eran compensados por mantener sana a una población de pacientes. En lugar de recibir pago por cada estudio y procedimiento que ordenaran, los médicos y los hospitales estaban siendo recompensados cada vez más por producir buenos resultados.

Para que este nuevo enfoque funcionara en términos financieros se tenía que hacer todo el esfuerzo posible para reducir el número de pacientes que enfermaban. Ahí fue donde entró Albert Lea. Habíamos demostrado que, con la combinación adecuada de políticas y programas públicos, podíamos ayudar a mejorar la salud de una comunidad entera. Hasta donde sabíamos, el equipo de las zonas azules era el único que lo había logrado hasta entonces. Leedle se hallaba tan impresionado por nuestro éxito que nos hizo una oferta: si estábamos dispuestos a pasar los siguientes años poniendo en práctica lo que habíamos aprendido de esos resultados para transformar a una o más comunidades de manera que se pudiera medir el éxito y confirmarlo científicamente, Healthways nos financiaría. Era una oferta que no podíamos rechazar.

Para finales del verano de 2010 habíamos reducido las 55 ciudades candidatas a un puñado. Sabíamos que tendríamos más probabilidades de tener éxito si elegíamos ciudades ansiosas por cambiar, así que visitamos a cada una de las finalistas varias veces y conversamos con líderes cívicos de todos los niveles. Al final, las Beach Cities destacaron como la opción ideal, no sólo porque su población era activa y bien educada, sino también porque en la comunidad había una organización llamada Beach Cities Health District (BCHD) que proveía servicios de salud y cuyas metas parecían estar en perfecta sincronía con las nuestras.

El BCHD tiene una historia única. Fue creado en 1955 con la finalidad original de construir y operar un hospital para los residentes de la bahía sur, en una época en que las instalaciones médicas eran escasas en esa parte del contado de Los Ángeles. Su propósito cambió en 1998, cuando la competencia obligó al hospital a cerrar. La buena noticia para los habitantes fue que el BCHD tenía un presupuesto considerable proveniente de inversiones, el cual ahora podía redirigir hacia su nueva misión: mantener a la población de South Bay *fuera* del hospital. En lugar de tratar enfermedades, el BCHD se dedicó a mantener a la gente sana.

En septiembre de ese año anunciamos oficialmente que habíamos elegido a las Beach Cities. El consejo directivo del BCHD sería nuestro patrocinador y contribuiría con 1.8 millones de dólares en el transcurso de tres años, mientras que Healthways acordó aportar 3.5 millones. Era hora de arremangarnos la camisa y ponernos a trabajar. El primer paso era establecer un punto de referencia sanitario para medir a partir de ahí nuestro progreso. Pedimos a nuestros colegas de Gallup que realizaran una serie de encuestas con una herramienta que desarrollaron en colaboración con Healthways, llamada *índice de bienestar*. Desde su lanzamiento en 2008, Gallup lo ha usado para medir la salud y la felicidad de más de dos millones de adultos estadounidenses. En ese entonces, California estaba en el lugar 18. A través de llamadas telefónicas a 1 200 habitantes de las Beach Cities elegidos al azar cada año, desde 2010 hasta 2013, el índice medía seis categorías:

- Evaluación de vida.
- Salud emocional.

- Salud física.
- Comportamientos saludables.
- Ambiente laboral.
- Acceso básico (a la salud, al dinero para artículos de primera necesidad, etcétera).

El promedio de las seis daba como resultado la calificación de bienestar general.

Cuando llegaron las cifras de las encuestas realizadas a la población de las Beach Cities, encontramos en ellas unas cuantas sorpresas. Aunque los residentes de esa área se comparaban de manera favorable con los promedios californianos y del resto de Estados Unidos, había posibilidad de mejorar en algunos aspectos clave, como peso corporal y salud emocional. Sesenta por ciento de los residentes de estas ciudades afirmaban tener sobrepeso, porcentaje que no es mucho mejor que el promedio nacional de 66%. Lo más alarmante fue que, al preguntarles si sentían estrés, enojo o preocupaciones, la mitad de los encuestados contestó que sí. De hecho, de las 188 comunidades que estudió Gallup, las Beach Cities estaban en los últimos lugares en la categoría de enojo y preocupación. Las cifras eran tan terribles que sugerían que los residentes de esas ciudades costeras estaban más enojados que la gente de Detroit y tan angustiados como los habitantes de Nueva Orleans después del huracán *Katrina*.

"No me sorprendió que nuestra cantidad de estrés estuviera por encima de lo normal —afirmó Lisa Santora, directora médica general del BCDH—. ¿Pero que estuviéramos entre los más estresados del país? Eso sí no lo hubiera esperado jamás."

Para otros miembros de la población, la etiqueta de "estresados" no fue ninguna novedad. "Vivimos en este hermoso lugar, pero siempre estamos al límite", comentó Jeff Duclos, ex alcalde de Hermosa Beach. Él culpaba sobre todo al tráfico vehicular. "Estamos atrapados en medio de esta enorme metrópoli que es Los Ángeles, la cual es completamente disfuncional en términos de movilidad humana." Durante casi dos décadas, Duclos había viajado de 50 a 65 kilómetros entre las ciudades costeras y lugares como el oeste de Los Ángeles, donde trabajaba en la industria del entretenimiento. Pelear todas las mañanas y las tardes con el tráfico le resultaba "muy debilitante". Llegaba al trabajo enojado, y a casa, exhausto.

Hasta que un día se hartó, según nos dijo. Decidió dirigir su negocio de consultoría desde su casa en Hermosa Beach y dar clases en la UCLA y en la Universidad Estatal de California en Northridge. Ahora, en lugar de batallar diariamente en las autopistas, tiene un perro al que saca a dar largas caminatas. "Cambió mi vida radicalmente y de forma muy positiva", nos contó. Las cifras de las encuestas realizadas por Gallup eran una llamada de atención. "En realidad los habitantes de las ciudades costeras no éramos quienes creíamos ser. El proyecto de las zonas azules nos daría la oportunidad de convertirnos en la comunidad que deseábamos ser."

Comida, bicicletas y propósito

Con la intención de repetir el éxito que tuvimos en Albert Lea, acudimos a nuestro grupo de expertos para energizar a los habitantes de la localidad. Comenzamos de nuevo por la comida, para lo cual llamamos de nuevo a Brian Wansink, del Food and Brand Lab de Cornell y codirector del proyecto de las zonas azules, quien se reunió una vez más con restauranteros y administradores.

Uno de esos restauranteros era Alex Jordan, de Eat at Joe's, un merendero popular ubicado en Redondo Beach. Eat at Joe's, conocido por sus grandes porciones, era hogar del desayuno especial "John Wayne", el cual consistía de dos huevos, salchichas y queso, cubiertos de salsa española sobre una cama de papas fritas. Después de oír las sugerencias de Wansink sobre cómo ganar más dinero con opciones más saludables, Jordan decidió ofrecer medias porciones de varios de sus platillos, así como guarniciones de frutas y ensaladas en lugar de papas. "Ya teníamos una sección más saludable en el menú, pero ahora la expandimos e intentamos hacerla más llamativa", le contó Jordan al *Easy Reader*. "Procuramos facilitar la toma de decisiones saludables, como pavo molido en lugar de res molida, o claras de huevo en lugar de huevos enteros. A la gente parece agradarle y ha sido muy redituable, así que todos salimos ganando."

Para hablar de la disposición física de las Beach Cities, también le pedimos a Dan Burden que llevara a los residentes a dar caminatas para mostrarles cómo hacer sus calles más transitables a pie y en bici (en el capítulo 9 encontrarás más información sobre el trabajo de Burden). Finalmente, llevamos a Richard Leider a impartir "talleres de propósito", donde los habitantes de la zona podían aprovechar sus dones y sus aspiraciones para aumentar su nivel de satisfacción con la vida.

Tomando en cuenta la magnitud del problema de estrés en las tres ciudades, Leider era justo lo que necesitaban. Durante mis visitas a las zonas azules del mundo descubrí que es esencial poseer sentido del propósito para tener una vida larga y saludable. En Okinawa le llaman *ikigai*, y en Costa Rica se le conoce como "plan de vida". Muchos de los centenarios que conocí en las zonas azules estaban conscientes de la importancia de su propia "razón para vivir". Y en Estados Unidos nadie entendía mejor ese propósito que Richard Leider. De hecho, con frecuencia me he referido a él como el Papa del Propósito. Su mensaje: aclara tu propósito y disminuye tu estrés.

REPENSAR EL MENÚ

Cuando Richard Crespin oyó hablar del proyecto de las zonas azules, pensó que representaría un problema. Como chef de Baleen Kitchen, restaurante del Portofino Hotel & Marina, en Redondo Beach, no tomaba a bien las sugerencias sobre qué poner en su menú. Sabía que lo último que la mayoría de los clientes elige en el menú es aquello catalogado como "saludable". Sin embargo, la orden había venido directamente del gerente general del Portofino, quien quería que el hotel se integrara al proyecto de las zonas azules.

Crespin sugirió agregar al menú un plato simple de verduras crudas: zanahorias rebanadas, calabacín, pimiento verde. A nadie le emocionó la idea.

"Entonces pensé que si iba a participar en esto tendría que idear algo que de verdad sobresaliera —afirmó Crespin—. Así que volví a las raíces." Recordó la forma en que su abuela solía cocinar las verduras cuando él era niño, en San Sebastián, España. Todo lo que usaba era fresco. Todo era de temporada. En muchos sentidos, pensó Crespin, los métodos tradicionales también eran los más saludables. "Empecé a preparar champiñones y coles de Bruselas para ver si podían funcionar como una entrada por sí solos. Quizá haría un napoléon con los hongos, pues la sensación de comerlos te engaña y te hace pensar que estás comiendo una proteína abundante. O betabel, o zanahoria, o coliflor. Cuando horneas una coliflor, adquiere muchos matices distintos."

El desafío de las zonas azules también lo impulsó a reconsiderar el resto del menú. "¿Cómo puedo hacer que el pollo quede crujiente sin tanto colesterol ni grasas?", se preguntaba. La solución: dorar el pollo en una sartén sin aceite ni mantequilla, y luego terminar de cocinarlo en el horno. "¿Y si usaba un puré de verduras para espesar una salsa en lugar de ponerle mantequilla o crema?" Si la comunidad pedía a gritos opciones más saludables, él encontraría la forma de dárselas. Y la mejor manera de hacerlo sería siendo discreto al respecto.

"No iba a tomar el micrófono y decir: 'Ésta es la mejor manera de comer' —dijo—. Sólo les decía: 'Prueba esto'. Y a la gente le gustaba. ¡Genial! Así que les decía que lo probaran de nuevo."

Sólo quedaba lugar de pie el día de su primer taller en el Centro de Artes Escénicas de Redondo Beach, el cual tenía capacidad para 1 500 personas. "El propósito es fundamental para la salud, la sanación, la longevidad y la felicidad —le dijo Leider al público—. Pero por lo regular puede ser difícil aprehenderlo. Yo les daré herramientas y prácticas específicas para lograrlo."

Leider presentó a los asistentes un ejercicio de 15 minutos al que llama "tarjetas de presentación", que les ayudaría a comprender sus dones, sus pasiones y sus valores. Les pasó mazos de cartas, cada una de las cuales tenía una frase que describía un talento o un don. He aquí algunos ejemplos:

- Ver el panorama completo.
- Llegar al meollo del asunto.
- Crear cosas.
- Analizar información.
- Despertar el espíritu.
- Instruir a la gente.
- Generar confianza.
- Romper el molde.
- Hacer acuerdos.
- Destapar el potencial

"Extiendan las tarjetas frente a ustedes —le dijo al grupo—. Luego sepárenlas en tres pilas: sí, quizá y no. Finalmente, elijan las cinco que mejor describan sus dones o sus pasiones."

Una vez que terminaron, pidió a cada persona que comentara su opción número uno con otra persona del público y que describiera cómo había usado ese don o ese talento para lograr las cosas que le importaban. "De pronto hubo una ráfaga de energía en el auditorio —comenta Leider—. Todo el mundo se encendió." La gente tenía curiosidad de conocer las elecciones ajenas. ¿Cuáles eran los cinco dones principales del otro? ¿Cuáles eran los de uno mismo? ¿Qué tan bien nos conocemos en realidad? "Cuando lo pusieron en sus propias palabras y lo aplicaron a sus propias experiencias, empezaron a ver sus pasiones naturales —dice Leider—. Comenzaron a ver el propósito como una cosa auténtica, real y viva, en lugar de considerarlo un concepto o algo filosófico o espiritual. Lo vieron como algo muy práctico."

"¿Qué pasaría si pudiéramos liberar todo el potencial que hay en esta habitación?", les preguntó Leider. ¿Cómo sería vivir en una comunidad donde, en lugar de detestar el tráfico o ir a trabajar, la gente estuviera en sintonía absoluta con sus dones, sus pasiones y sus valores? "Saber por qué nos levantamos por las mañanas es uno de los mejores antídotos para los malestares de la vida", concluye.

Marcar la diferencia

Al mismo tiempo que Leider estaba capacitando a los residentes para que afilaran su sentido de propósito, el resto del equipo trabajábamos con diseñadores de políticas públicas, empresarios, autoridades escolares y muchos más para reconfigurar otros aspectos clave de la vida en las Beach Cities.

Como resultado de nuestro cabildeo, el ayuntamiento de Hermosa Beach aprobó un decreto que prohibía fumar en las playas y en otros espacios abiertos, incluyendo el muelle, los parques públicos, los comedores al aire libre y los estacionamientos. El ayuntamiento de Redondo Beach aprobó una expansión sustancial de las ciclovías. Los restaurantes diseñaron menús más saludables. Los niños empezaron a caminar diariamente a la escuela, y los adultos, a hacer nuevos amigos y a reunirse para comer, caminar y trabajar juntos en labores de voluntariado.

Como muestra de su apoyo, los alcaldes de las tres ciudades compitieron entre sí en un concurso de cocina en Abigaile, un restaurante local. El concurso estaba diseñado como programa de televisión, en el que cada alcalde hacía equipo con un chef de la comunidad para preparar un platillo vegetariano en 30 minutos o menos que incluyera un ingrediente secreto que desconocerían hasta justo antes de que empezara el concurso. (El ingrediente secreto resultó ser lentejas verdes.) Wayne Powell, alcalde de Manhattan Beach, y Chris Garasic, chef del restaurante Zinc, ganaron el primer lugar con sus enchiladas de jícama rellenas de coco y queso de almendra cruda, servidas sobre puré de lentejas y cubiertas con pesto de cilantro y ensalada tropical de col. Los asistentes también aclamaron las recetas de los otros participantes: ravioles rellenos de una mezcla mediterránea de lentejas, queso feta, aceitunas y pasas, y champiñones salteados con tabule de lenteja y *mousse* de chocolate y aguacate.

¿Alguna de esas cosas habría ocurrido si no hubiéramos llevado el proyecto de las zonas azules a las Beach Cities? La mayoría de la gente ya sabía que fumar es perjudicial, que caminar es benéfico y que la comida rápida es conveniente pero no muy amable para la cintura. Pero nosotros impulsamos a estas comunidades a reconocer que los habitantes podían enfrentar estos problemas de una nueva manera, y que los impactos de nuestros esfuerzos se expandían por estas ciudades como ondas en un lago.

Pensemos en lo que estaba ocurriendo en la escuela Hermosa View, donde la directora Silvia Gluck había instituido unas cuantas iniciativas, desde autobuses escolares a pie hasta huertos escolares y lecciones para activar la conciencia. Gluck tenía 483 estudiantes de tres niveles: kínder, primero y segundo año de primaria. Al salir de su oficina una mañana se abrió paso entre una multitud de alumnos que llevaba su comida a las mesas de picnic del patio. Finalmente, en California todo se hace al aire libre. Gluck miró los platos de papel de cada uno para ver qué habían tomado de la barra de ensaladas del corredor.

"Mira cuánto elote. ¡Muy bien!", le dijo a una niña. "Bien hecho —le dijo a otra—. ¡Escogiste un plátano!"

Cuando a su lado pasó un niño con un plato rebosante de tiras de pollo de la cafetería que no contenía nada de la barra de ensaladas, lo detuvo poniéndole gentilmente la mano en el hombro. "¿Dónde está tu fruta o tu verdura?", le preguntó.

"Se me cayó", dijo con nerviosismo.

"Bueno, regresa y encuentra otra", le sugirió.

Ofrecer frutas y verduras como una opción fácil de elegir fue uno de los muchos cambios que Gluck había implementado en Hermosa View. Otro fue el programa MindUP, una iniciativa patrocinada por la Fundación Hawn y la actriz Goldie Hawn para promover el éxito académico a través de la conciencia y la regulación emocionales. Además de enseñar a los niños sobre las funciones biológicas del cerebro, el programa también les enseñaba mecanismos para controlar sus emociones y desarrollar empatía por los demás. "Si un niño no se siente seguro, optimista y esperanzado, no va a aprender", dijo en una entrevista Goldie Hawn, actriz y fundadora del programa.

EL DOCTOR

Antes de llegar al Departamento de Salubridad de las Beach Cities, donde fungía como directora médica, Santora trabajó como médica en una clínica de barrio cerca de Venice, California. Durante su tiempo ahí, se sintió muy frustrada por la capacidad limitada que tenía para ayudar a los pacientes a mejorar su alimentación. "Como médica tenía muchas herramientas para impulsar a los pacientes a comer mejor —comenta—. Pero tan pronto salían de mi consultorio se topaban con un carrito de chicharrones justo afuera de la clínica familiar." Según ella, eso mismo pasaba en cualquier otro hospital. "Mientras trataba a un paciente que había tenido un infarto, su familia comía alimentos llenos de grasas trans y otras cosas espantosas en la cafetería del mismo hospital."

Por mucho que sus pacientes quisieran adoptar un estilo de vida más saludable, todo a su alrededor los jalaba en la dirección con-

---

traria, hacia el camino equivocado. "Me di cuenta de que muchos de los cambios que se necesitaban debían hacerse a nivel comunitario", asevera. Sin embargo, el sistema de salud no estaba bien diseñado para encarar el panorama entero. Por eso el proyecto de las zonas azules resultó tan valioso, pues dirigió la atención hacia el medio ambiente y hacia la posibilidad de obtener alimentos más saludables y mantenerse activo. "Como profesional de la salud he descubierto que hay muchos recursos del dominio público, como folletos sobre nutrición y planes alimenticios. Sin embargo, el proyecto de las zonas azules tiene un carácter aspiracional que hace que la gente quiera ser parte de él", afirma.

"En nuestros tiempos, los niños están bajo mucho estrés —comenta Gluck—. Pero ¿les estamos enseñando cuándo y cómo relajarse?" Desde la introducción de MindUP en Hermosa View hace tres años, Gluck ha observado resultados impresionantes. Hoy en día, cuando surge algún problema entre estudiantes que requiere la atención de la directora, su forma de abordarlo es muy meditada.

"Jamás les pregunto qué hicieron —explica—. No es la forma correcta de acercarse a un niño. Por lo regular les pregunto: '¿Fuiste consciente de tu decisión? ¿Fuiste consciente al momento de hablar?' Y siempre se quedan pensando. A veces dicen cosas como la siguiente: 'Mi corteza prefrontal no estaba funcionando'. ¡Y lo dice un niño de primer año o de kínder! Entonces le pregunto por qué no funcionaba y le pido que me dé un ejemplo de cómo arreglarlo."

Además de disminuir los niveles de estrés en el salón de clases y en el patio del recreo, MindUP tiene otro efecto benéfico: "No llegan tantos niños a mi oficina".

De vuelta a las bases

A medida que el proyecto se adentraba más y más en estas comunidades, sus habitantes empezaron a descifrar formas propias de evitar la tensión del acelerado ritmo de vida californiano. Veamos, por ejemplo, el caso de Nancy Fulton Rogers. Durante más de 20 años, esta habitante de Hermosa Beach prosperó con una dieta cotidiana de estrés. Como productora independiente de comerciales de televisión, trabajaba de 12 a 14 horas diarias, durante las cuales debía trasladarse a Hollywood. Cuando no estaba luchando contra el tráfico de las carreteras, estaba trabajando durante un vuelo a alguna locación lejana. "Era imposible tener una vida equilibrada en mi ramo —comenta—. Debías estar alerta siempre. No había tiempo para dietas saludables ni para socializar. Todo lo que no fuera trabajo pasaba a segundo plano."

Cuando la economía entró en recesión unos años atrás, su teléfono dejó de sonar. Los trabajos empezaron a escasear. "¿Qué hago ahora?", pensó. Aunque su esposo y ella llevaban casi 18 años viviendo en Hermosa Beach, no tenían amigos cercanos ahí. No había sido una prioridad cuando estaba tan ocupada. Pero entonces oyó hablar de las caminatas de *moais* de las zonas azules.

"Me llamó la atención —dijo—. Sobre todo la idea de conocer a otras personas de mi comunidad. Extrañaba tener una tribu."

Fulton Rogers asistió a una reunión organizacional en la Preparatoria Mira Costa, de Manhattan Beach, donde conoció a media docena más de mujeres que estaban interesadas en hacer caminatas. Decidieron reunirse una vez por semana en el Centro Comunitario de Hermosa Beach para caminar alrededor de una hora. "Al poco tiempo éramos inseparables —afirma—. Caminábamos en parejas y charlábamos de cualquier cosa. Hablábamos sobre nuestras mascotas, nuestros nietos, nuestras casas. Todas estábamos bastante en forma y manteníamos una buena velocidad. Teníamos una misión por cumplir."

Paralelamente, Fulton Rogers decidió tomar clases de cocina. Si funcionaba, ella consideraría la opción de convertirse en un chef privado o iniciar una empresa de *catering*. Entonces invitó a su *moai* a que fueran sus conejillos de Indias y les impartió una clase de cocina. Le enseñó a preparar cuatro o cinco platillos dignos de las zonas azules, todos basados en plantas. Su entusiasmo se propagó en la comunidad, influyendo, primero, en las elecciones alimenticias de su *moai* y, posteriormente, en la de las familias y los amigos de aquellas mujeres. "Les encantó —dijo—. Y a mí también."

Cuando Leider llegó a su comunidad, Fulton Rogers y otros miembros de su *moai* fueron al taller de propósito juntas. "Para nosotras fue como ahondar un poco más y descubrir más sobre cada una —asevera—. Nos abrimos un poco más. Después de que una de nosotras compartió algo muy personal, el resto sintió que también podía hacerlo."

Con el tiempo, su trabajo en televisión se reactivó y su teléfono empezó a sonar de nuevo con ofertas laborales en Hollywood. Pero Fulton Rogers no tenía la intención de volver al mismo ritmo de antes. "Estoy produciendo de nuevo sólo comerciales relacionados con alimentos. Pero también cocino y hago otras cosas —concluye—. Es maravilloso poder ponerse distintos sombreros. Al mirar atrás, me doy cuenta de que mantener intacta tu tribu es algo que requiere esfuerzo. No es sencillo. Si quieres hacer cambios, debes cambiar tus hábitos diarios o volverás a la rutina de antes."

La vida sigue siendo un desafío para Fulton Rogers, pero siempre le han gustado los retos. Además, ahora tiene una tribu que le cuida las espaldas.

Una buena sacudida

A medida que se aproximaba el otoño de 2013 y nuestro esfuerzo de tres años en las Beach Cities llegaba a su final, le pedimos al equipo de Gallup que hiciera una última valoración de la salud de la comunidad. Sentíamos que habíamos marcado la diferencia, pero ¿las cifras lo confirmarían?

No nos decepcionamos. Según las nuevas encuestas, la incidencia de obesidad en las Beach Cities disminuyó 14% desde 2010. Eso representaba un ahorro de más de 2.3 millones de dólares al año en costos de salud, según Gallup. También se observó una disminución de 30% en los índices de tabaquismo (de 11 a 7% de la población), lo cual evitó gastos aproximados de 6.97 millones de dólares anuales en servicios de salud. La diabetes se redujo. La tensión arterial bajó. "Estaba muy impresionado —comenta Dan Witters, director de investigación del índice de bienestar Gallup-Healthways—. A estas comunidades ya les iba bien en varias de esas áreas, y aun así mostraron mejorías."

En particular, la calificación obtenida en la "evaluación de vida" de las Beach Cities escaló considerablemente, de acuerdo con Witters. Esto era la parte de la encuesta en la que a la gente le pedían que calificara su vida en la actualidad y en el futuro. Su nivel de satisfacción con la vida aumentó cerca de ocho puntos porcentuales. En comparación, el promedio estadounidense aumentó apenas 1.7 puntos durante el mismo periodo. Estos cambios en las cifras reflejan muy bien el impacto del proyecto de las zonas azules. "La gente cree que su vida ha mejorado. Eso no pasa sólo porque sí", afirma Witters.

La salud emocional siguió siendo un desafío para esas comunidades. En términos del estrés experimentado y del trato con respeto entre los habitantes de las tres ciudades, las cifras empeoraron ligeramente desde 2010. Era evidente que aún se debía trabajar mucho esa área. Sin embargo, en términos generales estábamos satisfechos, al igual que el consejo directivo del BCHD. Tomando en cuenta el increíble progreso que habían observado en estas comunidades, el consejo directivo del BCHD decidió seguir financiando el programa de las zonas azules por sí solo. "Es poco común toparte con un éxito real y medible como éste en el campo de la salud pública —afirma Susan Burden, CEO del BCHD—. En este momento somos la envidia del mundo de la salud pública."

Noel Chun, miembro del consejo del BCHD, afirma que él vislumbra que el experimento de las zonas azules tiene un potencial aún mayor. Además de mejorar la vida de los habitantes de las Beach Cities, Chun cree que a la larga el proyecto podría convertirse en un estudio científico longitudinal significativo. Para cambiar la trayectoria de lo que está ocurriendo con la salud de la mayoría de los estadounidenses hay que empezar por algún lugar, dice él. "Estamos en una posición única en las Beach Cities, gracias a nuestra estabilidad económica, para convertirnos en un centro de excelencia de cuidados preventivos y bienestar. Vislumbro que hemos adquirido un compromiso de muy larga duración."

Escucharlo decir eso fue música para mis oídos. Siempre he pensado en el proyecto de las zonas azules como un experimento longitudinal de cambio social, pero era gratificante oír a alguien más hablando de él en esos mismos términos. Habíamos logrado mucho desde mis primeras visitas a Grecia, Okinawa, Cerdeña, Loma Linda y Costa Rica. Con la ayuda de muchas personas, tomamos la sabiduría fundamental de los centenarios y la investigación de importantes científicos, y creamos un programa efectivo de cambio comunitario en Estados Unidos. Y lo hicimos dos veces, con un índice de éxito medible. Sin embargo, ¿aprendimos lo suficiente para poner en práctica ese conocimiento en un amplio rango de comunidades, muchas de ellas con cualidades muy distintas a la integridad de Albert Lea y a la afluencia y alto nivel educativo de las ciudades costeras de Los Ángeles?

Estábamos por averiguarlo en Iowa.

Medidas de éxito en las Beach Cities

Como parte de su compromiso con el proyecto de las zonas azules, los habitantes y los gobernantes de las Beach Cities acumularon una serie de victorias significativas:

- El ayuntamiento de Redondo Beach aprobó un plan para casi triplicar la longitud de ciclovías y otras rutas seguras para ciclistas en la comunidad, de 22 a 60 kilómetros.

- Los dueños y los administradores de más de 40 restaurantes crearon menús saludables para sus clientes.

- Al menos 3 000 estudiantes de 13 escuelas empezaron a ir caminando a la escuela cada mañana, lo cual eliminó miles de traslados en auto al año.

- Alrededor de 1 600 residentes se unieron a 150 *moais* y se reunían con frecuencia para caminar, organizar comidas comunitarias o asistir a talleres de propósito.

CAPÍTULO 9

Convertir el estado porcino en una zona azul

El anuncio fue sorpresivo. El 10 de agosto de 2011 el gobernador Terry Branstad lanzó el desafío a la población de Iowa para convertir el estado en uno de los más saludables del país para 2016. En ese entonces Iowa ocupaba la posición número 19. "Es una meta ambiciosa escalar 18 posiciones en cinco años —comenta Branstad—. Pero si hay alguien que puede hacerlo son los habitantes de Iowa."

Branstad, político del Partido Republicano, gozaba de gran popularidad. Fue elegido por primera vez en 1982, reelegido tres veces seguidas, y luego elegido una vez más para gobernador en 2010 después de un receso de 10 años. "Para muchos de nosotros, Branstad se ha convertido en una especie de alimento reconfortante —escribió un columnista en un periódico estatal—. Es como macarrones con queso y bigote." De hecho, ese mismo columnista bromeaba con que una de las pocas cosas que el gobernador podría llegar a hacer para perder el afecto de los votantes sería meterse con sus gruesos filetes, su tocino, su elote con mantequilla y su cerveza fría.

De hecho, la broma no estaba tan alejada de lo que Branstad empezaba a impulsar. Él argumentaba que si la población de Iowa podía incorporar el tipo de cambios de estilo de vida integrales que exigía su iniciativa del estado más saludable, el gobierno podría ahorrarse 16 000 millones de dólares en costos de salud en ese periodo de cinco años. Sin embargo, la nueva iniciativa no sería dirigida por el gobierno estatal, sino justo lo contrario. Sería un esfuerzo de base, dirigido por las comunidades y los negocios. El papel de Branstad sería aprovechar su posición de poder para impulsar a la población a unirse a la iniciativa. "Convertir a Iowa en el estado más saludable del país no sólo es fundamental para la viabilidad económica del estado, sino también para la calidad de vida de toda su población", afirmaba.

El proyecto de las zonas azules fue crucial para emprender este esfuerzo. El equipo de las zonas azules, que contó hasta con 25 millones de dólares en financiamiento durante cinco años de supervisión y colaboración con Wellmark Blue Cross y Blue Shield, la aseguradora más grande del estado, y nuestros colaboradores de Healtways, emprendimos la tarea de transformar el estado de Iowa ciudad por ciudad. Los supermercados comenzaron a promocionar alimentos saludables, los restaurantes rediseñaron sus menús y los lugares de trabajo mejoraron la calidad de los alimentos de las máquinas expendedoras —entre muchos más pequeños cambios—, mientras nuestros equipos iban de una comunidad a la siguiente facilitando las elecciones saludables a través de cambios permanentes al medio ambiente, las políticas locales y las redes sociales. En la primera fase del programa, 10 ciudades servirían como modelos a seguir para las demás. En última instancia, todas las ciudades y los negocios del estado tendrían acceso a las herramientas y a las prácticas de las zonas azules.

Renovar un estado entero era un paso gigantesco para nosotros. Hasta el momento habíamos logrado con bastante éxito transformar comunidades aisladas. Pero ¿era posible escalar el modelo? ¿Podríamos adaptar nuestras estrategias de manera adecuada para responder a múltiples ciudades al mismo tiempo? De no ser así, ¿cómo deberíamos ajustar nuestro enfoque? Habíamos reflexionado mucho sobre estas preguntas antes de ir a Iowa y reunimos las que consideramos que eran soluciones prometedoras. Sin embargo, no hay nada como poner en marcha un plan para descubrir si va a funcionar.

Comenzamos haciendo audiciones a 84 comunidades para llenar los primeros 10 lugares de sitios de demostración, con la esperanza de encontrar en cada ciudad la misma combinación de tamaño manejable, liderazgo comprometido y recursos locales que hallamos en Albert Lea y las Beach Cities. Entonces, el 4 de mayo de 2012, junto con nuestros colegas de Wellmark y con Healthways, anunciamos la selección de las primeras cuatro comunidades del proyecto de las zonas azules en Iowa: Spencer, Cedar Falls, Waterloo y Mason City. En enero del año siguiente anunciamos seis más: Muscatine, Sioux City, Cedar Rapids, Marion, Iowa City y Oskaloosa.

Nuestra experiencia en las ciudades costeras de Los Ángeles nos había enseñado que cada comunidad es distinta y que se requiere adaptar el modelo de las zonas azules a las interpretaciones locales del mismo. Finalmente, no estábamos armando una plantilla de cambio comunitario sino un sistema operativo. Por lo tanto, mientras nos preparábamos para insertar este sistema a las comunidades de Iowa, nos preparábamos también para enfrentar nuevos desafíos.

Por ejemplo, en comparación con las ciudades costeras de Los Ángeles que eran relativamente progresistas, sabíamos que la gente de Iowa tendía a ser más conservadora, no sólo en términos políticos, sino también en sus actitudes frente al cambio social. Lo último que queríamos era presentarnos como un montón de fuereños que les señalarían qué necesitaban cambiar. No estábamos dispuestos a arrebatarles sus preciadas costillas de cerdo de las manos.

Como aprendió Pekka Puska en Karelia del Norte, el cambio debía darse de las bases hacia arriba, y el equipo del proyecto de las zonas azules debía involucrar a los individuos donde fuera que los encontrara, metiendo "las botas al lodo", en palabras de Puska. Nuestro plan era ofrecer a las comunidades un menú de objetivos basados en evidencias de los cuales pudieran elegir algunos, y luego capacitarlos conforme perseguían esas metas. Con respecto a las políticas alimenticias, por ejemplo, nuestras sugerencias iban de fomentar la creación de mercados de productores locales hasta promover la lactancia. ¿Había terrenos baldíos en el pueblo? ¿Por qué no convertirlos en jardines comunitarios? ¿Los *foodtrucks* se estaban volviendo populares a la hora de la comida? Quizá se les debía exigir que incluyeran al menos una opción saludable en su menú entre los alimentos fritos y los refrigerios azucarados.

En el contexto agrícola existía ya un precedente local para lo que estábamos haciendo. Durante los primeros años del siglo xx un diminuto escarabajo llamado gorgojo del algodón devastó las plantaciones de algodón al sur del país. Esta plaga, que era resistente a los insecticidas que existían en esa época, ponía huevos dentro del algodón en maduración. Las larvas del gorgojo se comían el algodón mientras crecían y dañaban hasta 90% de la cosecha total.

Entonces apareció Seaman Knapp, ex presidente del Colegio Agrícola de Iowa (ahora Universidad Estatal de Iowa) y defensor de la enseñanza práctica. El Departamento de Agricultura de Estados Unidos (usda) lo contrató para que ayudara a arrancar de raíz la devastadora plaga de gorgojo. Knapp llegó a Terrell, Texas, justo al este de Dallas, en 1903, y convenció a los agricultores locales de que convirtieran su tierra en un lugar de demostración e hicieran algunos cambios a sus técnicas agrícolas, incluyendo el uso de distintas variedades de semillas de algodón. La brillante idea de Knapp era que, si el experimento tenía éxito, los agricultores vecinos empezarían a copiar las técnicas. Y eso fue justamente lo que ocurrió. Aunque muchas granjas en Texas estaban en decadencia, la demostración resultó ser rentable. La voz se corrió y las innovaciones agrícolas de Knapp se hicieron populares y se extendieron a lo largo y ancho en los años siguientes con ayuda de agentes de extensión que estaban capacitados en el uso de las nuevas técnicas.

NUNCA ES DEMASIADO TARDE

LeRoy Buehler sabía que era demasiado grueso. Con 1.90 metros de estatura, siempre había sido un hombre robusto, pero últimamente el residente de Waterloo de 67 años había alcanzado los 180 kilogramos y eso empezaba a preocuparle. Entonces ocurrió algo que lo convenció de cambiar el rumbo.

"El verano pasado mi nieto tuvo un partido de T-ball —comenta—. Fuimos a verlo y el *umpire* no se presentó. Así que yo me ofrecí a ocupar su lugar. Sin embargo, después de apenas dos *innings* detrás del plato, tuve que disculparme y renunciar."

Cuando llegaron a casa, se dio cuenta de que su peso amenazaba con disminuir su tiempo de vida. Su esposa, que trabajaba en Wellmark, le contó sobre el proyecto de las zonas azules que estaba por llegar a la ciudad. Entonces Buehler decidió hacer algunos cambios a su vida.

Empezó prestando atención a las porciones que comía en cada comida. "Al principio no quería cambiar lo que comía tanto como las cantidades. Agarraba platos más pequeños, los llenaba de las cosas que me gustaban y no repetía. Dejé de ir a pizzerías. Les juro que solía ir y pedir una pizza de pepperoni grande y decirle a mi esposa: '¿Tú qué vas a querer?' Ahora, si vamos, me como dos rebanadas ahí y dos rebanadas en casa al día siguiente."

Cuando el proyecto de las zonas azules se inauguró de manera oficial, en noviembre de 2012, Buelher había bajado 22 kilogramos. "Entonces no había hecho nada de ejercicio —comenta—. Ni caminar ni nada. De hecho, al principio no habría podido hacer nada."

Así que Buelher decidió ir a una reunión de *moais* y se unió a un grupo de caminata que se reunía una vez a la semana durante la comida para ir a caminar. "Cuando empezamos, mis amigos decían que tenían que mirar por encima de su hombro para encontrarme. Ahora tienen que hacer el esfuerzo para mantener mi ritmo."

Después de un año de comer mejor y caminar más, Buehler ha perdido en total 35 kilogramos y se ha convertido en el máximo defensor del estilo de vida de las zonas azules. "Me pregunto por qué no hay más gente haciéndolo. Es algo que funciona y no es difícil."

Observamos el éxito de Knapp y la forma en que se propagó considerablemente con ayuda de los agentes de extensión, y la tomamos como modelo de aproximación a la salud comunitaria en Iowa. Si la primera oleada de ciudades participantes del proyecto —las que estaban emocionadas y dispuestas a cambiar con nuestra ayuda— mostraban progresos demostrables y medibles en sus intentos por comer mejor, ser más felices y volverse más prósperos, entonces otras ciudades podrían lograr lo mismo.

Una de las lecciones claves que aprendimos durante las campañas en las comunidades era que el diseño físico de la ciudad afectaba en gran medida la calidad de vida de sus habitantes. ¿Había suficientes banquetas para que los residentes caminaran a las tiendas cercanas? ¿Había suficientes ciclovías para que los niños pedalearan hasta la escuela? ¿Los cruces de peatones eran seguros? ¿Los parques eran zonas libres de humo de tabaco? ¿La municipalidad fomentaba la creación de parques comunitarios y mercados de productores locales, en los cuales es fácil encontrar alimentos frescos? Siempre que visitábamos una comunidad por primera vez, una de las cosas que hacíamos era observar con detenimiento su "ambiente urbano" —sus calles, sus edificios, sus parques, y qué tan bien conectados estaban entre sí— para determinar si la disposición de la ciudad facilitaba o dificultaba que sus habitantes comieran más saludable, se mantuvieran más activos y disfrutaran de la vida en general.

Eso era lo que Dan Burden estaba haciendo al medir con cinta métrica el ancho de una banqueta en el centro de Muscatine, Iowa, rodeado de unos 20 líderes cívicos. "3.6 metros

—dijo—. Es maravilloso. Ya me enamoré de esta ciudad. Tiene un buen esqueleto."

Burden, a sus 69 años y con sus botas de excursionista, sus gafas metálicas, su cabello grisáceo y su bigote espeso, parecía una mezcla entre guardabosques y científico loco. Durante los últimos 16 años, como cofundador del Instituto de Comunidades Transitables y Habitables, una organización sin fines de lucro que promueve la movilidad de los peatones, había ayudado a más de 3500 ciudades de todo el país a volverse más saludables y prósperas. Y desde 2009 formaba parte fundamental del equipo de las zonas azules.

Esa mañana, Burden estaba guiando a un grupo de una pequeña población junto al río Mississippi por lo que denominaba "auditoría peatonal". El propósito de estas salidas era identificar las características del decimonónico centro de la ciudad —como el ancho de las banquetas— que la hacían transitable para peatones y ciclistas, así como sugerir otras formas de revitalizar el área. Con 1.90 de estatura y ostentando un chaleco de seguridad verde neón, Burden se distinguía entre la multitud. Mientras bajaba por la calle a zancadas, los demás se apresuraban para seguirle el paso.

"Ésta es una vista natural —dijo al detenerse en una esquina que daba hacia el río—. Queremos mantener esta vista." Muscatine está localizada en un recodo del río Mississippi que encauza la corriente hacia el sur. Hace un siglo, eso le daba a la comunidad una ventaja estratégica para cargar y descargar madera, cereales y otros bienes. No obstante, al igual que otras ciudades fluviales, no había dado mantenimiento suficiente a sus muelles para explotarlos al máximo de su capacidad. Las vías del tren y un estacionamiento separaban el distrito comercial de un pequeño parque junto al río. "Éste será su lugar especial —continuó Burden, refiriéndose al tipo de espacio público en el que la gente puede reunirse y relajarse un rato—. Estarían honrando al gran río si alejaran el estacionamiento de su cauce y lo pusieran del otro lado de la calle."

Como explicaba a los presentes, el paseo de esa mañana era el comienzo de un proceso para repensar el "ambiente urbano" de Muscatine: el ancho de sus calles, la longitud de las cuadras, si había árboles en el centro, con cuánta facilidad podían los peatones cruzar las calles, etcétera. El objetivo era que los participantes miraran su entorno con nuevos ojos. Por lo regular era una experiencia reveladora, incluso para quienes llevaban más tiempo viviendo ahí. "La gente se acerca a mí después y me dice que notó cosas que en las cientos de veces que había pasado por ahí no había visto. Afirma que no volverá a pasar por ahí sin fijarse en ellas", comenta Burden.

Tres meses antes, el 30 de enero de 2013, anunciamos la selección de Muscatine como uno de los sitios de demostración del proyecto de las zonas azules, una de las 10 comunidades de Iowa que formaría parte de esa fase inicial. Durante los siguientes dos años nuestro equipo de voluntarios y colaboradores pondría en práctica todo lo que habíamos aprendido de las experiencias en Minnesota y California para iniciar una revolución sanitaria en Muscatine y en otras partes del estado. El taller peatonal de Burden fue una parte importante de la campaña, al igual que las iniciativas para cambiar las políticas sobre el consumo de tabaco, el fortalecimiento de las redes sociales y la renovación del ámbito alimenticio.

Una de las principales razones por las cuales elegimos Muscatine fue el entusiasmo de sus líderes. Los individuos que conocimos ahí tenían una visión clara de la identidad de su población y la determinación de convertirla en un mejor lugar para vivir. Bajo su liderazgo y con la ayuda de empresarios y comunidades filantrópicas, la ciudad ya había incrementado sus áreas verdes, extendido sus ciclovías y creado nuevas rutas para que los niños caminaran a las escuelas. Sin embargo, los habitantes querían más.

"Lograr este tipo de cosas no es sencillo —comenta Andrew Fangman, urbanista en jefe de la ciudad—. Requiere compromiso del gobierno y apoyo ciudadano. El programa de las zonas azules concede a estos esfuerzos una mayor visibilidad e integra cosas como la movilidad peatonal a la agenda comunitaria."

Le pedimos al equipo del índice de bienestar Gallup-Healthways que hiciera una valoración inicial de la salud poblacional en Muscatine. Con base en sus encuestas, descubrimos que los 23 000 habitantes de la ciudad no estaban tan bien como otros habitantes de Iowa en términos de evaluación de vida, salud emocional y salud física. Por ejemplo, cuando les preguntaron si sentían que su comunidad se estaba convirtiendo en "un mejor lugar para vivir", los habitantes obtuvieron un puntaje de 57.6 en comparación con 60.8 del resto de Iowa. Cuando se les preguntó si "comían saludable todo el día", obtuvieron un puntaje de 61.3 en comparación con 65.8 del resto de Iowa. Las estadísticas globales para el condado de Muscatine también activaron focos rojos que indicaban que la obesidad, tanto en niños como en adultos, se estaba volviendo un problema más grave.

La Perla del Mississippi

Esa tarde, en el centro industrial e histórico de la ciudad, Burden dio una breve conferencia para presentar el proyecto de las zonas azules a miembros del público. A nuestro alrededor, la exposición del museo contaba la historia acerca de cómo Muscatine se ganó el mote de "Perla del Mississippi". Resulta que el nombre provenía de la industria botonera, la cual estableció una tienda ahí en los años ochenta del siglo XIX. J. F. Boepple, inmigrante de origen alemán, fundó la primera compañía del pueblo para fabricar botones a partir de conchas de moluscos de agua dulce que se pescaban en el río. Otras empresas siguieron su ejemplo y, en 1915, Muscatine se había ganado la reputación de ser la "capital mundial de botones de madreperla".

En la actualidad, los negocios locales mantienen la imagen de Muscatine como una especie de minicentro industrial en medio de un condado ganadero. Las empresas locales producen muebles de oficina, herbicidas, cátsup, alimento para animales y equipo de iluminación para arenas deportivas, lo que le da a la comunidad una base sólida de empleos e impuestos. No obstante, los líderes de Muscatine reconocieron que sus habitantes también querían que la comunidad fuera más saludable y se convirtiera en un lugar más agradable en el cual vivir. Y nadie sabía más sobre ese tema que Burden.

"Cada lugar al que voy es distinto —le contó al grupo en el museo—. Pero las ciudades de Iowa se agrupan muy bien por lo que comparten. Muchas de las comunidades pequeñas poseen una base agrícola sólida. Las calles de las más antiguas están bien conectadas, por lo regular tienen buenas escuelas y avenidas principales activas, o al menos se nota que alguna vez fueron muy transitadas. Estas bases nos dan algo de lo cual partir."

Los problemas de la mayoría de las ciudades comenzaron en los años cincuenta, cuando los estadounidenses empezaron a diseñar comunidades para autos y no para personas. Las calles se volvieron más anchas, los límites de velocidad aumentaron y los desarrolladores incorporaron barrios a los que sólo se podía acceder en auto. "Fue casi como si alguien hubiera apagado un interruptor y se hubieran dejado de construir calles bien conectadas para construir callejones sin salida —les dijo Burden—. Creo que fue consecuencia de los motores económicos del momento, los cuales se ocuparon de construir casas, llenar esas casas de comodidades, construir calles que llevaran a ellas, hacerse de los terrenos más baratos y obtener más hipotecas. Pero creo que esa época ha llegado a su fin. Ahora el foco está puesto de nuevo en los centros de las ciudades para dar a las personas mejores lugares donde vivir y que pasen menos tiempo frustrados en sus autos."

Las investigaciones demuestran que las comunidades en las que es fácil caminar o andar en bicicleta tienen menores índices de obesidad. Los habitantes de dichas poblaciones padecen menos depresión, sus huellas de carbono son menores y esto aumenta el valor de sus propiedades. Si el tráfico de tu barrio es muy lento, tiendes a contar hasta con tres amigos más en la cuadra, y muchos más conocidos, que la gente que vive en barrios donde el tráfico se mueve más rápido. "Si la velocidad es baja, sales más a caminar, a charlar y a conocer gente —comentó Burden—. Quizá te topes con alguien que te diga dónde comprar algo. No necesariamente será tu amigo, pero sí alguien a quien conociste porque tuviste una conversación con él."

Hacer las calles más transitables para los peatones también es bueno para la economía, agregó Burden. Hace unos años, los residentes de un barrio de San Diego le pidieron que ayudara a "calmar" la principal vía pública del distrito de negocios. Él les sugirió que pusieran la calle "a dieta", reduciendo el número de carriles útiles de cinco a dos. Eso hizo espacio para estacionamiento junto a la banqueta, un carril para bicicletas, un terraplén paisajístico, así como cruceros para peatones más seguros. El tráfico peatonal se incrementó en el recién rediseñado vecindario, se abrieron más negocios y los establecimentos existentes reportaron un aumento de 30% en sus ventas. Hoy en día, esa avenida, el Boulevard La Joya, es un modelo a seguir para los urbanistas.

"No podemos costear construir lugares en los que la gente estacione el cuerpo al llegar la noche —comentó Burden—. No podemos costear desperdiciar un solo dólar en transporte que en lugar de aumentar el valor de las propiedades lo disminuya." Debemos volver a construir ciudades como lo hacían nuestros tátara-tatarabuelos, sugirió. La mayoría de la gente en la actualidad quiere vivir en una comunidad donde no tenga que conducir largas distancias. Quiere vivir cerca de las tiendas y de sus empleos para poder caminar, tomar el autobús o ir en bicicleta siempre que sea necesario.

Si Muscatine deseaba seguir siendo una comunidad competitiva, mantener los negocios existentes, atraer nuevas empresas y tener dinero en las arcas para construir parques y otros servicios, entonces lo mejor que podían hacer sus habitantes era concentrarse en volver su ciudad más habitable y caminable. Eso implicaba añadir más caminos para peatones, mejorar los cruces peatonales, remplazar intersecciones por glorietas en algunos lugares y convertir las calles de un solo sentido en calles de doble sentido.

"Las calles de un solo sentido permiten a la gente moverse con más facilidad —explicó Burden—. Pero ¿de verdad ése es nuestro objetivo? ¿Vaciar el centro de la ciudad? Deberíamos hacer justamente lo contrario." Lo deseable es que la gente pase largos ratos en el centro y se la pase bien. "De ese modo, antes de lo que se imaginan, sus hijos no se mudarán a ciudades más grandes, pues todo lo que desean lo tendrán aquí mismo."

Como ocurre siempre, Burden desató una oleada de aplausos con su mensaje sencillo pero poderoso. También sirvió como una buena charla motivacional para la gente de Muscatine que se estaba preparando para lanzar su propia revolución de las zonas azules.

"Todo hasta ahora ha sido mera práctica —le dijo al grupo—. Ahora sí es hora de la verdad."

Aprender a escuchar

Si hubieras pasado por el ayuntamiento de Cedar Rapids el 13 de junio de 2008 habrías necesitado equipo de buceo para entrar a la sala de conferencias en el sótano. El río Cedar, como muchos otros afluentes del río Mississippi esa primavera, se había desbordado y anegado 26 kilómetros cuadrados de la ciudad. "Fue un desastre que costó 6 000 millones de dólares —afirmaba ahora el alcalde Ron Corbett desde esa misma sala de conferencias—. También fue un problema emocional fuerte para nuestro pueblo. Sin embargo, como cualquier pueblo, la gente que lo habita quería sobreponerse e incluso aspiraba a ser mejor que antes del desastre."

Desde que cedió la inundación, el gobierno local había invertido más de 300 millones de dólares provenientes de recursos federales, estatales y locales para reparar los espacios públicos que habían quedado dañados. El día de nuestra reunión había alrededor de 40 líderes y empleados de la ciudad reunidos en el sótano del ayuntamiento para discutir una nueva fase de desarrollo de su localidad: su participación en el proyecto de demostración de las zonas azules.

Cedar Rapids, poblado de aproximadamente 128 000 habitantes, era por mucho la comunidad más grande que habíamos incluido en el proyecto hasta el momento. En términos prácticos, eso significaba que debíamos considerar una mayor diversidad de actores al momento de poner en marcha nuestro plan. Para nosotros eso se traducía en escuchar a todos con mucha atención.

Una forma de hacerlo fue organizar talleres o sesiones de lluvia de ideas para pedir a los habitantes ideas y opiniones. En una de estas juntas ayudamos a un grupo a armar una lista de deseos de mejorías físicas, desde nuevas banquetas y soportes para bicicletas, hasta un puente peatonal que cruzara el río Cedar. En otra reunión revisamos un extenso menú de políticas relacionadas con alimentación, como crear un centro donde los pequeños productores pudieran vender sus frutas y verduras a restaurantes, escuelas, hospitales, instituciones y otros establecimientos relacionados con comida, o permitir que lotes vacíos propiedad de la municipalidad se convirtieran en huertas comunitarias, o relajar las regulaciones con respecto a los gallineros y las colmenas en barrios urbanos. Después de que el grupo eligió qué políticas tenían mayor prioridad, nuestro equipo le ayudó a encontrar políticas ejemplares, estudios de caso y otro tipo de información sobre mejores prácticas.

EL EXPERIMENTO REFRESQUERO

En un inicio, a los distribuidores de bebidas carbonatadas no les gustó la idea. Como parte del proyecto de las zonas azules en la ciudad de Cedar Falls, la tienda de comestibles local, Hy-Vee, estaba pensando hacer un experimento para disminuir las ventas de bebidas carbonatadas dulces y botanas. ¿Era posible lograrlo sin afectar las ganancias? Los distribuidores supusieron que ellos serían quienes más saldrían perdiendo.

A la larga, aceptaron colaborar con los empleados de Hy-Vee para llevar a cabo el experimento. El plan elegido fue cambiar el contenido de dos refrigeradores que solían estar llenos de refrescos de marcas populares. Uno lo llenaron con agua de la marca propia de Hy-Vee y otro con marcas nacionales de agua embotellada, agua vitaminada, agua de coco y té sin endulzantes. La tienda también remplazó los dulces exhibidos en la caja registradora por barras de muesli y canastas de fruta. Luego esperaron para ver qué sucedía.

Los resultados fueron impresionantes: después de tres veces, el Hy-Vee de Cedar Falls tuvo un incremento de 151% de ventas de bebidas saludables y un aumento de 99% de ventas de barras de muesli y otras barras saludables. Lo que nadie esperaba en realidad fue el aumento en las ventas *generales* de bebidas frías. De hecho, el Hy-Vee de Cedar Falls empezó a superar a otros comercios en ventas de agua embotellada y bebidas no carbonatadas.

"Éste fue uno de nuestros mayores éxitos —comenta Jeff Sesker, director de esa sucursal de Hy-Vee; estaba orgulloso de que su tienda se hubiera convertido en un modelo a seguir—. La venta de bebidas carbonatadas ha disminuido en todo el país, pero estas cifras indican que Cedar Falls va por delante en las tendencias."

"Hagamos lo que hagamos, debemos lograr que la gente se divierta —comentó Corbett en uno de los talleres—. La gente necesita estímulos para participar en un proyecto para ser más saludable." En el año anterior, el propio Corbett había bajado 12 kilogramos haciendo ejercicio y comiendo mejor. Sus niveles de colesterol también habían disminuido. "Soy un gran promotor de las zonas azules —agregó—. En semana y media voy a correr medio maratón, para lo cual me he esforzado mucho. Hace dos años no podía siquiera correr medio kilómetro."

No es necesario que corras medio maratón para ser una persona de las zonas azules, comenta el alcalde. "Basta con dar el primer paso —sugiere—. Da el primer paso y firma el compromiso. Luego da el segundo paso."

Una vuelta en bici

No hay nada como dar una vuelta en bici para aclarar las ideas. Al final de la jornada en Cedar Rapids conduje unos minutos hacia la campiña de Iowa, saqué mi bicicleta armable del auto y fui a dar una vuelta. El sol empezaba a ocultarse detrás de los campos de maíz y el olor a ganado que provenía de las granjas aledañas me trajo cálidos recuerdos de mi infancia en Minnesota.

Al recordar la imagen de Knapp en los campos de algodón del este de Texas se me ocurrió que podría haber más similitudes de las que había creído entre su campaña para modernizar la agricultura estadounidense y nuestros esfuerzos en Iowa para mejorar los hábitos alimenticios y fomentar un estilo de vida más saludable entre la población. Cuando él emprendió su proyecto de muestra en Terrell, el costo de la comida era una carga muy pesada para las familias estadounidenses, pues representaba 40% de sus ingresos, en comparación con 7% actual. Los agricultores estaban varados en el pasado y usaban técnicas anticuadas que eran poco productivas y agotaban los recursos de la tierra.

En la actualidad el peso muerto que las familias estadounidenses cargan sobre sus hombros es el costo de la salud. Por cada dólar que ganamos, pagamos 18 centavos en gastos médicos, según Atul Gawande, cirujano de Boston, quien estableció paralelismos entre nuestro sistema de salud y nuestro sistema agrícola en un artículo perspicaz publicado en la *New Yorker*, en 2009. Según explica Gawande, parte de nuestro problema es que el sistema actual de costo por servicio brinda todos los incentivos equivocados. "Recompensa hacer más en lugar de hacer lo correcto, aumenta los trámites administrativos y duplica los esfuerzos, además de que disuade a los médicos de que colaboren para obtener los mejores resultados posibles", escribe. Como resultado, los costos siguen aumentando, pero eso no mejora la calidad de los servicios médicos. "¿Qué ganamos con pagar más del doble por cuidados médicos que hace una década?", se pregunta.

Yo llevaría su argumento un paso más adelante y afirmaría que nuestra concepción actual de la salud está de cabeza. En lugar de que el cuidado de la salud esté diseñado en torno del bienestar, la ganancia económica gira en torno de la enfermedad. Los hospitales se enriquecen con las hospitalizaciones y la con venta de material clínico. Los doctores se enriquecen cuando el paciente llega en busca de un diagnóstico y se hace análisis. Las empresas farmacéuticas se enriquecen cuando te enfermas y compras medicamentos. Pero, en general, nadie se enriquece por tratar de mantener a la población sana.

Eso es lo que estábamos intentando cambiar en Iowa, una ciudad de muestra a la vez. Con ayuda de ejecutivos progresistas como John Forsynth de Wellmark Blue Cross and Blue Shield y Ben Leedle de Healthways, estábamos desatando una oleada de ideas para dar a las comunidades lo que necesitaran durante los primeros tres años de la iniciativa de transformación a largo plazo de sus entornos para que prosperaran. Finalmente, nadie activó un interruptor maestro para hacer la tierra más productiva y la comida más asequible. Se fue haciendo una granja a la vez, con información basada en evidencia proporcionada por expertos como Knapp. En 1930 la USDA había establecido más de 750 000 granjas de demostración en todo el país.

Quizá necesitamos algo así para arreglar el sistema de salud, sugería Gawande. La legislación detrás del programa de salud de Obama estaba lleno de programas pilotos similares al de Knapp para reducir los costos y mejorar los resultados, incluyendo proyectos enfocados al bienestar como el nuestro. "¿Cuál de ellos funcionará? —se preguntaba Gawande—. Es imposible saberlo." Podría requerir innumerables reformas y años de experimentación.

Yo diría que requeriría también algo que al principio subestimé en las primeras transformaciones comunitarias que emprendimos. Requeriría un cambio en la cultura local, una transformación en la forma en que la gente concebía sus propias comunidades. Lo había visto ocurrir de manera distinta en cada ciudad. Conforme los habitantes se embarcaban en las iniciativas de las zonas azules —elegían alimentos más sanos, añadían carriles para bicicletas y peatones, caminaban con sus hijos a la escuela, hacían huertos, realizaban trabajo de voluntariado, descubrían nuevos propósitos—, se detendrían en algún momento, mirarían a su alrededor y dirían: "Sí que nos estamos convirtiendo en un lugar saludable".

Así es como se gestaría el cambio en Iowa. Una ciudad a la vez. En el pasado, la gente habría dicho que vivía en el estado porcino. Pero ahora afirmarían que viven en una zona azul.

Medidas de éxito en Iowa

El análisis Gallup reportó que las comunidades que formaron parte del proyecto de las zonas azules en Iowa mostraron una mejoría estadísticamente significativa entre 2012 y 2013, en las siguientes áreas clave de bienestar:

- Los no fumadores aumentaron 8.8 por ciento.
- El consumo de frutas y verduras frescas se incrementó 10.5 por ciento.
- El uso de fortalezas en los lugares de trabajo mejoró 6.9 por ciento.
- Tener suficiente dinero para comida mejoró 7.6 por ciento.
- Los seguros de salud mejoraron 6 por ciento.
- La práctica odontológica mejoró 6.9 por ciento.

Durante este periodo, las comunidades de Iowa que no participaron en el proyecto de las zonas azules no mostraron movimiento estadísticamente significativo en estas áreas. No obstante, Iowa subió en la evaluación nacional de bienestar de Gallup del puesto 15 al 10.

TERCERA PARTE

Crear tu propia zona azul

Siempre que comparto lo que hemos aprendido de las zonas azules en todo el mundo —y cómo estamos aplicando esos mismos principios de las zonas azules para transformar comunidades en todo Estados Unidos— percibo la misma mirada en la gente: desean saber cómo pueden ser parte del proyecto. Una sola persona no puede crear una zona azul, pero una sola persona —una familia o un hogar— puede dar los primeros pasos en su propia vida al hacer ligeros cambios en lo que come y cómo lo come. De eso se trata la siguiente parte del libro: lecciones de alimentación de las zonas azules que puedes poner en práctica en tu propio hogar.

CAPÍTULO 10

Rituales alimenticios: cómo llegar a los 100 a través de la comida

Como hemos observado en todas las zonas azules —tanto alrededor del mundo como en las que ayudamos a crear en Estados Unidos—, la comida, la dieta y los hábitos alimenticios son parte de un panorama mucho más extenso. Para comprender nuestros propios hábitos es útil, primero, dar un paso atrás y mirar el contexto cultural general que ha moldeado las elecciones y los patrones alimenticios en Estados Unidos. En primer lugar, es necesario entender que, si tienes sobrepeso, lo más probable es que no sea tu culpa. Estamos diseñados evolutivamente para ansiar calorías en forma de deliciosa grasa, brillantes carnes asadas, postres y carbohidratos. Durante buena parte de la historia de la humanidad, esas calorías fueron sumamente difíciles de obtener, así que nuestro cuerpo acumulaba calorías para sobrevivir. Cuando nos damos un festín de alimentos altos en grasas, en carbohidratos y en sal, estamos actuando con base en impulsos primitivos orgánicos: ingerir cuantas calorías sea posible mientras estén a la mano.

Hubo un tiempo en que ese comportamiento promovió la supervivencia de la especie, pero las cosas han cambiado considerablemente en nuestro entorno alimenticio. En una época más reciente de la historia de la humanidad, los alimentos almidonados remplazaron a los tubérculos y a las plantas herbáceas en nuestra dieta diaria. Los azúcares se abrieron camino. La calidad y la cantidad de los alimentos a nuestra disposición cambiaron muchísimo durante las últimas décadas, con consecuencias tanto exitosas como desastrosas.

Algunos de los cambios más importantes ocurrieron durante la segunda mitad del siglo XX. La ciencia de los alimentos y las políticas gubernamentales conspiraron para dar mayor importancia al trigo, la soya, el azúcar y el maíz por encima de otros cultivos. La agricultura industrial aumentó la productividad, incluso a pesar de la desaparición de pequeñas granjas. Esos pocos cultivos predominaron y la industria de procesamiento de alimentos diseñó formas de usarlos para crear productos alimenticios más baratos que pudieran ser replicados en fábricas de costa a costa y, en última instancia, en el resto del mundo. Según la USDA, de 1970 a 2000 el número de calorías consumidas por el estadounidense promedio se incrementó alrededor de 530 calorías diarias, lo que representa un aumento de 24.5%. A medida que aumentó la oferta alimenticia, los precios de los alimentos se desplomaron. A principios del siglo XX gastábamos alrededor de 50 centavos por dólar ganado en comida; para fin de siglo erogábamos menos de 10 centavos por cada dólar. Las compañías productoras de alimentos, en respuesta a la demanda, comenzaron a elaborar alimentos procesados cada vez más suculentos y se hicieron expertas en vendérnoslos.

Lo que empeora las cosas, al mismo tiempo que más alimentos están mucho más a la mano, es que hemos expulsado la actividad física de nuestra vida. Hay un botón que hace el trabajo del jardín, otro el del hogar y otro más que mezcla nuestra comida. Un elevador nos sube tres o cuatro pisos hasta la oficina. Nuestros abuelos quemaban cinco veces más calorías que nosotros en actividades diarias normales, en el trabajo y en la vida cotidiana, sin tener que recurrir al "ejercicio". El número de kilómetros que el estadounidense promedio conduce un automóvil cada año casi se ha duplicado, de 8 900 en 1970 a 16 000 hoy en día.

Si las tendencias actuales continúan, tres cuartas partes de la población tendrán sobrepeso u obesidad, y la mitad sufrirá diabetes para 2030. El estadounidense promedio ya arrastra consigo 20% más peso que en 1970. ¿Significa que somos malas personas? ¿Que carecemos de la disciplina de nuestros ancestros? ¿Acaso nos importa menos nuestra salud y la de nuestros hijos que a nuestros abuelos? No. Recuerda que hemos pasado de un ambiente de dificultades y carencias a uno de abundancia y facilidad. Por lo tanto, si tienes sobrepeso, lo más probable es que no sea tu culpa. Pero ¿cómo lo superarás?

La respuesta tradicional siempre ha tenido que ver con la responsabilidad individual: ármate de disciplina, ponte a dieta y haz ejercicio. El problema con ese plan es que requiere disciplina y establecimiento de rutinas a largo plazo, lo cual va en contra de la naturaleza humana. La profesora Kathleen Vohs, de la Universidad de Minnesota, y sus colegas descubrieron que cada mañana despertamos con una cantidad finita de disciplina y, una vez que la agotamos, se acabó. Podemos usar el autocontrol para hacer ejercicio, soportar a niños insufribles, ser amables con nuestra pareja, encaminarnos hacia el trabajo o evitar esas deliciosas calorías. Sin embargo, en cierto momento la reserva de autocontrol se agota. Por eso compartiremos contigo el secreto de las zonas azules para que se vuelva parte permanente de tu estilo de vida.

Sacralizar los alimentos y la hora de la comida

El primer paso para llegar a los 100 años a través de la comida consiste en saber qué alimentos comer y qué cantidades. Pero podemos aprender mucho más de la gente de las zonas azules sobre el papel de la comida en esferas superiores de la vida. Para ellos, cosechar, preparar, servir y comer son prácticas sagradas que tienen la capacidad de reunir a sus familias, sus hogares, sus comunidades, sus creencias y el mundo natural en ritmos y armonías diarias. Los centenarios de las zonas azules siguen rituales diarios en torno de los alimentos y las comidas. Estos rituales los ayudan a rendir durante todo el día, y practicarlos sin duda es una de las claves de su longevidad y de su satisfacción constante con la vida.

Después de descubrir que los principios de las zonas azules pueden ponerse en práctica en comunidades estadounidenses, me he quedado con seis prácticas alimenticias potentes que crean un círculo virtuoso entre alimentos, redes sociales saludables, movimiento natural del cuerpo, vida espiritual fuerte y bienestar general. Helas aquí, junto con algunas cuantas reflexiones sobre cómo ponerlas en práctica en tu propio hogar.

Desayuna como rey

Dice el dicho: "Desayuna como rey, come como príncipe y cena como pordiosero". En otras palabras, que tu primera comida del día sea la más abundante, y sólo haz tres comidas al día. La rutina es casi la misma en todas las zonas azules: la gente come un gran desayuno antes de ir a trabajar, una comida tardía mediana y una cena temprana y ligera. Ocasionalmente toma una fruta a media mañana o un puñado de frutos secos, pero la mayoría de las personas no tiene el hábito de hacer colaciones. La comida promedio contiene 650 calorías, por lo que sólo con tres comidas y un pequeño tentempié la gente obtiene todas las calorías diarias que necesita. Añadir una cuarta comida, aunque sea pequeña, puede rebasar el límite ideal de consumo de calorías diarias.

La mayor parte de la comida se consume antes de mediodía. La población de Nicoya toma dos desayunos y una cena ligera. La comida de la tarde tiende a ser la comida principal de los icarianos y de la gente de Cerdeña. Los habitantes de Okinawa de plano prefieren saltarse la cena. Muchos adventistas que siguen la norma de "desayuna como rey" toman sólo dos comidas al día: una a media mañana y otra alrededor de las cuatro de la tarde. Hay una serie de razones por las cuales esto puede ayudar a la gente a vivir más y a perder peso.

Investigaciones recientes sustentan las ventajas de consumir la mayor cantidad de calorías al comienzo del día. Un estudio israelí descubrió que las mujeres a dieta que comían la mitad de las calorías diarias durante el desayuno, una tercera parte en la comida y una séptima parte en la cena, perdían en promedio 8.5 kilogramos en 12 semanas. También observaron una disminución de los niveles de triglicéridos, glucosa, insulina y hormonas que activan el apetito. Asimismo, experimentos realizados con animales confirman que es mejor no saltarse el desayuno: cuando las ratas de laboratorio se iban a dormir sin cenar y luego pasaban cuatro horas en ayuno después de despertar, tendían a comer en exceso cuando por fin se les administraba alimento. Otros estudios han demostrado que los niños que desayunan rinden mejor en la escuela y tienen menor tendencia hacia el sobrepeso.

Cómo hacerlo:

• Haz del desayuno tu comida más abundante del día. Debe incluir proteínas, carbohidratos complejos y grasas de origen vegetal.

• Organiza el desayuno temprano por la mañana o a más tardar a mediodía, dependiendo de qué se ajuste mejor a tus horarios.

• Expande tu concepción del desayuno para que abarque más que cereal y huevos. En Nicoya la gente agrega frijoles y tortillas de maíz; en Okinawa incluyen sopa miso; en Icaria, pan y un tazón de exquisitos frijoles.

Cocina en casa

Cocina todas tus comidas en casa y come en restaurantes sólo cuando haya alguna celebración. En la mayoría de las zonas azules comer fuera se considera un viaje celebratorio, un gusto poco común que suele reservarse para bodas y otras festividades. Conforme la globalización y la cultura alimenticia estadounidense han ido ganando terreno en las zonas azules, los restaurantes también han ido haciendo su aparición (Ogimi, Okinawa, incluso presume tener un restaurante para la longevidad), pero en su mayoría las personas siguen comiendo en casa y en parte por eso son más saludables.

Cuando cocinas en casa, controlas los ingredientes que usas. Entonces puedes elegir los ingredientes más frescos y de mejor calidad, y evitar consumir los aditivos llenadores y los sazonadores baratos que forman parte de mucha de la comida de los restaurantes. (Incluso los restaurantes más sofisticados suelen abusar de la mantequilla y la sal.) Cocinar también te obliga a entrar en acción, pues implica que te pongas de pie, mezcles, revuelvas, amases, piques y levantes cosas. Toda esta actividad física cuenta más de lo que imaginas, en particular si se compara con estar sentado en un restaurante.

Veamos el caso de la octogenaria Eleni Kohilas, de Raches Christos, en Icaria. Tuve el placer de verla hacer pan una tarde y me di cuenta de que quizá estaba siendo testigo de la verdadera explicación de por qué el pan agrio icariano contribuye a la longevidad. El proceso comenzaba la noche anterior al día de horneado, cuando Kohilas caminaba a casa de su vecina para pedirle un pequeño trozo de masa madre. El intercambio, a su vez, derivaba en una conversación de media hora y en un extenso intercambio de chismes locales. Después de caminar de regreso a casa, Kohilas mezclaba agua, harina y sal con la masa madre y amasaba la nueva masa durante una media hora —lo que representaba un entrenamiento completo de hombro, brazo y músculos del torso—. Al día siguiente, Kohilas cortaba leña, la atizaba en el horno exterior y atendía el fogón hasta que alcanzaba la temperatura ideal para hornear. Para la comida, tenía seis hogazas humeantes de delicioso y saludable pan, además de las dos horas acumuladas de entrenamiento físico. Había quemado suficientes calorías en la preparación del pan que equivalían al consumo de las primeras cuatro hogazas.

Ahora bien, no todo el mundo en nuestras comunidades va a caminar a la casa del vecino o a encender la leña para hacer una hogaza de pan. Sin embargo, el simple hecho de armar una comida sencilla en la cocina puede gastar de 100 a 300 calorías que se restan a tu experiencia alimenticia. Si multiplicas esas calorías por 120, que es el promedio de veces que un estadounidense come en restaurantes cada año, verás con otros ojos el problema de la obesidad. Un estudio dio seguimiento a los hábitos alimenticios y a la ingesta calórica de 1 000 personas durante una semana y descubrió que, en promedio, la gente que comía fuera consumía alrededor de 275 calorías más al día que la gente que comía en casa. ¿Por qué? Porque los restaurantes sirven comidas que contienen más calorías. Podría no parecer mucho, pero según muchos cálculos, apenas 200 calorías extra al día pueden representar un aumento hasta de nueve kilogramos en el transcurso de un año.

Por último, si cocinas en casa, es probable que comas una variedad menor de alimentos en cada comida. Mientras más cosas te ofrezcan en un restaurante, más comida tiendes a consumir.

Cómo hacerlo:

- Intenta desayunar siempre en casa.
- Empaca tu comida la noche anterior.
- Prepara en la mañana los ingredientes para la cena. El uso de ollas de cocción lenta es una excelente forma de

usar la energía matutina para planear una cena al estilo de las zonas azules.

- Destina la tarde del domingo para preparar comida que puedas congelar con el fin de que la puedas comer durante la semana.

Hara hachi bu

Traducción: planea antes de empezar a comer que dejarás de comer cuando estés 80% lleno. Si alguna vez tienes la fortuna de compartir una comida con los ancianos de Okinawa, como la he tenido yo, con frecuencia los verás murmurar estas tres palabras antes de cada comida. *Hara hachi bu* es un adagio de Confucio de 2 500 años de antigüedad que les recuerda a los pobladores de Okinawa que dejen de comer cuando su estómago esté 80% lleno. Puesto que la sensación de saciedad tarda unos 20 minutos en viajar del estómago al cerebro, este mecanismo mnemotécnico incrementa la probabilidad de que percibas cómo te vas llenando y dejes de comer antes de estar 100% satisfecho. Leslie Lytle, experta en nutrición, estima que si el estadounidense promedio pusiera en práctica el *hara hachi bu*, perdería ocho kilogramos sólo en el primer año.

Quizá lo más importante es que rituales como el *hara hachi bu* y otras formas de dar gracias también representan una pausa en la vida cotidiana que obliga a la gente a frenarse y a prestar atención a sus alimentos. La gente de Icaria, Cerdeña, Costa Rica y los adventistas comienzan todas sus comidas con una plegaria. En muchos casos, estos rituales que anteceden a la comida también le recuerdan a la gente que comer es algo especial, que el alimento proviene de un animal que da su vida o que es un regalo de la tierra o el producto del trabajo arduo. Este tipo de atención le reimprime valor a los alimentos. Darnos cuenta de que la comida no es algo para simplemente devorar, sino que constituye una bendición, algo que debemos respetar y valorar, puede cambiar nuestra relación con ella y con el acto de comer con otros. Hacer una pausa antes de comer propicia que el acto mismo sea disfrutable, relajante y liberador. Como me dijera alguna vez un pastor adventista: "Es más probable que consumas alimentos de calidad si expresas tu aprecio por ellos".

Cómo hacerlo:

Intenta repetir *hara hachi bu* cuando empieces a comer o, si tienes alguna inclinación religiosa, da las gracias y di una plegaria antes de empezar. Puedes encontrar tu propia forma de hacerlo: basta con hacer una breve pausa y decir o pensar lo que sientes como otra forma de reconocer la sacralidad de tus alimentos.

- Usa una pulsera azul. Puede sonar tonto, pero hacer esto te unirá a miles de otras personas que viven en las ciudades de las zonas azules en el continente. En cada uno de nuestros proyectos hemos distribuido miles de pulseras azules de plástico que se usan como simple recordatorio de que hay que bajarle a la velocidad al momento de comer. Úsala durante al menos seis semanas para reforzar el hábito. Las investigaciones demuestran que si te apegas a un comportamiento durante seis semanas llegas a un punto de inflexión que aumenta la posibilidad de que se convierta en un hábito permanente. Sólo las cosas que haces durante periodos prolongados tienen un impacto positivo en tu esperanza de vida.
- Sirve tus alimentos en la cocina antes de sentarte a la mesa. La gente come hasta 29% más cuando la comida se sirve al estilo familiar. La clave está en servir los platos en la cocina, guardar las sobras *antes* de empezar a comer y luego poner los platos en la mesa.

Ayunos intermitentes

Conoce las ventajas que tiene dejar de comer de manera ocasional. El ayuno no necesariamente implica dejar de consumir alimentos y bebidas durante días. De hecho, es posible obtener los beneficios de un ligero ayuno cada 24 horas si te organizas para comer sólo durante ocho horas al día. Para ello, es importante consumir la mitad de las calorías diarias en el desayuno. Al cuerpo le toma entre seis y 12 horas digerir y absorber una comida. Después de ese tiempo, el cuerpo entra en estado de ayuno, en el cual hace uso de las reservas —como la grasa almacenada—, por lo que establecer este horario de comer ocho horas y ayunar durante 16 puede contribuir a la pérdida de peso.

Otros ayunos deliberados de larga duración también son útiles. Si practicas alguna religión, quizá el ayuno ya sea una parte importante de tu vida. Los icarianos ortodoxos griegos ayunan hasta medio año, tiempo durante el cual no comen huevo ni carne, e incluso hay días en que evitan todo tipo de alimentos. Los católicos devotos de Cerdeña y Nicoya ayunan durante la Cuaresma, esto es, los 40 días previos a la Pascua, durante los cuales no comen carne roja en lo absoluto.

Investigaciones científicas recientes demuestran que ayunar, aunque sea un día, puede recalibrar la liberación de insulina y proporcionar un descanso al páncreas. También puede disminuir temporalmente los niveles de colesterol y la tensión sanguínea. Además, ayunar también es una forma breve de perder peso, romper con las adicciones alimenticias y hasta limpiar el tracto digestivo. Lo más convincente es que el ayuno moderado durante periodos más prolongados puede convertirse en una forma de restricción calórica que frena un poco el envejecimiento.

El ayuno activa la modalidad de supervivencia de las células del cuerpo, lo cual tiene al menos dos beneficios. En primer lugar, las células producen menos radicales libres, que son los agentes que "oxidan" nuestro cuerpo desde el interior. Los reducidos niveles de radicales libres fortalecen las arterias, las neuronas y hasta la piel. En segundo lugar, el ayuno ocasional parece reducir los niveles del factor de crecimiento similar a insulina tipo 1 (IGF-1), una hormona importante para el crecimiento celular en la juventud pero que es peligrosa en potencia después de los 20 años, pues sus niveles elevados promueven cánceres como el de próstata y el de mama, entre otros.

Las investigaciones también sugieren que el ayuno ocasional puede impedir la aparición de la demencia. Mantiene saludables los vasos sanguíneos y también puede fomentar el crecimiento de neuronas, como lo demuestran experimentos en ratones realizados por Mark P. Mattson, jefe de neurociencias de los Institutos Nacionales de Salud.

Cómo hacerlo:

- Si practicas alguna religión, únete a otros miembros de tu congregación en ayunos semanales o anuales. Los ayunos religiosos pueden ser más fáciles de realizar que los personales, pues la red social y la base moral los refuerzan.
- Encuentra un "amigo para ayunar". Es más fácil hacerlo en equipo.
- Limita tu ingesta de alimentos a 500 calorías diarias cada tercer día para establecer un programa de ayuno regular y perder peso de forma segura. Con este y con cualquier otro programa de ayuno debes beber seis vasos de agua al día.
- Intenta hacer sólo dos comidas al día: un *brunch* abundante a media mañana y una segunda comida alrededor de las cinco de la tarde.

IMPORTANTE: Consulta a tu médico antes de ayunar. Evita las dietas que fomentan la inanición más de un día a la vez.

Come con familiares y amigos

Eleva el acto de comer al grado de evento social, lo cual te ayudará a disfrutar y a digerir más los alimentos por estar compartiendo el tiempo con tus familiares o tus amigos. He compartido innumerables comidas con gente de las zonas azules, las cuales a veces llegaban a ser encuentros hasta de tres horas caracterizadas por una sucesión de pequeños platos repartidos entre brindis, anécdotas, bromas y conversaciones. Las comidas son celebraciones, momentos de dar gracias, de compartir historias y problemas y de unirse más como familia. Comer en familia te obliga a bajar el ritmo, lo cual hace menos probable que comas en exceso.

Como regla general, la gente de las zonas azules nunca come sola, jamás come de pie y nunca come con la otra mano en el volante. Como señaló mi guía icarana, Thea Parikos, cuando su familia se sienta a comer, las hormonas de estrés del día se quedan del otro lado de la puerta. Los icarianos comen despacio mientras conversan con la familia, ritual que es bueno no sólo para establecer vínculos más sólidos entre los familiares sino también para construir cuerpos más saludables.

Cómo comes es tan importante como lo que comes. Si lo haces de pie y a las carreras, o mientras conduces, las hormonas de estrés pueden interferir con tu digestión y degradar la metabolización de los alimentos. Comer rápido propicia que comas en exceso y, según demuestran los estudios, duplica tu riesgo de padecer obesidad. Un estudio de 2011 de la Universidad de Illinois demostró que niños y adolescentes que comparten comidas familiares tres o más veces a la semana son más propensos a mantener su peso normal y a tener hábitos alimenticios y patrones alimentarios más saludables, que quienes no comparten tantas comidas con su familia. Otros beneficios incluyen la disminución de la probabilidad de tener sobrepeso (12%) y de comer alimentos poco saludables

(20%), así como el aumento de la probabilidad de consumir alimentos saludables (24%). Los adolescentes que cenan con su familia tienen 15% menos probabilidades de desarrollar obesidad. Asimismo, un informe del Centro Nacional de Adicciones y Abuso de Sustancias señala que los adolescentes que cenan con su familia más de tres veces a la semana tienden a sacar mejores calificaciones en la escuela. Asegúrate de que la mesa de la cocina sea cómoda, de preferencia redonda, y lo suficientemente pequeña para fomentar la conversación familiar.

Cómo hacerlo:

- Nunca comas de pie.
- Jamás comas en el auto.
- Cuando comas solo, no hagas otra cosa al mismo tiempo. Evita leer, ver televisión o revisar el teléfono o la pantalla de la computadora. Todo eso fomenta que comas más rápido y de forma inconsciente.
- Establece un horario para cenar y la regla familiar de cenar juntos.

Celebra y disfruta la comida

Ninguno de estos rituales —de hecho, nada en este libro— debe parecer restrictivo, limitante o privativo. No te prives de nada. Date permiso de disfrutar una buena comida y la ocasional celebración indulgente. En general, hacemos como 1 100 comidas al año. Si celebramos un par de veces a la semana y disfrutamos lo que nos encanta comer, eso nos deja casi 1 000 comidas al año para hacerlas al estilo de las zonas azules.

"Lo que la gente a dieta olvida es que comer es uno de los grandes placeres de la vida —afirma Antonia Trichopoulou, quizá la principal especialista en dieta mediterránea del mundo—. ¿Por qué alguien querría perderse esto?", dice mientras señala la comida frente a nosotros.

Si te hace feliz, no te prives de esa rebanada de pastel en un cumpleaños, ni de disfrutar un buen filete a la semana. Quizá no sea lo más saludable para ti, pero, como han demostrado los habitantes de las zonas azules, el cuerpo tiene la capacidad de compensar las cosas después de una indulgencia ocasional. El truco está en encontrar un equilibrio indoloro entre disfrutar la vida y actuar de formas que nos permitan estar lo más saludables posible. En nuestro mundo, ambas fuerzas están en contraposición, pero en las zonas azules conviven en armonía.

Cómo hacerlo:

- Elige un día de la semana que será tu día de festejo para deleitarte con una comida a base de tus alimentos favoritos. Puede ser el domingo después de ir a misa, el lunes para empezar cómodamente la semana o el viernes para celebrar otra semana bien vivida.
- Siéntete libre de disfrutar la comida en celebraciones familiares y en festividades. Encuentra un equilibrio personal que te funcione bien.

Algunos de estos rituales de las zonas azules podrán parecernos familiares. Comer una, dos o hasta tres comidas al día en familia es parte de nuestras tradiciones, aunque no necesariamente sea parte de nuestra cotidianidad contemporánea. Por otro lado, hay otras que quizá parezcan extrañas y difíciles. "Comer hasta estar 80% lleno" en una cultura que promueve que comas "todo lo que puedas" puede representar un cambio sustancial de expectativas. Sin embargo, después de pasar años observando que esos rituales alimenticios son tan significativos para los centenarios que he conocido en las zonas azules, estoy convencido de que a nosotros nos beneficiarán también.

Asimismo, también nos beneficiarán nuevas lecciones sobre qué preparar en la cocina y servir en la mesa, que será lo que compartiré contigo en el resto de este capítulo.

Elecciones alimenticias para la longevidad

Ninguno de los centenarios de las zonas azules que he conocido *ha intentado* vivir hasta los 100 años. Ninguno se propuso a los 50 algo así como: "Voy a ponerme a dieta para ser longevo y vivir otros 50 años más". No cuentan las calorías, ni toman vitaminas, ni pesan los gramos de proteína, ni leen las etiquetas. No restringen su ingesta de alimentos, sino que, por el contrario, celebran con comida. Después de que hemos puesto en práctica la sabiduría de las zonas azules de todo el mundo para transformar ciudades enteras en Estados Unidos, he comenzado a creer que podemos crear ese mismo tipo de cultura en cualquier lugar.

Todo empieza con las elecciones alimenticias. La mayoría de los habitantes de las zonas azules que he conocido tienen fácil acceso a frutas y verduras de producción local, en su mayoría libres de pesticidas y orgánicas. Si no las plantan en su propio huerto, han encontrado lugares donde comprarlas y son más asequibles que otras opciones procesadas. Asimismo, han incorporado ciertos alimentos nutritivos a sus comidas diarias o semanales, los cuales no suelen encontrarse en los estantes de las tiendas de conveniencia ni en los menús de los restaurantes de comida rápida. Han heredado recetas familiares o desarrollado sus propias fórmulas para preparar alimentos saludables que saben bien, lo cual es parte fundamental del asunto, puesto que si no te gusta lo que comes no lo vas a comer durante mucho tiempo.

Los alimentos fundamentales para cada conjunto de centenarios de las zonas azules varía de una cultura a otra. Los hemos enumerado al final de cada capítulo en la primera parte, y los encontrarás reunidos en la página 225. No obstante, igual de importantes son los lineamientos para seleccionar los alimentos que hemos desarrollado después de visitar varias zonas azules y descubrir las mejores formas de traducir esos valores a la alimentación típica estadounidense.

Los hallazgos expuestos aquí representan los resultados de un estudio longitudinal, estadístico y con bases científicas. Necesitábamos información que no fuera meramente anecdótica o que estuviera basada en entrevistas, visitas a la cocina o comidas compartidas con centenarios en lo individual. Analizamos más de 150 estudios alimenticios realizados en las zonas azules durante el último siglo y luego destilamos dichos estudios para llegar a un promedio general de lo que en realidad comen las personas más longevas del mundo.

Aquí encontrarás algunos de los lineamientos que puedes seguir para comer igual que ellos y vivir hasta los 100.

Lineamientos alimenticios
95% de origen vegetal | 5% de origen animal

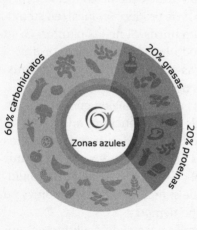

CARBOHIDRATOS
Más
  Frijoles, 1 taza al día
  Hortalizas de hoja verde/verduras, ½ taza al día
  Frutas, 2-3 al día
  Frutos secos, 60 gramos al día
  Cereales integrales, diario
Menos
  Papas, 2 por semana máximo
  Dulces, 2 por semana máximo
  Frituras, 1 por semana
  Refresco, 1 por semana

GRASAS
Más
  Aceite de oliva, 4 cucharadas diarias
  Frutos secos, 60 gramos al día
Menos
  Carne, menos de 2 por semana
  Grasas trans, ninguna

PROTEÍNAS
Más
  Frijoles, 1 taza al día
  Tofu, ½ taza al día
  Hortalizas, 1 taza al día
Menos
  Carne, menos de 2 por semana
  Pescado, 2 por semana
  Lácteos (queso de oveja o de cabra; sin lácteos provenientes de vacas), 2 por semana

60% carbohidratos
20% grasas
20% proteínas
Zonas azules

Lineamientos alimenticios de las zonas azules

Sigue estos lineamientos y expulsarás de tu vida los almidones y los azúcares refinados, y los remplazarás de manera natural por alimentos más completos, nutritivos y ricos en fibra.

1. **INCLÍNATE POR LAS PLANTAS.** Logra que 95% de tu comida sea de origen vegetal.

Limita el consumo de proteína de origen animal a no más de una pequeña porción al día. Dales preferencia a las leguminosas, a las hortalizas de hoja verde, a los camotes y boniatos, a las frutas, a los frutos secos y a las semillas. Los cereales integrales también están bien. Aunque los habitantes de cuatro de cinco zonas azules consumen carne, lo hacen de forma esporádica, pues la consideran un alimento celebratorio, una guarnición o un ingrediente para dar sabor a la comida. En palabras de nuestro consultor Walter Willet, de la Facultad de Salud Pública de Harvard, "la carne es como la radiación: no sabemos cuál es el nivel seguro para la humanidad". Ciertamente, las investigaciones sugieren que los adventistas vegetarianos de 30 años vivirán hasta ocho años más que sus contrapartes consumidoras de carne. Al mismo tiempo, aumentar la cantidad de alimentos de origen vegetal en las comidas tiene muchos efectos positivos para la salud. En las zonas azules la gente come una variedad sorprendente de verduras de temporada, las cuales también secan o preparan en conserva para disfrutarlas cuando no es temporada. Los mejores alimentos para la longevidad son las hortalizas de hoja verde como la espinaca, la col rizada, las hojas de betabel y rábano, la acelga y todo tipo de coles. En Icaria, más de 75 variedades de hojas verdes comestibles crecen de manera silvestre, y muchas de ellas contienen 10 veces más polifenoles que el vino tinto. Hay estudios que han demostrado que la gente de mediana edad que consume el equivalente a una taza de hojas verdes cocidas al día *tiene menos probabilidades de morir en los siguientes cuatro años* que quienes no las comen.

Los científicos también han descubierto que la gente que consume 100 gramos de fruta al día (como una manzana) tiene 60% menos probabilidades de morir durante los siguientes cuatro años que quienes no consumen fruta en lo absoluto.

Muchos aceites se derivan de plantas y todos son preferibles a las grasas de origen animal. No podemos afirmar que el aceite de oliva es el único aceite de origen vegetal saludable, pero sin duda es el más usado en las zonas azules. Las evidencias demuestran que el consumo de aceite de oliva aumenta los niveles de colesterol bueno y reduce los de colesterol malo. En Icaria descubrimos que para la gente de mediana edad consumir seis cucharadas de aceite de oliva al día parecía reducir a la mitad el riesgo de morir pronto. En combinación con frutas y verduras de temporada, los cereales enteros y las leguminosas dominan las comidas en las zonas azules durante todo el año.

Cómo hacerlo:

- Ten tus frutas y verduras favoritas a la mano. No intentes obligarte a comer las que no te gustan. Es posible que funcione durante un rato, pero tarde o temprano te hartarás. Intenta abastecerte de una variedad de frutas y verduras que te gusten. Si no tienes acceso a verduras frescas y asequibles, las congeladas funcionan igual de bien. (De hecho, tienen más nutrientes por haber sido congeladas poco después de ser cosechadas, en lugar de haber viajado durante semanas hasta tu supermercado local.)
- Utiliza aceite de oliva en lugar de mantequilla. Sofríe las verduras a fuego bajo en aceite de oliva. También puedes darle el toque final a verduras al vapor o hervidas rociándoles un poco de aceite de oliva adicional, el cual, además, siempre debes tener en la mesa.

- Abastécete de cereales integrales. Descubrimos que la avena, la cebada, el arroz integral y el maíz molido figuran en las dietas de las zonas azules de todo el mundo. El trigo no desempeñaba un papel tan fundamental en esas culturas, y los cereales que consumían contenían menos gluten que las variedades modernas de trigo.

- Usa cualquier verdura que esté en tu refrigerador para preparar una sopa de verduras. Pícalas, sofríelas en aceite de oliva y hierbas, y añade agua hirviendo. Deja que hierva hasta que las verduras queden bien cocidas, y luego sazona al gusto. Congela la sopa que no consumas en el momento en contenedores individuales o familiares, y sírvela otro día de la semana o del mes cuando no tengas tiempo para cocinar.

Nota acerca de la proteína

A todos nos han enseñado que nuestro cuerpo necesita proteína para tener huesos fuertes y desarrollar músculos, pero ¿cuál es la cantidad adecuada? La mujer estadounidense promedio consume 70 gramos de proteína al día, mientras que el hombre promedio consume más de 100 gramos. Es demasiado. Los Centros de Control y Prevención de Enfermedades recomiendan consumir de 46 a 56 gramos diarios.

No obstante, la cantidad no es lo único que importa. También es indispensable consumir el tipo de proteína adecuada. Las proteínas (también conocidas como aminoácidos) vienen en 21 variedades. De ellas, el cuerpo es incapaz de producir nueve, las cuales se conocen como los "nueve aminoácidos esenciales", pues los necesitamos y debemos obtenerlos de la comida. La carne y los huevos proporcionan los nueve aminoácidos, mientras que hay pocas fuentes de los mismos que sean de origen vegetal. Sin embargo, la carne y los huevos también aportan grasa y colesterol, los cuales tienden a promover las cardiopatías y el cáncer. Por lo tanto, si quieres comer al estilo de las zonas azules y enfatizar los alimentos de origen vegetal, ¿cómo resolverás el dilema? La clave está en "emparejar" ciertos alimentos. Al combinar los alimentos de origen vegetal correctos, obtendrás todos los aminoácidos esenciales. No sólo cubrirás tus necesidades proteínicas sino también mantendrás a raya el consumo de calorías.

2. **ALÉJATE DE LA CARNE**. No consumas carne más de dos veces a la semana.

Come carne dos veces a la semana o menos en porciones de no más de 60 gramos cocidos. Dale preferencia al pollo de pastoreo libre auténtico, al cerdo o al cordero de granja familiar, en lugar de consumir carnes de producción industrial. *Evita a toda costa* carnes procesadas como salchichas y embutidos.

En la mayoría de las zonas azules la gente consume cantidades moderadas de cerdo, pollo o cordero. (Los adventistas son la excepción, pues no comen carne roja en absoluto.) Las familias tienen la tradición de sacrificar un cerdo o una cabra para las celebraciones y las festividades, y comen su carne en abundancia. Por lo regular guardan las sobras, que usan ocasionalmente como grasa para freír o como condimento para dar sabor a la comida. Los pollos pastorean libremente, comen larvas y cacarean por doquier. No obstante, la carne de pollo también es un lujo ocasional que se reparte en varias comidas.

Al hacer un promedio del consumo de carne en todas las zonas azules, descubrimos que la gente comía cantidades pequeñas de carne, en porciones de 30 a 60 gramos, alrededor de *cinco veces al mes*. Una vez al mes se daban un festín, por lo regular de cerdo o de cabra rostizada u horneada. Ni la res ni el pavo tienen presencia significativa en la dieta promedio de ninguna de las zonas azules.

Carnes de libre pastoreo

La carne que consume la gente de las zonas azules proviene de animales de libre pastoreo. Estos animales no están saturados de hormonas, pesticidas ni antibióticos, y no padecen la miseria de las unidades de engorda. Las cabras pastorean continuamente en campos de pasto, follaje y hierbas. Los cerdos de Cerdeña e Icaria comen restos de la cocina y también se alimentan de bellotas y raíces silvestres. Estas prácticas ganaderas tradicionales producen carne con mayores niveles de ácidos grasos omega 3 saludables que la grasosa carne de animales alimentados con cereales.

Ahora bien, no estamos seguros si la gente vive más porque come poca carne o si prospera *a pesar* de ello. Tienen tantas prácticas saludables en las zonas azules que quizá se las arreglan bien comiendo poca carne de cuando en cuando porque su efecto dañino se contrarresta con otros alimentos y otros estilos de vida. Como diría mi amigo Dean Ornish: "Mientras más prácticas saludables adoptes, más saludable serás".

Cómo hacerlo:

- Aprende a distinguir cómo se ven 60 gramos de carne cocida: pollo, como medio filete de pechuga o la carne (sin piel) de una pierna; cerdo o cordero, una chuleta o una rebanada del tamaño de una baraja de cartas *cuando está cruda.*
- Evita comprar res, salchichas, embutidos y otras carnes procesadas.
- Busca sustitutos de origen vegetal para la carne que sueles usar como platillo principal. Prueba el tofu ligeramente salteado y rociado con aceite de oliva; el tempeh, otro producto de soya, o las hamburguesas de frijol negro o de garbanzo.
- Elige dos días a la semana en los que comas carne u otros alimentos de origen animal, y disfrútalos sólo esos días.

Puesto que las porciones de carne de los restaurantes casi siempre son de 240 gramos o más, divide los platillos de carne con alguien más y pide de antemano un recipiente para llevar la mitad de la porción a casa para comerla después.

PAREJAS DE PROTEÍNAS PERFECTAS

Peter J. Woolf, ingeniero químico y ex asistente de profesor de la Universidad de Michigan, trabajó con otros científicos y analizó más de 100 alimentos de origen vegetal para identificar las combinaciones y las proporciones que cubren de forma más eficiente nuestras necesidades proteínicas.

He aquí algunas de nuestras combinaciones favoritas:

Tentempiés rápidos y fáciles de preparar

• 1 ½ tazas de edamame cocido, rociado con salsa de soya.
• ¼ de taza de nueces de Castilla más 1 ½ tazas de edamame cocido.

Combos bajos en calorías

• 1 ⅓ tazas de pimientos rojos picados más 3 tazas de coliflor cocida.
• 2 tazas de zanahoria picada más 1 taza de lentejas cocidas.
• 3 tazas de hojas de mostaza cocidas más 1 taza de garbanzos cocidos.
• 2 tazas de zanahorias cocidas más 1 taza de frijoles de lima.
• 1 taza de frijol pinto cocido más 1 ¼ tazas de elote dulce cocido.

Platillos ultrallenadores

• 1 ¼ tazas de arroz integral cocido más 1 taza de garbanzos cocidos.
• 1 ½ tazas de grelo cocido más 1 ⅓ tazas de arroz salvaje cocido.
• ⅔ de taza de tofu extra firme más 1 taza de arroz integral cocido.
• ½ taza de tofu firme más 1 ¼ tazas de fideos soba cocidos.

3. **EL PESCADO ESTÁ BIEN.** Come hasta 90 gramos de pescado al día.

Piensa que 90 gramos de pescado se ven como del tamaño de una baraja de cartas *cuando está crudo*. Elige pescados comunes y abundantes, no especies que estén en peligro de extinción por culpa de la pesca excesiva. El Estudio de Salud Adventista 2, que ha dado seguimiento a 96 000 estadounidenses desde 2002, descubrió que la gente que vive más no es la vegana ni la omnívora, sino la piscivegetariana, esto es, la que lleva una dieta a base de productos de origen vegetal pero que incluye pequeñas porciones de pescado, hasta una vez al día. En otras zonas azules, el pescado es parte común de la dieta diaria y se consume en promedio entre dos o tres veces a la semana.

Hay otras consideraciones éticas y sanitarias implicadas en la inclusión de pescado en la dieta. En las zonas azules del mundo, en la mayoría de los casos, el pescado que se come es pequeño y relativamente asequible, como sardinas, anchoas y bacalao, que son especies que están a la mitad de la cadena alimenticia y no están tan expuestas a altos niveles de mercurio y otras sustancias químicas que contaminan la carne de los pescados gourmet actuales. La gente de las zonas azules no explota las aguas como los corporativos pesqueros, los cuales amenazan con acabar con especies enteras. Los pescadores de las zonas azules no se pueden dar el lujo de romper el equilibrio de los ecosistemas en los que habitan. Por otro lado, no hay evidencias que inclinen la báscula hacia algún tipo de pescado en particular, incluido el salmón.

Cómo hacerlo:

- Aprende a identificar cómo se ven 90 gramos de pescado, ya sea de pescado grande como trucha o de pescado pequeño como sardina o anchoa.
- Prefiere pescados que están a la mitad de la cadena alimenticia, como trucha, mojarra, mero, sardina y an-

choa. Evita consumir depredadores, como pez espada, tiburón o atún. También evita las especies sobreexplotadas, como el róbalo chileno.

• Prescinde de los pescados de piscifactoría, los cuales son criados en espacios muy reducidos y requieren la administración de antibióticos, pesticidas y colorantes.

4. **DISMINUYE LOS LÁCTEOS.** Reduce al mínimo tu consumo de leche de vaca y productos lácteos como queso, crema y mantequilla.

La leche de vaca no ocupa un lugar significativo en las zonas azules, excepto en la de los adventistas, algunos de los cuales comen huevo y productos lácteos. En términos de alimentación humana, los lácteos son relativamente nuevos, pues su introducción data apenas de 8 000 a 10 000 años. Nuestros sistemas digestivos no son óptimos para digerir la leche ni sus derivados (a menos que se trate de leche humana) y ahora sabemos que la cantidad de gente que (incluso sin saberlo) tiene dificultades para digerir la lactosa puede llegar a 60 por ciento.

Los argumentos en contra del consumo de leche de vaca suelen enfocarse en su alto contenido de grasa y de azúcar. Neal Barnard, fundador y presidente del Comité Médico de Medicina Responsable, señala que 49% de las calorías de la leche entera y alrededor de 70% de las calorías del queso provienen de su contenido graso, mucho del cual es grasa saturada. Toda la leche también contiene lactosa. Alrededor de 55% de las calorías de la leche descremada proviene de la lactosa, por ejemplo.

Aunque los estadounidenses han confiado en la leche como fuente de calcio y proteína durante varias décadas, la gente de las zonas azules obtiene esos mismos nutrientes de fuentes de origen vegetal. Una taza de col rizada cocida o $2/3$ de taza de tofu, por ejemplo, proporcionan tanto calcio biodisponible como una taza de leche.

Consumir pequeñas cantidades de productos de leche de oveja o de cabra, en particular el yogurt de leche entera fermentado de manera natural sin azúcares añadidos, unas cuantas veces a la semana, está bien. Los productos de leche de cabra o de oveja ocupan un papel prominente en los menús tradicionales tanto de Icaria como de Cerdeña. No podemos saber si la leche de cabra o de oveja hace a la gente más saludable o si es el hecho de que las personas de las zonas azules suben y bajan por terrenos montañosos para pastorear a sus cabras o sus ovejas. Curiosamente, la mayor parte de la leche de cabra que consumen no es líquida, sino en productos fermentados como yogurt, leche agria o queso. Aunque la leche de cabra contiene lactosa, también tiene lactasa, una enzima que ayuda al cuerpo a digerir la lactosa.

Cómo hacerlo:

- Prueba la leche de soya, de coco o de almendra sin endulzar como alternativa a los lácteos. La mayoría de éstas contienen tanta proteína como la leche normal y por lo regular sabe bien o incluso mejor.
- Satisface tus antojos ocasionales con queso elaborado de leche de cabra o de oveja de libre pastoreo. Prueba el pecorino sardo o el feta griego. Ambos tienen mucho sabor, por lo que no necesitas consumirlos en grandes cantidades.

5. **COME HUEVO OCASIONALMENTE.** No consumas más de tres piezas a la semana.

Los huevos se consumen en las cinco zonas azules, donde las personas los comen de dos a cuatro veces a la semana en promedio. Al igual que con la proteína proveniente de la carne roja, el huevo es una guarnición, que se acompaña con una porción grande de cereales integrales o con algún otro platillo a base de plantas. Los nicoyanos fríen un huevo y lo envuelven en tortilla, acompañado de una guarnición de frijoles.

La gente de Okinawa hierve el huevo en la sopa. La gente del Mediterráneo fríe un huevo como guarnición, acompañado de pan, almendras y aceitunas para desayunar.

Los huevos de las zonas azules son de gallinas de libre pastoreo que comen gran variedad de alimentos naturales y no reciben hormonas ni antibióticos, además de que producen huevos de lenta maduración que suelen tener mayor contenido de ácidos grasos omega 3. Los huevos de granja industrial maduran cerca de dos veces más rápido que los huevos puestos por las especies de gallinas criadas en las zonas azules.

Este producto aporta proteínas que incluyen aminoácidos necesarios para el cuerpo, además de vitaminas B, A, D y E, y minerales como selenio. Datos tomados del Estudio de Salud Adventista 2 mostraron que los ovovegetarianos viven ligeramente más que los veganos (aunque también tienden a pesar más).

Existen otras inquietudes sanitarias que pueden influir en tu decisión de comer huevo. Los diabéticos deben tener cuidado de comer la yema, además de que el consumo de huevo se relaciona con mayor incidencia de cáncer de próstata en los hombres y con problemas renales exacerbados en mujeres. Los expertos siguen discutiendo el efecto del colesterol alimenticio en las arterias, aunque algunas personas con problemas cardiacos o circulatorios se abstienen de consumir huevo, independientemente de la discusión en curso.

Cómo hacerlo:

- Compra sólo huevos pequeños de gallinas de libre pastoreo.
- Combina un desayuno de un huevo con fruta u otros alimentos de origen vegetal, como avena o pan integral.
- Intenta sustituir los huevos revueltos por tofu revuelto.
- Al hornear, usa ¼ de taza de puré de manzana, ¼ de taza de puré de papa o un plátano pequeño como susti-

tuto de un huevo. También hay formas de usar semillas de linaza o agar (un extracto de alga) en recetas que llevan huevo. En internet puedes encontrar las instrucciones para usar estos ingredientes.

6. **COME UNA DOSIS DIARIA DE FRIJOLES.** Consume al menos ½ taza al día de leguminosas.

Las leguminosas son uno de los ejes de todas las dietas de las zonas azules del mundo: frijoles negros en Nicoya; lentejas, garbanzo y frijol blanco en el Mediterráneo, y soya en Okinawa. Las poblaciones más longevas de estas zonas azules comen en promedio al menos cuatro veces más leguminosas que nosotros. Un estudio realizado en cinco países y financiado por la Organización Mundial de la Salud descubrió que consumir 20 gramos de frijoles al día reduce el riesgo de morir durante ese mismo año alrededor de 8 por ciento.

El punto central es que las leguminosas son el superalimento por excelencia. En promedio, son 21% proteína, 77% carbohidratos complejos (que te proporcionan energía constante y de larga duración, en lugar de los picos de energía que causan carbohidratos refinados como la harina refinada) y sólo un porcentaje muy pequeño de grasa. También constituyen una excelente fuente de fibra. Son poco costosos y versátiles, vienen en una gran variedad de texturas y poseen más nutrientes por gramo que cualquier otro alimento sobre la faz de la tierra.

Los seres humanos hemos comido leguminosas desde hace al menos 8 000 años y ya son parte de nuestro ADN culinario. Incluso el Libro de Daniel (1:1-21), de la Biblia, ofrece una dieta de leguminosas de dos semanas para ayudar a los niños a estar más sanos. El promedio alimenticio de las zonas azules de al menos ½ taza diaria aporta casi todas las vitaminas y los minerales que se necesitan. Y, dado que las leguminosas son tan llenadoras, es probable que te impidan consumir otros alimentos menos saludables. Asimismo, el alto contenido de fibra ayuda a que los probióticos se reproduzcan en los intestinos.

Cómo hacerlo:

- Encuentra formas de cocinar leguminosas que les agraden a ti y a tu familia. Los centenarios de las zonas azules saben cómo hacer que las leguminosas sepan deliciosas. Si no tienes recetas predilectas, prueba tres de las recetas de leguminosas que contiene este libro durante el siguiente mes.
- Asegúrate de tener siempre en la alacena una amplia variedad de leguminosas. Los frijoles secos son más baratos, pero los de lata permiten cocinar más rápido. Cuando compres frijoles de lata, asegúrate de leer la etiqueta: los únicos ingredientes que deben tener son frijoles, agua, especias y quizá una pequeña cantidad de sal. Evita las marcas con grasas o con azúcares añadidas.
- Usa frijoles molidos como espesante para preparar las sopas cremosas y ricas en proteínas.
- Haz las ensaladas más abundantes aderezándolas con alguna leguminosa. Puedes acompañarlas de *hummus* o con hamburguesas de frijol negro para darles un toque distintivo.
- Mantén tu cocina bien abastecida de condimentos que vayan bien con las leguminosas y les den un sabor delicioso. Las recetas de leguminosas mediterráneas, por ejemplo, suelen incluir zanahorias, apio y cebolla, y van sazonadas con ajo, tomillo, pimienta y hojas de laurel.
- Cuando salgas a cenar a un restaurante, opta por alguno de comida mexicana, pues casi siempre sirven frijoles negros o pintos. Mejóralos con arroz, cebollas, pimientos, guacamole y salsa picante. Evita las tortillas de harina de trigo y opta por las de maíz.

7. **EVITA EL AZÚCAR.** No consumas más de siete cucharadas de azúcar añadida al día.

Los centenarios suelen comer cosas dulces sólo durante las celebraciones. Sus alimentos no contienen azúcar añadida y por lo regular endulzan sus infusiones con miel. Esto representa como siete cucharadas de azúcar al día. La lección para nosotros es ésta: disfrutemos las galletas, los dulces y los productos de panadería sólo unas cuantas veces a la semana y de preferencia como parte de una comida completa. Evita los alimentos con azúcar añadida. Descarta cualquier producto que contenga azúcar entre los primeros cinco ingredientes de la lista. Limita la cantidad de azúcar añadida al café, el té y otros alimentos a no más de cuatro cucharadas al día. Y rompe con el hábito de elegir tentempiés con mucha azúcar.

Seamos realistas: es imposible evitar el azúcar. Está presente de forma natural en frutas, verduras y hasta en la leche. Pero ése no es el problema. Entre 1970 y 2000 la cantidad de azúcares añadidas en el suministro de comida aumentó 25%, lo que representa cerca de 22 cucharadas de azúcar añadida que consumimos en promedio cada día, en forma de azúcares insidiosas ocultas en refrescos, yogurt, panecillos y salsas. Se ha demostrado que el exceso de azúcar en la dieta suprime el sistema inmune y dificulta el combate de las enfermedades. También aumenta de golpe los niveles de insulina, lo cual puede derivar en diabetes y en menor capacidad reproductiva, e incluso puede restar años de vida. En las zonas azules, la gente consume más o menos la misma cantidad de azúcares de origen natural que los estadounidenses, pero como $1/5$ de la cantidad de azúcar añadida. La clave: son conscientes de su consumo de azúcar; no lo hacen por hábito ni por accidente.

Cómo hacerlo:

- Recurre a la miel como tu endulzante predilecto. Reconozco que la miel también aumenta de golpe los niveles de glucosa en la sangre al igual que el azúcar, pero su espesor hace que no sea fácil de disolver en líquidos fríos y que tampoco sea tan sencilla de manipular. Por lo tanto, si la consumes de forma más consciente, la usarás en menores cantidades. La miel es un alimento integral, y algunas mieles, como la icariana, contienen propiedades antiinflamatorias, anticancerígenas y antimicrobianas.

- Evita bebidas procesadas y endulzadas como refrescos, tés y bebidas de frutas. El refresco endulzado con azúcar es la principal fuente de azúcares añadidas de nuestra dieta; de hecho, su consumo es responsable de 50% del aumento de peso en Estados Unidos desde 1970. Una lata de refresco por sí sola contiene alrededor de 10 cucharadas de azúcar. Si es indispensable que bebas refresco, elige alguno de dieta o, mejor aún, agua mineral.

- Consume dulces y postres sólo como alimento celebratorio. La gente de las zonas azules ama las cosas dulces (galletas, pasteles, tartas y todo tipo de postres), pero casi siempre las sirve en las celebraciones, después de la comida del domingo, como parte de una festividad religiosa o durante las fiestas del pueblo. De hecho, suele haber postres específicos para esas ocasiones especiales. Limita los postres o cosas dulces a 100 calorías. Come sólo una porción al día o menos.

- Piensa en la fruta como tu postre. Elige fruta fresca en lugar de fruta deshidratada. La fruta fresca tiene más agua y te hará sentir más lleno con menos calorías. En el caso de la fruta deshidratada, como las pasas y los dátiles, las azúcares están concentradas en proporciones mucho mayores que en una porción típica de fruta fresca.

- Ten cuidado con los alimentos procesados que contienen azúcar añadida, en particular las salsas, los aderezos de ensalada y la cátsup. Muchos de éstos contienen varias cucharadas de azúcar añadida.

- Cuídate de los productos que se anuncian como "bajos en grasa", muchos de los cuales contienen azúcar para compensar la falta de grasa. Algunos yogurts bajos en grasa, por ejemplo, suelen contener más azúcar que el refresco.
- Si tu antojo de algo dulce persiste, prueba endulzar tu café o tu té con stevia. No es un ingrediente auténtico de las zonas azules, pero es muy concentrado, así que probablemente es mejor que el azúcar refinada.

8. BOTANEA CON FRUTOS SECOS. Come dos puñados de frutos secos al día.

Un puñado de frutos secos equivale a 60 gramos, lo cual parece ser la cantidad promedio que consumen los centenarios de las zonas azules. Todos son buenos: las almendras de Icaria y Cerdeña, los pistaches de Nicoya y todo tipo de frutos secos que consumen los adventistas. Los consumidores de frutos secos viven en promedio de dos a tres años más que quienes no los comen, según el Estudio de Salud Adventista 2. De igual modo, una investigación reciente realizada en Harvard que dio seguimiento a 100000 personas durante 30 años descubrió que quienes consumían frutos secos tenían una mortalidad 20% menor que quienes no los comían. Otros estudios muestran que las dietas con frutos secos reduce las cantidades de colesterol LDL, el colesterol "malo", de 9 a 20%, sin importar la cantidad de frutos secos consumidos ni los niveles de grasa que contienen. Otros ingredientes saludables que los caracterizan son cobre, fibra, folato, vitamina E y agrimina, un aminoácido.

Cómo hacerlo:

- Ten frutos secos a la mano en la oficina para un tentempié de media mañana o media tarde. Lleva contigo paquetes pequeños para viajes o traslados en auto.
- Intenta añadir más frutos secos y otras semillas a ensaladas y sopas.

- Abastécete de una gran variedad de frutos secos. La mezcla óptima es la siguiente: almendras (altas en vitamina E y magnesio), cacahuates (altos en proteína y folato, un tipo de vitamina B), nueces de Brasil (altas en selenio, un mineral que se cree protege contra el cáncer de próstata), nueces de la India (altas en magnesio) y nueces de Castilla (altas en ácido alfa-linoléico, el único ácido graso omega 3 presente en alimentos de origen vegetal). Todos te ayudarán a reducir tus niveles de colesterol.
- Incorpora los frutos secos a tus comidas regulares como fuente de proteína.
- Come algunos antes de la comida o la cena para reducir la carga glicémica general.

9. **AGRIO, SÓLO EL PAN.** Remplaza el pan común por pan agrio o pan de harina 100% integral.

El pan ha sido parte fundamental de la alimentación humana al menos durante 10 000 años. En tres de las cinco zonas azules sigue siendo un alimento primario. Aunque no suele usarse para hacer sándwiches, figura en la mayor parte de las comidas. Sin embargo, lo que los habitantes de las zonas azules comen es muy distinto de lo que nosotros compramos en el supermercado. El pan que más se comercializa está hecho con harina refinada y blanqueada, la que en el organismo se convierte rápidamente en azúcar. El pan blanco aporta prácticamente puras calorías vacías y aumenta de golpe la producción de insulina. De hecho, el pan blanco (junto con la glucosa) representa el índice glicémico estándar de 100, contra el cual se mide el resto de los alimentos.

Las harinas refinadas no son el único problema inherente a los panes blancos o de trigo. El gluten, que es una proteína, le proporciona al pan mucha de su textura y consistencia, pero también causa problemas digestivos a algunas personas. El pan de las zonas azules es diferente, ya sea integral o agrio, cada uno de los cuales tiene sus propias cualidades. Los panes en Icaria y en Cerdeña, por ejemplo, están elaborados con una variedad de granos 100% integrales, incluyendo trigo, cebada y centeno, cada uno de los cuales ofrece un amplio espectro de nutrientes, como triptófano (un aminoácido), selenio y magnesio. Todos los cereales integrales poseen mayores niveles de fibra que la mayoría de las harinas de trigo comunes. Curiosamente, la cebada también es el alimento que más se relaciona con la longevidad en Cerdeña.

Otros panes tradicionales de las zonas azules se preparan con bacterias llamadas lactobacilos, las cuales se presentan de manera natural en los panes y "digieren" los almidones y el gluten, al tiempo que hacen que el pan se infle. El proceso también produce un ácido que da el sabor agrio al pan agrio. El resultado es pan con menos gluten que los panes etiquetados como "libres de gluten" (y como una milésima parte de la cantidad de gluten contenida en los panes normales), que tiene mayor vida útil y un sabor agrio peculiar que a la mayoría de la gente le agrada. Lo más importante es que de hecho los panes agrios tradicionales *disminuyen* la carga glicémica de la comida. Eso significa que vuelven tu comida entera más saludable, que la energía que aportan es de larga duración, que no fuerzan tu páncreas y que es más probable que sus calorías estén disponibles como energía y no que se acumulen en forma de grasa.

Ten presente que el pan agrio comercial que venden en los supermercados es muy distinto al pan agrio tradicional y auténtico, y por lo tanto es posible que no posea las mismas cualidades nutricionales. Si quieres comprar pan agrio auténtico, busca una panadería local y confiable, y pregunta por su masa madre. Una panadería que no pueda responderte esa pregunta probablemente no hace pan agrio auténtico.

Cómo hacerlo:

- Si vas a comer pan, asegúrate de que sea pan agrio auténtico, como el que se prepara en Icaria. Debe ser pan de preparación lenta que se elabora con lactoba-cilos como agente fermentador y no con levadura comercial.

- Intenta hacer pan agrio en casa con auténtica masa madre para pan agrio.
- Prueba el pan de cereales germinados. Según los expertos, cuando los cereales germinan, los almidones y las proteínas se vuelven más fáciles de digerir. Los panes germinados también aportan más aminoácidos esenciales, minerales y vitaminas B que los panes de cereales integrales, así como mayores cantidades de hierro disponible. De hecho, se considera que los germinados están entre los alimentos más nutritivos del planeta.
- Elige pan de centeno integral o pan negro en lugar del pan de trigo integral. Su índice glicémico es menor, pero no olvides fijarte en la etiqueta. Evita consumir panes de centeno que incluyan harina de trigo como primer ingrediente y busca aquellos en los que la harina de centeno figure como primera en la lista. La mayoría de los panes que venden en los supermercados no son auténticos de centeno.
- Elige o prepara panes que incluyan semillas, frutos secos, frutas secas y cereales integrales. Un alimento integral (consulta la siguiente regla de las zonas azules), como la linaza, añade sabor, complejidad, textura y valor nutricional al pan.
- Busca (u hornea) pan de cebada integral con un promedio de 75 a 80% de semillas de cebada integrales.
- En general, si tomas una rebanada de pan y puedes aplastarla hasta formar una bola, es el tipo de pan que debes evitar. Busca panes compactos, densos y de cereales 100% integrales que estén mínimamente procesados.

10. **INTEGRA LO INTEGRAL.** Consume alimentos que sean reconocibles por lo que son.

Otra definición de "alimento integral" es la siguiente: el que está hecho de un solo ingrediente, crudo, cocido, molido o fermentado, y que no está altamente procesado. (El tofu es un alimento mínimamente procesado, por ejemplo, mientras que los macarrones con queso de caja y las banderillas congeladas son alimentos altamente procesados.)

En todas las zonas azules del mundo la gente consume alimentos integrales por tradición. No desecha la yema para hacer un omelet de claras, ni le quita la grasa a su yogurt o cuela el jugo de cítricos para quitarle la pulpa. Tampoco enriquece ni añade ingredientes adicionales a sus alimentos para cambiar su perfil nutrimental. En lugar de tomar vitaminas u otro tipo de complementos alimenticios, obtiene todo lo que necesita de alimentos integrales con alta densidad de nutrientes y ricos en fibra. Y, cuando prepara platillos, por lo regular éstos contienen media docena de ingredientes o poco más que sólo se revuelven.

Casi toda la comida que consumen los centenarios de las zonas azules (hasta 90%) también se cultiva en un radio de 15 kilómetros de su hogar. La preparación de los alimentos es sencilla: comen frutas y verduras crudas; muelen los cereales integrales ellos mismos y los preparan lentamente. Usan la fermentación —una forma antigua de hacer biodisponibles los nutrientes— en el tofu, el pan agrio, el vino y las verduras en conserva que comen.

Puesto que sólo consumen alimentos integrales, las personas que viven en las zonas azules rara vez ingieren conservadores artificiales. Los alimentos que consumen, en particular los cereales, se digieren lentamente, por lo que no padecen disparos de azúcar en la sangre. Los nutriólogos están empezando a entender cómo los elementos de la planta entera (en lugar de los nutrientes aislados) trabajan en sinergia para promover la buena salud. Probablemente hay muchos miles de fitonutrientes (componentes nutrimentales propios de las plantas) que aún estamos por descubrir.

Cómo hacerlo:

- Compra tus alimentos en mercados de productores locales o en mercados comunitarios.
- Evita los alimentos procesados.
- Prescinde de los alimentos envueltos en plástico.
- Evita los productos alimenticios hechos con más de cinco ingredientes.
- Prescinde de las comidas prefabricadas o listas para comer.
- Intenta comer diariamente al menos tres alimentos superazules (*véase el siguiente recuadro*). No es necesario que los consumas en cantidades copiosas, pero es probable que descubras que aumentan tu energía y tu vitalidad, por lo que es menos factible que recurras a las cosas azucaradas y grasientas que te proporcionan "satisfacción" inmediata (y efímera).

ALIMENTOS SUPERAZULES

Una forma de asegurarte de comer suficientes alimentos integrales es consumir diariamente al menos tres de estos alimentos.

1. Leguminosas: de todo tipo, ya sean frijoles negros o pintos, garbanzos, lentejas.
2. Hortalizas de hoja verde: espinaca, col rizada, acelga, hojas de betabel, hojas de hinojo.
3. Camotes: no los confundas con el boniato.
4. Frutos secos de todo tipo: almendras, cacahuates, nueces de Castilla, semillas de girasol, nueces de Brasil, nueces de la India.
5. Aceite de oliva: verde y extravirgen. Ten en cuenta que el aceite de oliva se descompone rápidamente, por lo cual no es recomendable que compres más de lo que usarás en un mes.

6. Avena: de lenta cocción o cortada con acero son las mejores opciones.
7. Cebada: en sopa, como cereal caliente o molida en pan.
8. Frutas: de todo tipo.
9. Infusiones herbales o té verde.
10. Cúrcuma: como especia o en té

Regla de las bebidas de las zonas azules

Toma café en el desayuno, té en la tarde, vino a las cinco de la tarde y agua todo el día. Nunca bebas refresco, ni siquiera de dieta.

Salvo muy pocas excepciones, la gente de las zonas azules bebe agua, café, té y vino. Punto. (El refresco, que representa la mitad de la ingesta de azúcar en Estados Unidos, es desconocido para casi todos los centenarios de las zonas azules.) Cada una de estas bebidas tiene su razón de ser.

AGUA. Los adventistas recomiendan explícitamente tomar siete vasos de agua al día y citan estudios que demuestran que estar bien hidratado facilita el flujo sanguíneo y reduce las probabilidades de una embolia. Yo considero que también tiene otra ventaja; si la gente bebe agua, no necesita tomar bebidas azucaradas (refresco, bebidas energéticas y jugos de fruta) ni endulzadas artificialmente, muchas de las cuales pueden ser cancerígenas.

CAFÉ. La gente de Cerdeña, Icaria y Nicoya bebe cantidades copiosas de café. Las investigaciones asocian el consumo de este producto con menor incidencia de demencia y Parkinson. Asimismo, en las zonas azules el café tiende a ser de sombra, práctica que beneficia a las aves y al medio ambiente, y que refleja una vez más que las prácticas alimenticias de las zonas azules promueven la conservación del ambiente.

TÉ. La gente de todas las zonas azules bebe té o infusiones. La población de Okinawa toma té verde todo el día, pues ha demostrado que reduce el riesgo de cardiopatías y de varios tipos de cáncer. Los icarianos beben infusiones de romero, salvia silvestre y diente de león, hierbas conocidas por sus propiedades antiinflamatorias.

VINO TINTO. La gente que bebe vino (con moderación) tiende a vivir más que los abstemios. (Eso no significa que debas empezar a beber en este instante.) La gente de la mayoría de las zonas azules toma de una a tres copas de vino tinto al día, por lo regular acompañando la comida o en compañía de amigos. Se ha descubierto que el vino ayuda al sistema a absorber los antioxidantes de origen vegetal, por lo que es un complemento ideal para la dieta de las zonas azules. Estos beneficios pueden deberse al resveratrol, un antioxidante propio del vino tinto. Sin embargo, también puede deberse a que una copa de alcohol al final del día ayuda a disminuir el estrés, lo cual es bueno para la salud en general. Sea cual sea el caso, más de dos o tres copas para mujeres u hombres, respectivamente, tiene efectos adversos. En las mujeres incrementa el riesgo de cáncer de mama con menos de una bebida alcohólica completa al día.

Cómo hacerlo:

- Ten siempre una botella de agua llena en tu escritorio o lugar de trabajo, así como junto a tu cama.
- Siéntete libre de comenzar el día con una taza de café. En las zonas azules el café se endulza ligeramente o se bebe negro, sin leche. Evita tomar café después de media tarde, pues la cafeína altera el sueño (y los centenarios duermen un promedio de ocho horas diarias).
- Ten la libertad de beber té verde todo el día, pues contiene aproximadamente 25% de la cafeína presente en el café y aporta una fuente constante de antioxidantes.

- Prueba una variedad de infusiones herbales, como romero, orégano o salvia.
- Endulza los tés ligeramente con miel, y ponlos a enfriar en una jarra en el refrigerador, para tenerlos a la mano en época de calor.
- Jamás compres refresco.

Desarrollar el gusto por los alimentos de las zonas azules

Si he cumplido con mi trabajo hasta el momento, he despertado tu curiosidad sobre formas en las que puedes asemejar tus propias elecciones alimenticias con las de la gente que vive en las zonas azules. Te he ofrecido listas de alimentos que consumen las personas más longevas del mundo, junto con algunos lineamientos para elegirlos, prepararlos y comerlos. Más adelante encontrarás recetas que te ayudarán aún más a incorporar los alimentos de las zonas azules en tu vida diaria.

Pero ¿si a ti o a tu familia no les gustan los alimentos de la lista? Podría pasar todo el día intentando convencerte de las virtudes del brócoli y de los frijoles, y quizá te convenza de comerlos durante una temporada, pero a la larga te fastidiarás y volverás a comer lo mismo que antes.

Casi todos nacemos con un gusto por lo dulce y con una repulsión por lo amargo. Eso ocurre porque, en general, dulzura es sinónimo de calorías, mientras que amargor a veces significa toxinas. Los primeros humanos que gravitaron hacia la miel y las moras tenían más probabilidades de sobrevivir que quienes masticaban plantas amargas, incluso las verdes que aportaban vitaminas, minerales y fibra. Por lo tanto, es natural que prefiramos lo dulce en lugar del brócoli y las coles de Bruselas.

También heredamos de nuestra madre el gusto por ciertos alimentos. Si nuestra madre comió cosas saladas y altas en grasas saturadas y grasas trans durante el embarazo, es probable que nazcamos con preferencia por la comida chatarra. Por el contrario, si una mujer come mucho ajo antes del parto, el líquido amniótico olerá a ajo y al bebé probablemente le agrade. Es decir, si tu madre no supo que debía comer de manera saludable durante el embarazo, como muchas mujeres embarazadas después de 1950, es probable que hayas nacido con una desventaja.

Finalmente, muchos de nuestros gustos se fijan como a los cinco años. De hecho, el momento clave para adquirir nuevos gustos es el primer año de vida. Desafortunadamente, es algo que no se les dice a las madres primerizas, por lo que alimentan a sus hijos con purés y comida endulzada para bebés, lo cual los inclina hacia la comida chatarra cuando crecen. La facilidad de adquirir botanas saladas y altas en grasa también influye; de hecho, las papas a la francesa son la verdura más común entre los jóvenes de 15 años en Estados Unidos. En las zonas azules las madres alimentan a sus hijos con muchos de los mismos alimentos integrales que ellas comen: arroz, avena integral, puré de frutas, entre otros.

Entonces ¿cuáles son las mejores formas de convencernos y de convencer a nuestras familias de que tomen las mejores decisiones y coman al estilo de las zonas azules? Para averiguarlo, contacté a Leann L. Birch, del Departamento de Ciencias Nutrimentales de la Universidad Estatal de Penn, y a Marcia Pelchat, del Centro de Sentidos Químicos Monell, en Filadelfia. Ambas son expertas en la adquisición de gustos. Descubrí que no sólo aprendemos a apreciar nuevos sabores a lo largo de nuestra vida, sino que de hecho hay estrategias con fundamento científico para aprender a apreciar los alimentos que son buenos para nuestra salud. Me dieron las bases para hacer que a los niños les gusten alimentos nuevos y saludables, como verduras. Con una ligera modificación: estas técnicas también funcionan para los adultos.

Cómo hacerlo en el caso de los niños:

- Los niños son naturalmente precavidos con los alimentos desconocidos, así que prepárales verduras nuevas con una textura familiar y atractiva. Si no están acostumbrados a comer cosas en puré, comienza por ofrecerles verduras que sean suaves o que se suavicen al cocerse. Si a tu hijo le gusta la comida crujiente y crocante, entonces sírvele las verduras crudas.
- Preséntales los nuevos alimentos cuando tengan hambre, ya sea antes de la comida o antes del primer tiempo.
- No los obligues a nada, pues pueden generar aversión de por vida a los alimentos saludables.
- Preséntales una gran variedad de alimentos. Los pequeños se inclinan naturalmente por los chícharos y las zanahorias, pero a veces odian el brócoli y los ejotes. Sírveles pequeñas cantidades de media docena de verduras combinadas a la vez, e identifica cuáles les gustan más. Una vez que lo sepas, puedes intentar prepararles sus verduras favoritas de formas diferentes.

Cómo hacerlo en el caso de los adultos:

- Descubre qué te gusta. Toma como referencia la información de la sección previa sobre cómo los niños adquieren el gusto por la comida e intenta probar nuevas verduras cuando tengas hambre. Por ejemplo, sírvete una entrada de verduras antes de la cena.
- Aprende nuevas habilidades en la cocina. No vas a comer verduras a menos que las prepares de formas que resulten atractivas. Algunas recetas para empezar (y que serán un éxito, te lo aseguro) son el estofado icariano (página 303), la minestrone de la familia Melis (página 332) y el gallo pinto de Panchita (página 372). Hemos puesto a prueba el sabor de estas recetas al emprender los proyectos comunitarios de las zonas azules en

Estados Unidos, y hemos descubierto que son del gusto de la población. Sus ingredientes son poco costosos, las instrucciones para prepararlos son fáciles de seguir y los resultados son exquisitos.

- Toma una clase de cocina vegetariana.
- Organiza una reunión en la que todos los asistentes deban llevar platillos de las zonas azules. Comparte con ellos las reglas alimenticias y la lista de los 10 alimentos superazules (página 214). Pongan en práctica sus habilidades culinarias e intenten preparar nuevos platillos a base de verduras. Verán que también fortalecerán su red social, lo cual es una de las metas de quienes quieren inclinarse a vivir al estilo de las zonas azules.

Cuatro por consumir, cuatro por evitar

Nos tomó bastante tiempo desarrollar las 10 reglas alimenticias de las zonas azules recién mencionadas. Sin embargo, para muchas personas pueden parecer un cambio drástico con respecto al tipo de comida que han estado acostumbradas a comer toda la vida. Los entiendo bien, pues a mí también me pasó. Cuando empezamos a trabajar en la ciudad de Albert Lea por lo regular comía lo que tenía a la mano. Si mi cocina estaba abarrotada de helado y galletas, eso era lo que consumía. Era un seguidor incondicional de la dieta visual: "si lo veo, lo como".

Sabía que necesitábamos comenzar con algunos lineamientos sencillos. Reuní a algunas de las personas más inteligentes que pude hallar y comenzamos a descifrar cómo hacer las cocinas más saludables.

Llegamos a la conclusión de que si podíamos determinar los cuatro mejores alimentos que debíamos tener siempre a la mano y los cuatro peores que debían evitarse a toda costa (además de crear estímulos para consumir los primeros y evitar los segundos), podríamos ayudar a la gente a comer mejor. Y yo me incluí entre los posibles beneficiarios.

Brian Wansink, de la Universidad Cornell, y Leslie Lytle, de la Universidad de Minnesota, se reunieron con otras personas para discutir cuáles eran los mejores alimentos y cuáles eran los peores. Para ello, establecimos unos cuantos criterios:

- Los alimentos que debían consumirse siempre tenían que ser fáciles de conseguirse y ser asequibles.
- Los alimentos que debían consumirse siempre tenían que saber bien y ser lo suficientemente versátiles como para incluirlos en la mayoría de las comidas.
- Los alimentos que debían evitarse a toda costa tenían que estar altamente relacionados con la obesidad, las cardiopatías o el cáncer, así como ser una tentación constante en la dieta estadounidense promedio.
- Todas las decisiones debían estar respaldadas con argumentos sólidos.

He aquí el resultado de esa reflexión:

Cuatro por consumir

Recordar cuatro grupos alimenticios puede ser un punto de partida más sencillo que recordar todos los alimentos que se preparan en las zonas azules.

PAN 100% DE TRIGO ENTERO. Determinamos que se podía tostar en la mañana y luego hacerse en sándwich para ser parte de una comida saludable. Aunque quizá no es el mejor alimento para la longevidad, puede ayudar a expulsar los panes blancos de la dieta y ser un paso importante hacia una dieta más saludable.

FRUTOS SECOS. Sabemos que la gente que los come vive más que quienes no los consumen. Los frutos secos vienen en una gran variedad de sabores, además de que están llenos de nutrientes y de grasas saludables que sacian el apetito. La botana ideal es 60 gramos de una mezcla de frutos secos (como un puñado). Idealmente, siempre debes tener paquetes pequeños de 60 gramos de frutos secos a la mano. Es mejor tenerlos en cantidades pequeñas, pues los aceites de los frutos secos se degradan (es decir, se oxidan). Si los compras en cantidades mayores, puedes almacenarlos en el refrigerador o en el congelador hasta por dos meses.

LEGUMINOSAS. Sostengo que las leguminosas de todo tipo están entre los mejores alimentos del mundo para la longevidad. Son económicas y versátiles, y están llenas de antioxidantes, vitaminas y fibra, y además se pueden preparar de formas exquisitas. Es mejor comprarlas secas y cocerlas, aunque está bien adquirir frijoles enlatados bajos en sodio, contenidos en latas libres de BPA. Aprende cómo cocinarlas y tenerlas a la mano, con lo cual darás un paso fundamental hacia la longevidad.

TU FRUTA FAVORITA. Compra un frutero bonito, colócalo en medio de la cocina (ya sea en la barra o en otra superficie muy visible) en un lugar iluminado. Las investigaciones demuestran que es verdad que comemos lo que vemos, por lo que si siempre tienes frituras a la vista, eso será lo que comas. Pero si hay alguna fruta que te guste a la vista todo el tiempo, la consumirás con más frecuencia y eso te hará más saludable. No te molestes en comprar fruta que creas que debes comer pero que en realidad no te gusta.

Cuatro por consumir	Cuatro por evitar
Pan de trigo 100% integral	Bebidas endulzadas con azúcar
Frutos secos	Botanas saladas

Cuatro por consumir	Cuatro por evitar
Frijoles	Carnes procesadas
Frutas	Alimentos dulces procesados

Cuatro por evitar

Siguiendo el mismo principio, es más fácil recordar cuatro reglas que ayuden a que tu refrigerador y tu alacena se vayan adaptando con más facilidad a la transformación de las zonas azules. No estamos implicando que jamás puedas comer estos alimentos. De hecho, si amas alguno de ellos y te hacen muy feliz, consúmelos de cuando en cuando para darte el gusto. Pero resérvalos para alguna celebración o, al menos, asegúrate de tener que salir de casa para obtenerlos. No los metas a tu hogar y verás que es muy sencillo ir sacando estos alimentos tóxicos de tu dieta`.

BEBIDAS ENDULZADAS CON AZÚCAR. Willett, de la Universidad de Harvard, ha calculado que 50% del aumento calórico en Estados Unidos se debe directamente a las calorías vacías y al azúcar licuado presente en los refrescos y en los jugos empacados. ¿Se te ocurriría poner 10 cucharadas de azúcar a tu cereal? Probablemente no, pero ésa es la cantidad que consumes en promedio cuando bebes una lata de 350 mililitros de refresco.

BOTANAS SALADAS. Al año gastamos cerca de 6 000 millones de dólares en papas fritas, el alimento que, junto con el chicharrón de cerdo, se relaciona más con la obesidad (lo cual no es coincidencia). Casi todas las papas fritas, las frituras y las galletas saladas aportan grandes cantidades de sal, conservadores y cereales altamente procesados que se metabolizan de inmediato en forma de azúcar. También son alimentos formulados para ser especialmente crujientes y sabrosos. Dicho de otro modo, fueron diseñados para ser irresistibles. ¿Cómo resistirse a ellos entonces? No los tengas en casa.

CARNES PROCESADAS. Un importante estudio epidemiológico reciente dio seguimiento a más de medio millón de personas durante décadas y descubrió que quienes consumían grandes cantidades de salchichas, salami, tocino y otros embutidos y carnes procesadas, mostraban la mayor incidencia de varios tipos de cáncer y cardiopatías. De nueva cuenta, la amenaza es doble. Se sabe que los nitratos y otros conservadores que se utilizan en estos productos cárnicos son cancerígenos. No obstante, cumplen su función de mantener los productos bien, lo cual quiere decir que las carnes procesadas están hechas para estar siempre a la mano, listas para servir de tentempié o de comida ligera.

ALIMENTOS DULCES PROCESADOS. Al igual que las botanas dulces, las galletas, las barras de dulce, los panqués, las barras de granola y hasta las barras energéticas, contienen una inyección de azúcar que dispara los niveles de insulina en la sangre. Todos estamos genéticamente diseñados para ansiar el azúcar, de modo que instintivamente queremos saciar nuestro antojo abriendo un empaque de galletas y acabando con él. Las lecciones de las zonas azules nos enseñan que si quieres hornear galletas o pastel, y tienes los ingredientes a la mano, adelante. Si quieres disfrutar un postre ocasional de la panadería, adelante. Pero no llenes tu alacena de alimentos dulces procesados y empacados.

Para tu conveniencia, he reunido todos los alimentos que favorecen la longevidad en una sola lista, la cual encontrarás a continuación. En la siguiente parte del libro compartiré contigo las mejores recetas que conozco para usar estos ingredientes. Elige todos los que quieras, aprende a cocinar con ellos, hazlos parte de tu vida y ve descubriendo cómo te hacen sentir.

Superalimentos de las zonas azules de todo el mundo para la longevidad

Verduras
1. Hinojo
2. Kombu (un tipo de alga)
3. Wakame (un tipo de alga)
4. Papas
5. Hongos shiitake
6. Calabacín
7. Camote
8. Hortalizas de hoja verde
9. Boniato

Frutas
1. Aguacate
2. Plátano
3. Melón amargo
4. Limones (amarillos y verdes)
5. Papaya
6. Pejibaye
7. Plátano macho
8. Jitomate

Leguminosas
1. Frijol negro
2. Frijol pinto
3. Garbanzo
4. Haba
5. Otros frijoles cocidos

Cereales
1. Centeno
2. Pan de cereal integral
3. Arroz integral
4. Maíz nixtamalizado
5. Avena

Frutos secos y semillas
1. Almendras
2. Otros frutos secos

Proteínas magras
1. Salmón
2. Leche de soya
3. Tofu

Lácteos

1. Queso feta
2. Queso pecorino

Aceites

1. Aceite de oliva

Bebidas

1. Café
2. Té verde
3. Vino tinto
4. Agua

Endulzantes y sazonadores

1. Ajo
2. Miel
3. Hierbas mediterráneas
4. Cardo mariano
5. Cúrcuma

Descubrir tu propio camino hacia la vida en la zona azul requiere más que elegir y escoger de una lista de alimentos. Se requieren recetas, planes de comida e ideas para incorporar estos alimentos a tus fórmulas favoritas, de modo que su sabor te siga cautivando. De eso se trata el resto de este libro.

CAPÍTULO 11

Menús de las zonas azules: comidas y refrigerios

Los habitantes de las zonas azules no sólo comen para vivir sino también viven para comer y comen por disfrute tanto como cualquiera. Mientras buscamos formas de adaptar sus alimentos y sus costumbres a nuestro propio estilo de vida, no se trata de aniquilar el placer de comer sino de expulsar la comida chatarra de nuestra rutina diaria con ayuda de los alimentos que disfrutan las personas más longevas del mundo.

La verdad incómoda sobre las dietas para la longevidad en todo el mundo es que contienen menos calorías de las que acostumbramos consumir. La mujer estadounidense promedio consume como 2 500 calorías diarias, mientras que el hombre promedio consume alrededor de 3 200. La gente de las zonas azules consume en promedio 20% menos, es decir, 2 000 calorías las mujeres y 2 560 los hombres. Por lo tanto, quizá te preguntes si consumir menos calorías ayuda a explicar la longevidad. Tal vez sí. Además de reducir las probabilidades de padecer sobrepeso u obesidad, comer menos (su nombre técnico es *restricción calórica*) es el único método comprobado para frenar un poco el envejecimiento en los mamíferos.

Así funciona: en el interior de las células, mientras las mitocondrias convierten la energía de los alimentos en energía que el cuerpo puede usar, los radicales libres salen de las células y circulan por el cuerpo, dañando arterias y órganos —incluido el cerebro—, sobreestimulando el sistema inmune y provocando inflamación, acumulación de placa arterial y otros problemas. Este proceso se conoce como *oxidación* y ocurre dentro del cuerpo de manera muy similar a como el óxido deteriora el acero. Cuando limitamos ligeramente las calorías que llegan a las células se activa la modalidad de supervivencia de las mitocondrias y las células liberan menos radicales libres, lo cual disminuye la oxidación y, a su vez, la inflamación sistémica. Por lo tanto, mientras el daño celular excesivo causa envejecimiento, la restricción calórica disminuye el ritmo de ese proceso.

No obstante, ésta no es una dieta de privación. La meta es alimentar al cuerpo lo mejor posible, para lo cual diseñamos el siguiente plan.

Desayuno de las zonas azules

Planea tu desayuno como la comida más importante del día. Arma una comida abundante, con cualquiera de los siguientes cuatro bloques básicos: *1)* cereal integral cocido, *2)* licuado de las zonas azules, *3)* frijoles y *4)* revuelto de las zonas azules.

Cereal integral cocido

Recomiendo mucho que la base de tu desayuno sea un cereal cocido a base de cereales enteros. Soy muy parcial con respecto a la avena cortada con acero (¡no instantánea!). Es fácil de combinar con ingredientes de tu elección y obtener todos los carbohidratos, grasas y proteínas que necesitas en un solo tazón. Además, es fácil conseguir avena en casi todos los restaurantes y hoteles.

En casa, experimenta con otros cereales integrales cocidos. Prueba preparar el arroz integral del mismo modo que prepararías un tazón de avena. Puedes hacer una olla de arroz integral al comienzo de la semana y congelarlo en porciones individuales para recalentarlo con un poco de agua adicional o con leche de soya. De ese modo tendrás el desayuno listo para toda la semana.

He aquí una lista de complementos:

- **Frutos secos de cualquier tipo, picados.** Recomiendo cocinarlos junto con la avena en lugar de añadirlos al final. Prueba usar nueces de macadamia.
- **Frutas deshidratadas, como pasas o dátiles.** Todas las frutas deshidratadas tienen naturalmente un alto contenido de azúcar. Los arándanos, los mangos, las piñas y otras frutas secas también suelen contener azúcares añadidas.
- **Mantequilla de maní o de otro fruto seco.** Añade una cucharada.
- **Linaza molida.** Le proporciona a la avena un sabor terroso y es una inyección de omega 3.
- **Fruta fresca.** Plátanos, fresas y moras azules funcionan bien.
- **Aceite de coco.**
- **Canela,** especia de tarta de calabaza o cardamomo.
- **Leche de soya, coco o almendra sin endulzar.** Úsalas en lugar de la leche de vaca, pero lee la etiqueta para evitar comprar leche con azúcares añadidas. Recomiendo evitar los lácteos, la crema y la mantequilla.
- **Endulzantes.** Utiliza una cucharada de miel o menos. Las frutas deshidratadas, en especial los dátiles, endulzarán tu cereal lo suficiente.

Licuado de las zonas azules

En una licuadora o procesador de alimentos combina una buena variedad de ingredientes nutritivos y sabrosos para preparar un desayuno fácil y rápido en un vaso. Para obtener los carbohidratos, las proteínas y las grasas que forman parte de la mayoría de los desayunos nutritivos, los licuados deben tener una combinación de frutas y verduras, frutos secos o mantequilla de frutos secos, y una base líquida. Puedes añadir ciertos ingredientes para incrementar el contenido de fibra, el cual lo hará más llenador. No utilices endulzantes adicionales. Si quieres un licuado más dulce, agrégale más plátano.

Experimenta con combinaciones de frutas y verduras frescas para ver qué te apetece más. La mayoría de las frutas funciona bien, pero recomiendo frutas congeladas (para mayor facilidad) o frutas frescas. Las frutas enlatadas suelen contener azúcares añadidas. Y aunque mucha gente nunca ha considerado las verduras como parte del desayuno, añadir hortalizas de hoja verde a un licuado es la mejor forma de incorporarlas a tu dieta.

- Medio plátano maduro
- Moras azules
- Fresas
- Mango (el congelado es bueno y barato)
- Col rizada (fresca, cocida o congelada)
- Espinaca (fresca, cocida o congelada)
- Brócoli (cocido o congelado)

Una cucharada de mantequilla de maní, de almendra o de cualquier otro fruto seco, le proporciona al licuado proteína y grasas; de ahí su capacidad para aportar energía que te durará toda la mañana.

Ciertos ingredientes aumentan el contenido de fibra del licuado y te harán sentir más lleno. Añade cualquiera de los siguientes:

- **Frambuesas o zarzamoras.** Una taza contiene 8 gramos de fibra.
- **Linaza molida.** Dos cucharadas contienen 4 gramos de fibra.

- **Semillas de chía.** Media cucharada contiene aproximadamente 5.5 gramos de fibra. (Pero no tardes en beber el batido, pues la chía tiende a espesarlo con rapidez.)

Por lo regular, los ingredientes que agregamos al licuado son espesos y requieren un líquido para aligerar la bebida. Considera usar:

- Leche de soya simple
- Leche de almendra
- Leche de coco
- Agua de coco

Frijoles para el desayuno

Aunque muchas personas no acostumbran empezar el día comiendo frijoles, son un ingrediente común en los desayunos de los habitantes de las zonas azules. Una taza de frijoles al día es el mejor complemento para la longevidad. Y el desayuno te proporciona la mejor oportunidad de empezar el día de la mejor forma posible, habiendo cumplido tu cuota.

Comienza con una porción de frijoles negros o pintos, ya sean hechos en casa o de lata. (Lee la etiqueta de los frijoles enlatados para asegurarte de elegir una marca sin azúcares o grasas añadidas.) Mejor aún, utiliza los sobrantes de algún platillo de frijoles que hayas cocinado el día anterior.

Sírvelos acompañados de tortillas de maíz. Si las compras en el supermercado, lee la etiqueta y asegúrate de que no tengan ingredientes añadidos, excepto sal y agua. O sirve arroz con frijoles cocidos para desayunar. El arroz integral es el mejor, pero el blanco no está mal, pues la carga glicémica del arroz blanco disminuye a niveles seguros cuando lo combinas con frijoles.

Revuelto de las zonas azules

Los huevos son uno de los alimentos fundamentales del desayuno estadounidense. Sin embargo, para seguir el plan de las zonas azules lo ideal es consumirlos en cantidades mínimas: no más de tres a la semana. Aun así puedes preparar platillos revueltos ricos en proteínas con otros ingredientes que se aproximan más a lo que desayuna la gente en las zonas azules. Pica tofu firme y salmón, enlatado o fresco (pero silvestre), y cómelo como sustituto de huevo o para dividir un solo huevo en más porciones. Cocina los ingredientes con aceite de oliva o canola y no con mantequilla. Incorpora verduras: pimientos, cebolla, espinaca, brócoli, jitomate, espinaca. Y sazónalo con distintas especias o hierbas frescas como orégano, tomillo, salvia y eneldo. Añade un toque de salsa picante y tendrás un delicioso y nutritivo revuelto de las zonas azules.

Una guarnición de fruta fresca, incluyendo una ensalada de fruta (pero sin azúcar añadida), es un excelente complemento para el revuelto. Estamos condicionados a beber jugo de fruta, pero los jugos naturales no figuran en el plan alimenticio de las zonas azules. De hecho, los jugos de fruta, incluso los que no contienen azúcares añadidas, tienen casi el mismo efecto en los niveles de glucosa en la sangre que el refresco. Por lo tanto, evítalos a toda costa y dale preferencia a la fruta en presentación natural. Aunque ésta también tiene azúcar, su contenido de fibra equilibra las cosas.

El pan tostado, que también es habitual en los desayunos estadounidenses, no tiene cabida en muchos desayunos de las zonas azules, pues muchos de los panes que se consiguen a nivel comercial aportan demasiados carbohidratos simples. No obstante, una rebanada de auténtico pan agrio tostado o de pan de cereales integrales, con algo de mantequilla de fruto seco o aguacate triturado encima, es perfectamente válido.

Recetas para un desayuno de las zonas azules

Avena de lenta cocción (adventista), página 354
Granola casera (adventista), página 355
Tés icarianos (Icaria), página 297

Comida de las zonas azules

En las zonas azules el horario de la comida suele ser entre las 12 del día y media tarde y por lo regular es la segunda comida más importante del día. De hecho, es la comida que reúne a las familias. En países como Estados Unidos las costumbres son distintas, pues la comida suele comerse de un contenedor plástico que se lleva a la escuela o el trabajo, y que se consume con prisa. Pocos estadounidenses podrían adaptarse a una comida familiar a la mitad el día, así que ofrecemos traducir la práctica de la comida de las zonas azules al estilo de vida acelerado de muchos de nosotros. No será necesario que cocines nada para la comida de mediodía, pues las mejores comidas suelen ser los sobrantes de la cena del día anterior. Casi todos los platos fuertes de la cena pueden prepararse por adelantado y en porciones extra para comerse como comidas calientes o frías durante el resto de la semana. La preparación de muchas sopas lleva tiempo, pero también se pueden hacer por adelantado y congelarse en porciones individuales para comerlas en la comida durante una semana.

El sándwich

Millones de personas creen que la comida consiste en un sándwich, pero contempla la posibilidad de comer un sándwich de cara abierta o medio sándwich extragrueso, y elige tus ingredientes de forma concienzuda.

Panes y wraps

- Pan de centeno integral
- Auténtico pan agrio
- Pan de cereales germinados
- Tortilla de cereales germinados
- Tortilla de maíz nixtamalizado

Relleno

- *Hummus*
- Salmón, ahumado o de lata
- Tofu marinado
- Tempeh
- Aguacate
- Mantequillas de frutos secos

Complementos saludables

- Aros de cebolla crudos o asados
- Rebanadas de jitomate
- Lechuga rallada u otras hortalizas de hoja verde frescas
- Aguacate sin semilla y rebanado
- Jitomates secos al sol
- Champiñones rebanados
- Pimientos rojos al horno
- Jalapeño rebanado fresco o en escabeche
- Pepinillos
- Aceitunas sin semilla y rebanadas
- Rebanadas de pepino

Condimentos para untar

- Aguacate machacado
- Mostaza (lee la etiqueta para evitar comprar mostazas con azúcares agregadas)
- Mayonesa o veganesa
- Aderezo para ensalada a base de aceite y vinagre

Recetas para una comida de las zonas azules

Pan tostado con tofu, lechuga y jitomate
  (adventista), página 357
Minestrone de la familia Melis (Cerdeña), página 332
Minestra di fagioli (Cerdeña), página 334
Sopa de lentejas, página 275
Sopa miso con verduras (Okinawa), página 315
Crema de calabaza y frijol (Nicoya), página 367
Salsa de jitomate sencilla (adventista), página 361
Ensalada tropical de col (Nicoya), página 368
Gazpacho (Nicoya), página 369
Salsa de aguacate (adventista), página 362
Puré de frijol blanco (Cerdeña), página 340
Hummus de garbanzo (Cerdeña), página 341

Cena de las zonas azules

En las zonas azules la comida de mediodía es la más importante, mientras que la última comida es la menos abundante.
La renovación alimenticia más completa de las zonas azules
implicaría cambiar el equilibrio de las comidas, pero algunas culturas, como la estadounidense, ponen el énfasis en que
la cena sea la comida más abundante y social del día. En lugar de carne y papas, piensa en leguminosas y verduras. Hay
muchos platos fuertes que no llevan carne y son llenadores,
sabrosos y nutritivos, en especial si prestas atención a emparejar las proteínas, lo que implica la combinación de alimentos
que aportan todos los aminoácidos esenciales (así como bastante fibra y nutrientes) para completar tu alimentación del
día.

He aquí algunas cuantas combinaciones que representan
emparejamientos de proteínas completos:

- $1\frac{1}{3}$ tazas de pimientos rojos picados más 3 tazas de coliflor cocida
- 2 tazas de zanahorias picadas más 1 taza de lentejas cocidas
- 3 tazas de hojas de mostaza cocidas más 1 taza de garbanzos cocidos
- 2 tazas de zanahorias cocidas más 1 taza de frijoles pintos cocidos
- 1 taza de frijoles pintos cocidos más $1\frac{1}{4}$ tazas de elote dulce cocido
- 2 cucharadas de mantequilla de maní "natural" (es decir, hecha sólo con maní; sin azúcares ni aditivos) más 1 rebanada de pan de trigo 100% integral (de preferencia molido en piedra)

Y he aquí algunas combinaciones de proteína que incluyen más carbohidratos y que son especialmente llenadoras:

- $1\frac{1}{4}$ tazas de arroz integral cocido más 1 taza de garbanzos cocidos
- $1\frac{1}{2}$ tazas de grelo cocido más $1\frac{1}{3}$ tazas de arroz salvaje cocido
- $\frac{2}{3}$ de taza de tofu extra firme más 1 taza de arroz integral cocido
- $\frac{1}{2}$ taza de tofu firme más $1\frac{1}{4}$ tazas de fideos soba cocidos

Hacer que las verduras sean deliciosas

Además de las leguminosas, las verduras son el elemento más importante que se debe añadir a tu dieta para lograr que esté más en sintonía con las tradiciones alimenticias de los centenarios de las zonas azules. Desafortunadamente, muchos niños y adultos han desarrollado una antipatía hacia las verduras, por lo que parte de convertir tu casa en una zona azul implicará descubrir formas de cocinar las verduras de modo que sean algo irresistible y delicioso.

Un secreto para hacer que las verduras al vapor o hervidas sepan exquisitas es rociarles aceite, sal y la hierba o la especia de tu elección, incluyendo pimienta negra, hojuelas de chile seco triturado, comino, orégano, cúrcuma, tomillo y salvia.

Hay muchas otras formas de combinar, resaltar y preparar las verduras. Explora las posibilidades para determinar cuáles van más contigo y tu familia. Muchas recetas de verduras de las zonas azules requieren cocción a fuego muy lento durante varias horas y son ideales para preparar en ollas de cocción lenta. Este tipo de cocción no sólo impide que los nutrientes se descompongan, sino que mezcla e intensifica los sabores. Freír los alimentos a altas temperaturas descompone los aceites y, en algunos casos, genera toxinas. Como regla general, no quieres que el aceite se caliente al grado de humear. (El aceite de oliva humea entre 160 y 190° C; el aceite de canola, entre 220 y 250° C.) Si quieres cocinar las verduras rápidamente friéndolas, es mejor sofreírlas o saltearlas a fuego medio. Toma un poco más de tiempo, pero el resultado es mucho más saludable y sabroso.

Recetas de verduras de las zonas azules

Ensalada de quinoa con camote y pera
(adventista), página 359
Salsa de jitomate estilo Cerdeña (Cerdeña), página 338
Salsa de jitomate sencilla (adventista), página 361
Ensalada tropical de col (Nicoya), página 368
Gazpacho (Nicoya), página 369
Salsa de aguacate (adventista), página 362
Puré de frijol blanco (Cerdeña), página 340
Hummus de garbanzo (Cerdeña), página 341
Calabaza bellota rellena (adventista), página 363
Pimientos rellenos vegetarianos (adventista), página 364
Puré de camote con coco (Okinawa), página 316
Camotes horneados en piedra (Okinawa), página 317
Fideos somen con verduras al vapor (Okinawa),
página 318
Plátano macho de dos maneras (Nicoya), página 370
Garbanzos tostados picantes (Cerdeña), página 341

Sacar lo mejor de las leguminosas

Sostengo que el mejor complemento del mundo para ser longevo es una taza de leguminosas al día. No sabemos exactamente por qué la gente que vive en las zonas azules es tan
longeva, pero quizá es porque comen leguminosas diariamente en lugar de carne, y la gente a la que he conocido en las
zonas azules sin duda sabe cocinarlas muy bien.

Desafortunadamente tienen mala reputación. Son ricas en
oligosacáridos, esto es, carbohidratos muy complejos que las
enzimas estomacales no pueden digerir por sí solas, por lo
que se siguen descomponiendo en los intestinos en un proceso conocido como fermentación bacteriana. Dicho de otro
modo, el gas que se produce como resultado del consumo de
frijoles cocidos es producto de millones de diminutas flatulen-
cias bacterianas. Mientras más comas leguminosas, más se

acostumbrará tu aparato digestivo a digerirlas, pero he aquí algunos consejos de preparación que disminuyen la formación bacteriana.

- Dale preferencia a los frijoles negros, pintos, caupí, chinos, adzuki, y a las lentejas, pues son más fáciles de digerir. El frijol rojo, las habas y los frijoles blancos son más difíciles de digerir y es más factible que provoquen gases.
- Añade una cucharada de bicarbonato de sodio al agua en la que los remojes antes de cocinarlos.
- Añádeles cúrcuma, jengibre o hinojo. Todas estas especias parecen ayudar a procesar los carbohidratos complejos, e incluso hay más hierbas y especias con el mismo efecto.
- Come rebanadas de naranja como acompañante de los frijoles. A mucha gente le resulta útil.
- Come más frijoles. La mayoría de los expertos coincide en que los problemas de formación de gases disminuyen o desaparecen con el consumo regular de leguminosas.

Sé, sin embargo, que no las comerás si no te gustan. La mejor forma de llegar a conocerlas es cocinarlas siguiendo recetas de quienes las conocen bien.

Recetas de leguminosas de las zonas azules

Sopa de lentejas, página 275
Crema de calabaza y frijol (Nicoya), página 367
Ensalada de haba y menta (Cerdeña), página 336
Puré de frijol blanco (Cerdeña), página 340
Hummus de garbanzo (Cerdeña), página 341

Gallo pinto de Panchita (Nicoya), página 372

Gallo pinto con salsa Lizano (Nicoya), página 373

Tostadas de frijol y calabacín con salsa de papaya
(Nicoya), página 377

Lentejas tropicales (Nicoya), página 378

Receta básica de frijoles, página 278

Frijoles negros de Lia, página 290

Sopa de frijol negro, página 280

Chili sin carne de Mark Bittman, página 294

Frijoles rojos al maple y jengibre de Brenda, página 289

Hamburguesas de frijol picantes, página 282

Guisado vegetariano de cocción lenta, a base
de frijol negro y papa, página 284

Frijoles gigantes en salsa de jitomate
de Michele Scicolone, página 291

Guisado de alubias blancas y verduras de raíz, página 285

Lentejas picantes, página 277

Refrigerios fáciles y rápidos
de las zonas azules

He descubierto que los centenarios de las zonas azules no suelen comer refrigerios ni botanas. Quedan satisfechos con las comidas que preparan y se dedican a hacer sus actividades entre comidas. Los estadounidenses adoramos los refrigerios, y es el antojo de los refrigerios el que puede dar pie a que comamos alimentos endulzados o con mucha sal, por lo regular altos en calorías y bajos en contenido nutrimental.

Toma algunas ideas de la lista de alimentos de las zonas azules y modifica gradualmente los hábitos de botanear de tu familia, ofreciéndoles, por ejemplo, frutos secos, fruta (excepto uvas, las cuales son muy altas en azúcar) o edamame cocido (frijoles verdes de soya) rociados de salsa de soya.

Recetas de refrigerios de las zonas azules

Salsa de jitomate sencilla (adventista), página 361
Salsa de aguacate (adventista), página 362
Puré de frijol blanco (Cerdeña), página 340
Hummus de garbanzo (Cerdeña), página 341
Plátanos machos patacones (Nicoya), página 371
Plátanos machos dulces (Nicoya), página 371
Garbanzos tostados picantes (Cerdeña), página 341

Alimentos celebratorios

Los centenarios de las zonas azules tienden a comer platillos con carne —por lo regular de cerdo o de pollo— sólo una vez a la semana o hasta menos. Para ellos, los platillos principales con carne y los alimentos a base de carne que en Norteamérica consideramos cosa de todos los días, son vistos como alimentos especiales para las celebraciones. Conforme hagas la transición de tus comidas y tu menú hacia el plan alimenticio de las zonas azules, descubrirás que comes carne con menos frecuencia y la reservas para ocasiones especiales, además de que consumes porciones más pequeñas como saborizante y no como platillo principal.

Recetas de alimentos celebratorios de las zonas azules

Goya champuru (sofrito de melón amargo)
   (Okinawa), página 324
Cerdo shoyu (Okinawa), página 327
Yakisoba (Okinawa), página 329
Frijol con puerco al estilo de las zonas azules, página 286
Rotelle con cerdo picado y jitomate (Cerdeña), página 352
Favata (Cerdeña), página 347

Picadillo con mango y cerdo (Nicoya), página 379
Pane frattau (Cerdeña), página 349
Sardinas horneadas (Cerdeña), página 351
Pollo guisado (Nicoya), página 381
Garbanzos estofados con pollo de Mark Bittman,
  página 293

Estos nuevos alimentos y estas reglas alimenticias pueden parecer abrumadores para empezar. Lo importante es que lo tomes con calma, paso a paso, y busques estímulos para ti y tu familia que los ayuden a adoptar estas nuevas prácticas alimenticias. Es igual de importante estar consciente acerca de cómo tu forma de comer y tus hábitos han sido determinados por tu hogar y tu comunidad. Para cambiar el estilo de vida a largo plazo debes saber qué es lo que tienes que hacer, tener consejos prácticos sobre cómo hacerlo y establecer un ambiente que te facilite hacerlo. El siguiente capítulo te mostrará cómo adaptar tu entorno para hacer todo lo posible para convertir tu hogar en una zona azul.

CAPÍTULO 12

Vivir en la zona azul:
el diseño de una salud sencilla

Ahora ya sabes qué come la gente que vive hasta los 100 años y los rituales diarios que vinculan su alimentación con la virtuosa red de una vida saludable. Este capítulo tratará de modificar tu propio entorno para que las decisiones saludables al estilo de las zonas azules siempre sean las más fáciles de tomar. Si vives en una ciudad grande, seguramente a menos de dos kilómetros tienes al menos siete restaurantes de comida rápida, y a diario te bombardean con ofertas de calorías baratas y vacías, ¿cómo vencer esa tentación? Nuestra sociedad ha sacado de nuestra vida la costumbre de movernos diariamente. La televisión, la computadora y los aparatos electrónicos de mano nos aíslan del contacto humano cara a cara. ¿Cómo podemos curar nuestro entorno para construir una zona azul personal?

Recuerda que los seres humanos más longevos de las zonas azules no dependen de un cambio de comportamiento cotidiano, sino que la longevidad les llega. Como hemos visto, viven en lugares donde los alimentos saludables son los más accesibles. Además, están en movimiento todo el día, a diferencia de la mayoría de nosotros. El estadounidense promedio pasa 9.6 horas sentado. Por cada hora que pasamos sentados, perdemos 22 minutos de esperanza de vida. Después de la primera hora en la silla, las hormonas quemagrasa que corren por nuestra sangre disminuyen de manera considerable.

Mirar más de cerca la vida y el entorno de los residentes de las zonas azules nos puede dar una idea acerca de cómo estructurar nuestros propios hogares. Estimo que en las zonas azules la gente recibe estímulos para que emprenda algún tipo de actividad física —jardinería, preparación de alimentos, limpieza, dar una caminata o simplemente levantarse— cada 10 o 15 minutos. Mantienen su metabolismo acelerado todo el día, todos los días. En Nicoya, las mujeres siguen moliendo el maíz y haciendo las tortillas a mano. En Icaria amasan el pan. En Okinawa las casas casi no tienen muebles, por lo que sus habitantes se sientan y se levantan del suelo docenas de veces al día, aun después de los 90 o los 100 años.

¡Esta actividad física cuenta! Y al parecer cuenta más que ir al gimnasio una hora al final del día. ¿Por qué? Porque después de 90 minutos de estar sentado, tu cuerpo entra en un estado como de hibernación. En dicho estado, las calorías que consumiste durante la última comida tienen más probabilidades de terminar como grasa almacenada alrededor de tu cintura que como combustible para aumentar tus niveles de energía. Sin embargo, si vives en una casa con muchos estímulos que te mantienen en movimiento no sólo quemas más calorías por medio de la actividad física, sino que también mantienes tu metabolismo funcionando a mayor velocidad. Este movimiento natural desencadena una química sanguínea quemagrasa que es buena para el corazón y te mantiene más activo y enérgico.

En promedio, los centenarios reportan dormir unas ocho horas diarias. Las investigaciones han demostrado que cuando la gente duerme menos de siete horas por noche se triplican las probabilidades de contraer una gripa, se reportan cifras hasta de 30% menos bienestar, se dispara el riesgo de obesidad y no se tiene tanto control sobre los arranques de hambre. Por lo tanto, producir un ambiente apropiado para dormir determina el bienestar durante el resto del día.

La gente que vive en las zonas azules enfrenta el mismo estrés que nosotros. Al igual que nosotros, se preocupan por sus hijos, su dinero y su salud. Lo que tienen y que a muchos nos falta son rituales sagrados diarios. Esto es importante porque el estrés provoca inflamación, y la inflamación crónica es la fuente de cualquier enfermedad relacionada con la edad, incluyendo cardiopatías, algunas formas de cáncer y hasta Alzheimer. Es imposible escapar del estrés por completo, pero puedes modificar tu entorno para disminuirlo.

Hay un corpus floreciente de investigaciones que demuestran que es posible realizar cambios de larga duración a nuestro entorno que nos motivan a movernos más, socializar más, comer menos y comer mejor. Dicho de otro modo, tú puedes tomar una serie de decisiones en este instante que te llevarán a tener un futuro más saludable y feliz. Cuando se trata de vivir más, no hay solución inmediata. Hacer modificaciones extensas y duraderas al medio ambiente se sumará a los grandes cambios que marcarán el resto de tu vida.

He aquí algunos cambios que puedes llevar a cabo ahora mismo para crear tu propia zona azul, de la cocina a la habitación, pasando por el patio y repercutiendo en la comunidad.

Convierte tu cocina en una zona azul

Hay cuatro cosas sencillas que puedes hacer para diseñar tu cocina al estilo de las zonas azules. En primer lugar, ten los ingredientes más saludables a la mano y a simple vista. En segundo lugar, equipa tu cocina con utensilios que te permitan tomar decisiones alimenticias saludables y deliciosas. En tercero, haz de la seguridad tu principal prioridad. Y en cuarto, desarrolla el hábito de usar aparatos no mecánicos para mantenerte en movimiento mientras cocinas.

Las cocinas de las zonas azules del mundo están abastecidas de equipo manual que hace que la preparación y la cocción de los alimentos sea un proceso más físico y meditativo. Muchos aspectos de la cocina, ya sean pequeños o grandes, pueden adaptarse para impulsarte a preparar excelentes y deliciosas comidas. No necesitas equipo nuevo y costoso, ni electrodomésticos de punta para cocinar al estilo de las zonas azules. (¿Recuerdas las sartenes despostilladas de la cocina icariana de Athina Mazari?)

He aquí algunas consideraciones importantes:

DISPOSICIÓN. Las cocinas más eficientes están dispuestas en forma de triángulo, con la estufa, el fregadero y el refrigerador en cada uno de los puntos del triángulo. Idealmente, el fregadero está a un lado de la estufa y el refrigerador en el otro. Esta disposición optimiza la eficiencia y ayuda a que cocinar sea más disfrutable. Algunas cocinas, como las de los departamentos, pueden no tener la profundidad necesaria para formar un triángulo. En ese caso, la estufa, el fregadero y el refrigerador deben formar una línea en ese orden. El bote de basura también debe ser de fácil acceso. Aun si tu cocina no fue diseñada pensando en ese triángulo de eficiencia, piensa en el flujo de trabajo y en los patrones de acceso, de modo que las cosas movibles como tablas de picar, equipamiento que va suspendido y cubiertos estén en el lugar más conveniente.

EL REFRIGERADOR ADECUADO. Un refrigerador nuevo y más pequeño puede ser una buena inversión para tu salud. ¿Por qué nuevo? Porque los modelos más recientes conservan durante más tiempo la frescura de la fruta, las verduras y otros alimentos al eliminar las bacterias y los gases de forma más eficiente, lo cual retrasa la descomposición. Desafortunadamente, la calidad nutricional de las frutas y las verduras empieza a decaer tan pronto se cosechan. ¿Y por qué más pequeño? Estudios recientes demuestran que mientras más comida haya en tu refrigerador es más probable que comas. Por lo tanto, un refrigerador pequeño puede incentivarte a comer menos. Un refrigerador pequeño también te obligará a salir de casa con más frecuencia —incluso a diario, como vemos en las zonas azules— para comprar alimentos frescos.

MUCHO ESPACIO DISPONIBLE PARA PREPARACIÓN. Te sentirás mejor al cocinar si tienes un espacio extenso y limpio en el cual puedas picar y preparar tus alimentos. (Tendrás que poner la televisión y el correo en otro lugar.)

BUENA ILUMINACIÓN. Para disfrutar la preparación de tus alimentos, asegúrate de que el espacio que utilices para ese fin tenga suficiente iluminación. A la mayoría de la gente le agradan más los focos incandescentes de luz cálida que las luces blancas. El esfuerzo que hacen los ojos puede tener un impacto negativo, pues quizá de forma inconsciente te inspire a alejarte de la cocina.

ALACENA PEQUEÑA. Nuestros abuelos usaban alacenas para guardar conservas hechas en casa, verduras en escabeche y mermeladas de fruta; hoy en día es más probable encontrar en ellas enormes bolsas de frituras y papas fritas, cajas de barras de granola y de cereal; es decir, grandes cantidades de alimentos empacados que compramos porque son muy económicos. Sin embargo, un estudio descubrió que la gente preparaba 23% más comida al cocinar alimentos contenidos en recipientes grandes, lo cual nos da una buena razón para no comprar esa bolsa de 10 kilogramos de arroz que venden en el supermercado.

EL EQUIPO ADECUADO. Ciertos implementos son esenciales para hacer la transición de electrodomésticos a aparatos manuales.

Tabla de picar sólida. Requieres una que no se agriete ni se deforme, y que esté hecha de bambú o de madera. Compra la más grande que encuentres, de modo que tengas bastante espacio para picar las verduras.

Cuchillos. Éstos son algunos de los implementos más útiles en la cocina, o al menos de los más usados. Un buen cuchillo no sólo es más seguro, sino que corta más parejo. Un cuchillo sin filo o de mala calidad hará que picar se convierta en un martirio, así que te darán menos ganas de usar la gran variedad de frutas y verduras que tu familia y tú podrían disfrutar. Hay tres cuchillos que toda cocina debe tener: *1)* un cuchillo de chef de 20 a 25 centímetros de largo para picar hierbas y verduras, y rebanar carne; *2)* un cuchillo para pelar, para cortes más precisos, como rebanar fresas, pelar y deshuesar manzanas, o desvenar camarones, y *3)* un cuchillo de sierra para rebanar pan.

Mandolina de cocina. Ésta es una excelente herramienta manual para rebanar verduras como calabacín y papa sin mayor esfuerzo. Siempre usa el sujetador de verduras para proteger tus dedos, o utiliza un guante protector diseñado específicamente para usar mandolinas.

Cucharones de madera. Estos implementos poco costosos y muy comunes en las zonas azules son bonitos y resistentes a las bacterias, además de que facilitan el trabajo de cocina. Ponlos en un bote llamativo sobre el mostrador, junto con espátulas, espumaderas y pinzas, para tenerlos a la mano.

Sartenes de hierro fundido. Duran una eternidad si las cuidas bien, y son menos costosas que las sartenes sofisticadas. Una vez curadas, se vuelven antiadherentes de forma natural y se pueden calentar muchísimo para sellar carne con un mínimo de aceite. Además, añaden trazas de hierro a cada comida que preparas en ellas.

Pasapurés. Esta herramienta es maravillosa para triturar verduras y frutas cocidas para hacer sopas y salsas. A diferencia de una licuadora, el molino pasa la comida por una criba, con lo que separa la cáscara y las semillas y da como resultado un puré terso y de buen sabor.

Prensador de papas. El prensador de papas que tanto amaban nuestras abuelas ha pasado de moda, desafortunadamente. Es una pena, pues hace purés cremosos y ensucia menos utensilios que un procesador de alimentos; además se puede usar para hacer salsas o dips de frijoles cocidos o enlatados.

Rallador de cuatro caras. Sostén esta herramienta metálica y poco costosa con una mano, y con la otra ralla frutas y verduras sobre alguna de sus superficies para obtener trocitos o pulpa.

Centrifugadora de ensalada. Este tazón o canastilla funcional es esencial para secar lechuga y otras hortalizas después de lavarlas.

Procesador de alimentos. Esta herramienta moderna es esencial para crear platillos frescos y sabrosos. Pica frutas al instante y conserva el jugo rico en nutrientes en el tazón, el cual tiene la tendencia a terminar en el fregadero o a derramarse sobre la barra de la cocina cuando se pican verduras en una tabla. También sirve para hacer masas tersas y pasta para capear en segundos.

Licuadora de inmersión. Esta herramienta de fácil uso permite preparar cremas de verduras al instante, sin necesidad de ensuciar más tazones ni sacar la licuadora grande. Busca licuadoras de inmersión con cuchilla desmontable, la cual se quita y se lava con mucha facilidad.

Cernidor o colador. Siempre ten uno de éstos cerca del fregadero para drenar frutas y verduras. Los coladores con base son excelentes, pues se mantienen de pie en el fregadero.

Olla de cocción lenta. Cocinar en casa es bueno para el bolsillo, permite la preparación de platillos más saludables y con menos calorías, y fortalece los vínculos familiares. ¿Por qué no lo hacemos más seguido entonces? Las recetas suelen ser complejas e incluir utensilios que no tenemos o no sabemos usar. Y, sobre todo, porque no tenemos tiempo. La solución secreta para cocinar con facilidad en casa es la olla de cocción lenta. Muchas de las recetas que contiene este libro te permiten combinar de cinco a 10 ingredientes en una olla de cocción lenta por la mañana, encenderla a temperatura baja y olvidarte de ella hasta la cena. Para entonces, tienes lista una comida digna de las mejores zonas azules.

Lista de pendientes de la cocina

Siempre que trabajamos con personas que viven en las ciudades que renovamos para convertirlas en zonas azules, me gusta darles una lista de acciones sencillas que pueden tener siempre a la mano. Cada una de ellas es un estímulo diminuto para alcanzar la longevidad. He aquí nuestra lista de pendientes para que la cocina sea siempre una zona azul. Obsérvala y pon atención a las cosas que ya haces y a las que podrías ir haciendo en el futuro para inclinarte e inclinar a tu familia hacia la buena salud y la longevidad.

1) Pega en tu refrigerador un cartel con los cuatro alimentos por consumir y los cuatro alimentos por evitar. *Cómo hacerlo:* crea un cartel simple y visible (por ejemplo una nota adhesiva) que te recuerde los cuatro alimentos por consumir y los cuatro alimentos por evitar

(véase la página 220). Pégalo al refrigerador o al tablero de la cocina.

2) Dedica la sección central del refrigerador a las frutas y verduras.
Cómo hacerlo: hazte el hábito de mantener los alimentos saludables al centro y al frente del refrigerador. Poner las opciones saludables al nivel de la cara te impulsará a comer refrigerios saludables de manera consciente.

3) Come en platos de no más de 25 centímetros de diámetro.
Cómo hacerlo: guarda los platos grandes y sólo ten a la mano platos medianos. Comer en platos más pequeños genera la percepción de que se están comiendo porciones más grandes y engaña al cerebro a sentirse satisfecho con menos comida.

4) Toma tus bebidas en vasos altos y delgados, de no más de 6 centímetros de diámetro.
Cómo hacerlo: ten en tu cocina sólo vasos delgados y cilíndricos. Visualmente medimos nuestras bebidas por la altura del vaso y no por el grosor. Los vasos más delgados nos hacen pensar que estamos bebiendo más de lo que en realidad estamos tomando.

5) Destina un espacio "inalcanzable" para la comida chatarra.
Cómo hacerlo: pon los refrigerios y los alimentos poco saludables fuera de tu vista y de tu alcance, ya sea en un estante superior o dentro de un cajón o armario que no abras con frecuencia. Etiqueta dicho estante o armario con el título: "Comida chatarra". La mayoría de la chatarra que consumimos está a la vista y se ve

apetitosa. Si vas a tener comida chatarra en casa, ocultarla disminuirá considerablemente su consumo.

6) Sírvete antes de sentarte a la mesa.
   Cómo hacerlo: sírvete la comida entera y guarda los sobrantes antes de sentarte a la mesa. Considera poner un recordatorio que diga "Servir aquí, comer allá" en el mostrador, junto a la estufa. Las investigaciones demuestran que cuando la gente se sirve antes de sentarse consume menos que si se sirve en la mesa, al estilo familiar, el cual fomenta que te sirvas de nuevo.

7) Quita la televisión, los celulares y las computadoras de la cocina y el comedor.
   Cómo hacerlo: logra un acuerdo con tu familia de que la zona de comida es una zona libre de aparatos eléctricos. Ver televisión, escuchar música acelerada y usar aparatos electrónicos en la cocina o el comedor fomentan la alimentación involuntaria.

8) Coloca un frutero con fruta fresca en la parte más vistosa de la cocina.

   Cómo hacerlo: pon en un frutero tus frutas favoritas a la vista de todos, de modo que cuando entres a la cocina sea lo primero que veas. Nunca coloques frituras o dulces a la vista. Tener opciones saludables en una zona conveniente y bien iluminada hace que sea más probable que se conviertan en tu primera opción.

9) Utiliza utensilios de cocina manuales.
   Cómo hacerlo: deshazte del abrelatas eléctrico y opta por usar uno manual. Consigue un machacador de papas, un exprimidor de ajos y un batidor manual para no usar tanto la licuadora o la batidora. Intenta exprimir la fruta a mano. Las tareas de cocina manuales fortalecen los brazos y las manos.

Convierte tu habitación en una zona azul

La mayoría de los centenarios se va a dormir cuando anochece y se despierta al amanecer; en promedio, duermen ocho horas al día. Al menos en tres de las zonas azules que estudiamos, un ritual diario consiste tomar una siesta de media hora, lo cual nos puede parecer impensable a muchos. Hoy en día, según Gallup, los estadounidenses afirman dormir en promedio 6.8 diarias; de hecho, 14% de ellos duerme menos de seis horas. No es suficiente.

Dormir es indispensable para el bienestar y la buena salud, según lo reporta la ciencia una y otra vez. La falta de sueño no sólo aumenta el riesgo de que tengamos problemas como obesidad, diabetes, cardiopatías e hipertensión, sino que también puede afectar nuestro juicio, nuestra capacidad de toma de decisiones y hasta nuestro atractivo. Ponerse la meta de dormir ocho horas al día es ideal para optimizar la salud y la longevidad.

La clave para un buen sueño es una rutina diaria relajante y un entorno que convierta la habitación en un santuario para dormir. Si te fijas en las habitaciones de las zonas azules, no encontrarás computadoras, las cuales parecen haberse convertido en nuestras compañeras de cama. Asimismo, la encuesta estadounidense de sueño, realizada en 2011 por la Fundación Nacional del Sueño, reportó que los teléfonos celulares alteran el sueño. Veinte por ciento de las personas de la generación Y y 18% de la población de la generación Z que participaron en la encuesta dijeron que al menos unas cuantas veces a la semana los despierta una llamada telefónica, un mensaje de texto o un correo electrónico que les llega al celular.

Las habitaciones de las zonas azules son frescas, silenciosas y oscuras. La gente no usa alarmas, pues duerme suficiente y se despierta de forma natural.

También podría agregar que tiene otra ventaja más retirarse a dormir a una habitación tranquila y sin distracciones.

En la zona azul de Icaria más de 80% de la población de 65 a 100 años aún tiene una vida sexual activa (sin necesidad de medicamentos). Suena divertido, aunque el sexo también es promotor de la longevidad. Un estudio publicado en el *British Journal of Medicine* dio seguimiento a 1 000 varones galeses de 45 a 59 años durante 10 años. Los investigadores descubrieron que los hombres que experimentaban orgasmos con frecuencia tenían la mitad de probabilidades de morir por un episodio cardiaco que sus contrapartes menos orgásmicas. Asimismo, un estudio longitudinal en el que participaron 1 500 estadounidenses descubrió que, para las mujeres casadas de mediana edad, la frecuencia de los orgasmos tiene un efecto medianamente protector también. La lección: una habitación sin distracciones puede marcar la diferencia.

Lista de pendientes de la habitación

La siguiente lista de pendientes, desarrollada en colaboración con el Cornell Sleep Lab, toma apuntes de las zonas azules y los empareja con información basada en evidencias para ayudar a mejorar los hábitos de sueño y la interacción en la habitación.

1) Consigue un colchón cómodo y almohadas cómodas. *Cómo hacerlo:* asegúrate de que el colchón que tengas no se hunda y que te sostenga con comodidad mientras duermes. Cualquier colchón debe remplazarse después de ocho o 10 años. Cuando elijas un colchón nuevo, pasa al menos 10 minutos acostado sobre él para probarlo, antes de comprarlo. Elige almohadas cómodas que te sostengan la cabeza sin doblarte el cuello.

2) Pon la habitación a 18° C antes de dormir.

Cómo hacerlo: antes de dormir, pon el termostato a 18° C. Si tienes un termostato programable, haz que automáticamente ajuste la temperatura a 18° C durante la noche. Las temperaturas por debajo de 12° C o por encima de 24° C pueden despertarte en medio de la noche. Si te parece que 18° C es demasiado frío para tu gusto, añade una cobija extra a la cama.

3) Atenúa las luces una hora antes de dormir.
Cómo hacerlo: intenta formarte el hábito de atenuar las luces de tu casa una hora antes de irte a dormir. Atenuar las luces antes de la hora de dormir prepara tu cuerpo para el sueño, lo que te permite quedarte dormido con más rapidez y permanecer así por más tiempo. Es un paso hacia la oscuridad necesaria para dormir, la cual se explica en el siguiente artículo de la lista.

4) Saca del cuarto los relojes despertadores digitales con pantalla luminosa.
Cómo hacerlo: si no puedes dormir sin reloj, voltéalo para que la pantalla luminosa dé hacia el lado contrario de la cama en la que estás durmiendo. Las investigaciones han demostrado que la exposición a la luz durante la noche suprime la producción de melatonina, la principal hormona secretada por la glándula pineal que controla el sueño y los ciclos de vigilia. Incluso la luz led de los relojes despertadores digitales es capaz de suprimir la producción de melatonina. Además, alejar el reloj de tu mirada también te ayudará a evitar que lo mires obsesivamente durante la noche.

5) Usa persianas o cortinas gruesas que bloqueen la entrada de la luz del exterior a la habitación mientras duermes.

Cómo hacerlo: la luz, incluyendo las farolas de la calle o las luces de seguridad en exteriores, puede alterar el sueño. Instala persianas o cortinas gruesas que bloqueen toda la luz proveniente del exterior para oscurecer tu cuarto lo más posible y garantizar un mejor sueño.

6) Saca la televisión, la computadora y los celulares de la habitación.
Cómo hacerlo: piensa en tu habitación como una zona libre de electrónicos. Al eliminar la fuente de luz y las distracciones, creas un ambiente que conduce a la calma y a un sueño más profundo, más reparador y más saludable.

Otras formas de convertir tu casa en una zona azul

Hay muchas decisiones simples sobre el diseño de tu casa y tus hábitos cotidianos que influyen en tu longevidad de formas que quizá ni te imaginas. ¿Sabías, por ejemplo, que regar las plantas quema el mismo número de calorías que estirarse y caminar? Científicos de la Clínica Mayo descubrieron que aumentar los movimientos simples, como ponerse en pie y caminar, puede ayudar a quemar 350 calorías extras al día. Otro estudio que examinó el estilo de vida de estibadores en San Francisco descubrió que quienes tenían arranques regulares de actividad tenían menos probabilidades de sufrir cardiopatías.

Al liberar tu casa de ciertas comodidades o cambiar el ambiente para facilitar una vida más activa, puedes quemar calorías adicionales sin siquiera pensarlo. Preparar la comida a mano es una forma, pero hay muchas más. No utilices artículos que te faciliten la vida, como controles remotos o carritos podadores, por ejemplo. Al deshacerte de estos artículos y añadir más movimiento a tu día, puedes agregar actividad física sin pensarlo mucho y contribuir a tu salud y a tu longevidad.

Ayudar a reincorporar la actividad física a la vida de las personas es una de las cosas más importantes que hacemos en las 17 ciudades estadounidenses en las que estamos recreando el estilo de vida de las zonas azules. No vamos a resolver la epidemia de obesidad con ejercicio, pues el estadounidense promedio sólo quema 100 calorías diarias durante el ejercicio. La clave para perder peso y mantenerse joven es reintegrar a nuestra vida cotidiana las formas de quemar calorías que nos han quitado las comodidades modernas.

He aquí una lista de tareas comunes que realizamos en casa y la cantidad de calorías que quemamos con ellas. Como verás, se acumulan con rapidez. (El conteo calórico supone una hora de trabajo realizado por un hombre de 86 kilogramos.)

- Colocar ventanas contra tormentas: 272 calorías
- Construir una cerca: 340 calorías
- Colocar azulejos: 238 calorías
- Pulir el suelo: 238 calorías
- Esparcir tierra con una pala: 272 calorías
- Lavar la cerca: 238 calorías
- Reparar el techo: 340 calorías
- Hacer plomería y trabajo de electricidad: 136 calorías
- Quitar la nieve con una pala: 576 calorías
- Barrer las hojas del jardín: 384 calorías
- Podar el césped: 400 calorías

Nuestros abuelos no necesitaban una caminadora para mantenerse en forma, y nosotros tampoco. Basta con que hagamos nuestros deberes. No sólo harás feliz a tu esposa, sino también te verás y te sentirás mejor.

Lista de pendientes del hogar y el patio

He aquí una lista para eliminar las comodidades excesivas de tu hogar y lograr que tu entorno personal te incite a mantenerte en movimiento todo el día. La Clínica Mayo estima que optimizar tu hogar puede ayudarte a quemar hasta 150 calorías adicionales al día. Quizá no parezca mucho, pero 150 calorías pueden acumularse y representar tres kilos menos en un año.

1) Coloca una báscula en un lugar visible de tu casa y pésate diario.

   Cómo hacerlo: pon la báscula en el suelo frente al espejo del baño o en un lugar donde no puedas evitarla para hacerte el hábito de usarla. Pesarte a diario es cuestión de segundos y los resultados pueden servir como un potente refuerzo. Los estudios han descubierto que la gente que se pesa diariamente pesa menos que la que jamás se para en una báscula.

   Robert Jeffery, uno de nuestros asesores, ha pasado más de 30 años estudiando la obesidad e intentando averiguar cómo prevenirla. Dice que, si acaso, hay muy pocas estrategias universales a largo plazo para combatir el aumento de peso, pero una de las que parecen funcionar bien es pesarse con frecuencia. El equipo de Jeffery dio seguimiento a 63 individuos durante seis meses y descubrió que quienes se subían a la báscula cada semana perdieron 3.5 kilos más que quienes se pesaban menos de una vez al mes. Y quienes se subieron a la báscula todos los días perdieron siete kilos durante ese periodo. Otro estudio dio seguimiento a más de 2 500 mujeres en el noroeste del Pacífico durante dos años y descubrió que las mujeres que se pesaban a diario pesaban ocho kilos menos después de dos años, en comparación con las mujeres que nunca se pesaban. Es posible que ver que las cifras bajan sea un refuerzo positivo, y lo contrario funciona como recordatorio amable de que se debe prestar más atención a lo que se come.

Las investigaciones muestran que el simple acto de medirse —ya sea subiéndose a una báscula, haciéndose una valoración de riesgos de la salud o usando un podómetro— deriva en mejorías a la salud. Quizá la medición sienta las bases y ayuda a la persona a mejorar sus hábitos de manera consciente. O quizá las mediciones hacen a la persona confrontar lo mal que está su salud y la impulsan a hacer algo al respecto.

He aquí otra medida que puede marcar una gran diferencia: la brújula de la vitalidad de las zonas azules (apps.bluezones.com/vitality), una sencilla herramienta de valoración de la longevidad que desarrollamos en colaboración con Robert L. Kane, especialista en envejecimiento, e investigadores de la Facultad de Salud Pública de la Universidad de Minnesota. Es gratuita para el público en general y, a través de unas cuantas preguntas cortas, calcula la esperanza de vida con buena salud e indica formas para mejorar dicha cifra. Desde que lanzamos la aplicación en 2008, más de un millón de personas la han utilizado. Hemos descubierto que quienes la toman por segunda vez han adquirido comportamientos que suman 1.6 años a su esperanza de vida. Sospechamos que la brújula de la vitalidad, al concientizar a la gente de qué comportamientos contribuyen a la longevidad y cómo, desencadena cambios positivos de comportamiento.

2) Ten en casa sólo una televisión.
Cómo hacerlo: instala la televisión en una habitación común, de preferencia en un armario con puertas. La meta en este caso es recordarte que no mires la televi-

sión de manera desmesurada, pues eso fomenta que comas en exceso y te distrae de posibles actividades físicas. En general, la gente que ve demasiada televisión tiene mayor tendencia a ser obesa. De hecho, ver televisión disminuye el metabolismo, pues nos volvemos menos activos y nos involucramos menos, y somos más propensos a comer comida rápida. Los niños que poseen televisión en su cuarto tienen 18% más probabilidades de ser (o volverse) obesos y de tener peores calificaciones en la escuela. Los centenarios de las zonas azules ni siquiera ven la televisión, y la gente más feliz en Norteamérica ve apenas entre 30 y 60 minutos de televisión al día.

3) Remplaza las herramientas eléctricas por herramientas manuales.

Cómo hacerlo: poda el césped con un cortador de césped manual, quita la nieve acumulada con una pala y barre las hojas del jardín con un rastrillo común y corriente. El esfuerzo físico que demanda cualquiera de estas acciones implica un trabajo saludable y productivo en exteriores, con el cual puedes quemar hasta 400 calorías en una hora. De hecho, podar el césped o barrer las hojas quema casi la misma cantidad de calorías que levantar pesas, y cuando terminas ya cumpliste con las tareas del hogar.

4) Planta y cuida tu jardín.

Cómo hacerlo: si tienes patio, designa un espacio para el jardín. Plántalo, lo cual te obligará durante los siguientes cuatro a seis meses a regarlo a diario, quitarle la maleza, escardarlo, podarlo y cosecharlo. La jardinería es exactamente el tipo de actividad física de baja intensidad, amplio rango de movimiento y bajo impacto para las articulaciones que es sostenible a largo plazo. Es posible quemar 150 calorías al hacer jardinería (de pie) durante 30 a 45 minutos. Asimismo, las investigaciones demuestran que cuidar el jardín disminuye la producción de hormonas de estrés.

En la mayoría de las zonas azules, el jardín junto a la cocina es una extensión del área de preparación de alimentos. La población de Nicoya suele preparar sus alimentos en cocinas al aire libre instaladas entre un huerto de papayas, cítricos y otras frutas tropicales. En Okinawa, al otro lado de la puerta trasera crecen cebollas, cúrcuma, artemisa y ajo, productos siempre frescos y accesibles. Olvidamos que las frutas, las verduras y las hierbas frescas comienzan a degradarse u oxidarse tan pronto se cosechan. Por lo tanto, tener una fuente de las mismas a la mano garantiza la calidad de lo que consumimos.

5) Ten un perro.
Cómo hacerlo: visita un albergue de animales para adoptar un perro. Las mascotas son excelentes compañeros, y los perros además te impulsan a caminar o a correr de manera regular. Las investigaciones muestran que tener un perro te impulsa a hacer cinco horas de ejercicio a la semana sin mucho esfuerzo adicional.

6) Añade un paseo en bicicleta a tu rutina.
Cómo hacerlo: compra una bicicleta y un casco si no lo tienes. Si ya tienes una bicicleta, arréglala. El simple hecho de poseer una bicicleta funcional te inspirará a usarla. Andar en bicicleta a velocidad moderada quema aproximadamente 235 calorías por hora. Y el casco también es importante para la longevidad: usar un casco para bicicleta disminuye hasta 85% el riesgo de lesiones graves en la cabeza en caso de accidente, y el de lesiones cerebrales hasta 88 por ciento.

7) Practica tu deporte favorito, incluyendo correr y acampar.

Cómo hacerlo: yo suelo impulsar a la gente que vive en las ciudades que estamos renovando al estilo de las zonas azules para que se aseguren de tener al menos cuatro de los siguientes accesorios deportivos: balón de basquetbol, pelota de beisbol, balón de futbol, pelotas y palos de golf, patines en línea, equipo para acampar, tenis para correr. ¡Y los invito a que los usen para divertirse y pasarla bien! ¿Sabías que andar en patines quema más calorías que correr en pista, y que practicar atajadas de beisbol durante apenas 30 minutos quema más de 100 calorías? Mantén tu equipo deportivo en buen estado y a la mano, en un lugar accesible que te facilite que lo uses.

8) Ten plantas de interiores en tu hogar.

Cómo hacerlo: consigue unas macetas, algo de tierra y algunas de tus plantas favoritas para distribuirlas en la casa. Si quieres plantas fáciles de cuidar, prueba con un teléfono colgante o un lazo de amor. Regar las plantas de la casa quema la misma cantidad de calorías que el estiramiento y una caminata. Además de purificar el aire, se ha demostrado que las plantas de interiores aportan beneficios a las personas que interactúan con ellas. Y, dado que las plantas están en tu casa, junto con tus artículos habituales, te obligará a atenderlas de forma regular.

9) Crea una habitación de destino.

Cómo hacerlo: designa una habitación en la parte superior de tu casa como el destino familiar de las zonas azules. Pon en ella una mesa grande para proyectos familiares, estantes llenos de libros y mucha iluminación. Saca de ella el reloj, la televisión, la computadora y otros aparatos electrónicos que puedan generar distracción. Es un lugar al que cualquier miembro de tu familia puede ir para sumergirse del todo en lo que está haciendo, sea un pasatiempo, leer un libro o llevar a cabo una actividad en familia. ¿Por qué en la parte superior de la casa? Porque una habitación popular en un nivel superior de la casa te hará subir más escaleras, y ese simple acto incrementará tu actividad física diaria. Por cada minuto de subir escaleras quemas 10 calorías, y por cada minuto que las bajas quemas cuatro.

10) Desconecta el control remoto de tu garaje.
Cómo hacerlo: deja de usar el control remoto para abrir el garaje automatizado. En lugar de eso, abre la puerta de forma manual. Salir del auto, abrir la puerta y volver al auto en lugar de usar el control remoto quemará siete calorías más por minuto. Hacerlo dos veces al día toma como 10 minutos y quema unas 70 calorías adicionales.

11) Destina un área interior para hacer ejercicio.
Cómo hacerlo: reserva parte de una habitación en tu casa para equipo de ejercicio, como una pelota de estabilidad, una colchoneta para hacer yoga o un conjunto de pesas. Si ejercitarse es más conveniente, es más probable que lo hagas. Un estudio de la Universidad de Florida descubrió que las mujeres que se ejercitaban en casa perdían hasta 12 kilogramos en 15 meses que no recuperaban posteriormente.

12) Deshazte del control remoto de la televisión.
Cómo hacerlo: en lugar de usar el control remoto para cambiar el canal o controlar el reproductor de DVD, camina al equipo y hazlo manualmente. Ponerte de pie para cambiar el canal quema 10 calorías cada vez.

13) Optimiza tus muebles.

Cómo hacerlo: en lugar de sentarte en sillas y sillones todo el tiempo, siéntate en cojines sobre el suelo. Así ejercitarás las pantorrillas, los glúteos y la espalda baja cada vez que te sientes y te pongas de pie, además de que fortalecerás la espalda por no tener respaldo, lo cual mejora la postura y puede quemar hasta 130 calorías adicionales por hora. Asimismo, instala un escritorio de pie para trabajar con documentos o con la computadora en casa. Estar de pie en lugar de sentado quema hasta 300 calorías extras por día.

Tu *moai*: establece un círculo de amigos y crea tu propia zona azul

En mis viajes por todas las zonas azules del mundo he descubierto que una de las formas más confiables y universales de mantener una mejor salud y una mayor felicidad es simplemente socializar más. De hecho, según la Fundación Robert Wood Johnson, la soledad puede ser tan dañina como el tabaquismo y quitarle varios años a tu esperanza de vida. Datos obtenidos en las encuestas Gallup-Healthways sobre bienestar muestran que la gente más feliz socializa al menos ocho horas diarias, en especial con sus padres y sus familiares. Un análisis de Nicholas Christakis, sociólogo de Harvard y uno de los consultores del proyecto de las zonas azules, demostró que en una red de más de 5 000 personas que vivían en un pequeño pueblo de Massachusetts las personas más felices eran las que tenían más conexiones. A medida que su círculo social era más feliz, ellas también lo eran. Hasta la gente introvertida es más feliz al estar rodeada de gente que cuando está sola, según algunos estudios. Por lo tanto, para la mayoría de nosotros organizar nuestra vida para que sea más sencillo socializar mejorará tanto nuestra salud como nuestra felicidad.

La cantidad de interacción social apenas es la mitad de la receta, pues la calidad también es fundamental. El tipo de gente con la que interactuamos tiene una influencia enorme y medible no sólo en nuestra felicidad, sino también en nuestro peso y hasta en la soledad que sentimos. Bien podemos pasar una tarde de martes sentados en un bar escuchando los problemas de algún viejo conocido, o pasar esa misma tarde yendo al teatro con algún amigo alegre. Según un análisis estadístico, cada amigo alegre extra que tenemos en nuestro círculo social impulsa nuestra alegría 9%, mientras que cada amigo infeliz adicional la disminuye 7%. De igual manera, si tus tres mejores amigos son obesos, hay 55% más probabilidades de que tú también lo seas. Dado que los amigos son aventuras a largo plazo, rodearte de la gente adecuada y estructurar tu vida para pasar más tiempo con ellos tendrá un impacto profundo y duradero en tu felicidad y en tu longevidad.

De hecho, el simple acto de estar rodeado de gente feliz tendrá un impacto en tu bienestar. Al parecer, los comportamientos se esparcen a través de señales sociales inconscientes —las llamadas "neuronas espejo"— que vamos tomando de quienes nos rodean. Por ejemplo, tendemos a imitar de manera automática lo que vemos en los rostros de la gente a nuestro alrededor, razón por la cual mirar una fotografía de gente sonriente por sí solo puede subirte el ánimo. Por lo tanto, pasar un rato en la cafetería con gente animosa puede añadir un poco de felicidad a tu día.

En las zonas azules la gente no se pone a dieta, va a gimnasios o toma suplementos. En lugar de eso, se rodea de los amigos adecuados. En Okinawa la gente tiene un *moai*, un grupo de amigos de por vida. Cuando las cosas salen bien —las cosechas son buenas, reciben un aumento de sueldo— se espera que el *moai* comparta los beneficios. Por otro lado, cuando las cosas van mal —muere un padre, hay un divorcio o se experimenta la inevitable fragilidad— siempre podrán contar con el apoyo psicológico y auténtico de su *moai*. (Quizá por eso las mujeres de Okinawa son las más longevas del mundo.)

Hoy en día sabemos que los comportamientos que influyen en nuestra salud son tan contagiosos como la gripa. Por lo tanto, he aquí algunos consejos para formar parte de un círculo social que te aporte los mayores beneficios de salud y longevidad posibles.

Lista de pendientes del círculo social

1) Evalúa a tu círculo de amigos actual.

   Cómo hacerlo: con ayuda de las ideas contenidas en este libro sobre estilos de vida saludables de personas que viven hasta los 100 años en las zonas azules, observa a la gente que conforma tu círculo social en este momento. He aquí una lista de preguntas que desarrollamos en colaboración con la Facultad de Salud Pública de la Universidad de Minnesota que te ayudarán a determinar si tus amigos tienen una influencia positiva o negativa en tu salud. Aunque jamás te diría que abandones a tus viejos amigos, sí te invito a pasar más tiempo con tus amistades positivas y a aumentar tu círculo de amigos para incluir más influencias positivas.

   - ¿Fuman?
   - ¿Tienen sobrepeso por llevar un estilo de vida poco saludable?
   - ¿Beben más de dos copas diarias?
   - ¿Llevan una dieta principalmente a base de plantas?
   - ¿Cocinan en casa?
   - ¿Se inclinan por la comida chatarra o por la comida saludable?
   - ¿En general están alegres o les gusta quejarse?

- ¿Su idea de diversión es ver televisión o hacer una actividad al aire libre?
- ¿Sienten curiosidad por el mundo?
- ¿Escuchan tan bien como hablan?
- ¿Se involucran con el mundo e impulsan tu involucramiento?
- ¿Están atados a la rutina o les interesan nuevas actividades?
- ¿Te sientes mejor cuando estás con ellos que cuando no lo estás?

Creo que ya habrás captado la idea. Las investigaciones demuestran que imitamos los comportamientos y hasta los sentimientos de nuestras amistades más cercanas. Por lo tanto, aunque no necesariamente te diré que abandones a tus viejos amigos tóxicos, sí te diré que te abrirás a mejores comportamientos de salud a largo plazo si cultivas con cuidado tu círculo social más cercano.

2) Únete a un club.
Cómo hacerlo: piensa en tus intereses y en tus talentos y encuentra una organización que los fomente. La idea es hacer un compromiso con algún club, grupo de voluntariado u organización social; es decir, con una esfera de personas con intereses comunes que te inste a asistir con regularidad, ya sea por reglas organizacionales o por presión social (si no es por lo agradable que te resulta la asociación con otros). Según un estudio, unirse a un grupo que se reúne al menos una vez al mes produce la misma ganancia de felicidad que el que se dupliquen tus ingresos.

3) Crea tu propio *moai.*
Cómo hacerlo: sé el imán que atraiga a un grupo de amigos igual de comprometidos que se asemeje a un

moai de Okinawa. La población de Okinawa, la más longeva del mundo, va por la vida en grupos de cinco amigos, como se describe en el capítulo 2. Estos amigos se comprometen a reunirse con frecuencia, a compartir las ganancias en tiempos de bonanza y a apoyarse entre sí en tiempos de crisis o pena. En las ciudades que forman parte del proyecto de las zonas azules nosotros creamos los *moais*. Para que funcione, los participantes del *moai* deben estar dispuestos a cambiar, necesitan vivir cerca los unos de los otros y estar dispuestos a reflexionar sobre las iniciativas de salud de cada uno de sus miembros. Estas tres reglas tácitas derivan de teorías sociológicas muy aceptadas.

Por lo tanto, siempre que entramos a una comunidad que quiere transformarse, creamos *moais* invitando a la gente que está preparada para hacer tres cosas: cambiar sus hábitos de salud, conocer personas como ellos y esparcir la epidemia de la buena salud. En la junta inicial para organizar los *moais* primero dividimos al grupo en círculos de 20 a 50 personas. Un facilitador formula preguntas que hace a las personas pensar en lo que les gusta: "Levanten la mano si han visto películas de animación en los últimos tres meses", o "Levanten la mano si han ido a la iglesia en el último mes", o "Levanten la mano si han ido a un bar en la última semana". Los participantes reciben la instrucción de identificar a otros a quienes les gustaría conocer.

Después de un par de docenas de preguntas, le pedimos a la gente que se organice en grupos de cinco o seis personas con intereses en común, como pueden ser madres primerizas, fanáticos de los deportes o gente que tiende a hacer trabajo de voluntariado. Luego, durante las siguientes 10 semanas, los grupos se reúnen para salir a caminar las suficientes veces con el objetivo de que la gente llegue a conocer muy bien a los miembros de su *moai*. A veces también organizan cenas en las que todos colaboran siguiendo los lineamientos alimenticios de las zonas azules. De hecho, descubrimos que en Albert Lea, Minnesota, 60% de las personas que se unieron a *moais* seguían siendo miembros tres años después.

4) Únete a una congregación.
Cómo hacerlo: casi todos los estudios realizados sobre la conexión entre la religión y la longevidad demuestran que ambas van de la mano. Aunque no estamos seguros si ir a la iglesia te hace vivir más o si vivir más te hace querer ir a la iglesia, las investigaciones demuestran que la gente que pertenece a congregaciones y va al templo al menos cuatro veces al mes vive entre cuatro y 14 años más que quienes no lo hacen (no importa si son cristianos, musulmanes, budistas, hinduistas o judíos). Quienes van a la iglesia tienen menos probabilidades de incurrir en comportamientos riesgosos, le dan menos importancia al dinero, experimentan menos estrés y tienen redes sociales dentro de la congregación. Asimismo, las investigaciones demuestran que aumentarás los beneficios que tiene la congregación si adoptas un papel activo y te unes al coro, recibes a los feligreses o te comprometes a leer para la congregación. Si no perteneces a una o te has alejado de ella, intenta encontrar alguna que sea compatible con tus valores y con tu visión del mundo actuales. Empieza pidiendo sugerencias a tus amistades y a la gente que admiras. Si no estás seguro, visita templos en distintos lugares una vez a la semana durante las siguientes ocho semanas.

El panorama general

La mayoría de nosotros pasa aproximadamente 80% de su vida en un radio de 32 kilómetros de donde vivimos. Tenemos control directo sobre cómo organizamos nuestra cocina, nuestro baño, nuestro patio y hasta nuestra red social, pero controlar ese gran radio en el que nos movemos es más difícil. ¿Vives en una comunidad donde lo más barato y accesible es el refresco, las botanas saladas y la comida rápida, o donde los subsidios y las políticas fiscales favorecen el consumo de frutas y verduras? ¿Se da mantenimiento a los parques? ¿Es posible tomar autobús para ir al trabajo o el traslado requiere que te subas al auto? ¿Las regulaciones zonales fomentan la dispersión urbana o favorecen un núcleo activo y vibrante en el interior de la ciudad? Lo que he descubierto al trabajar con comunidades dispuestas a hacer cambios sustanciales para mejorar su salud y ser más longevas es que estas cosas marcan una diferencia aún mayor que la dieta o el programa de ejercicios individuales.

Aunque quizá no te des cuenta, tienes la capacidad de modificar algunos aspectos de ese radio de vida. En las comunidades de nuestro proyecto de zonas azules he visto a personas unirse a comités de defensa alimentaria que gestionan la introducción de huertos públicos o proponen leyes para limitar el número de restaurantes de comida rápida por cuadra. He visto a personas manifestarse frente al ayuntamiento para evitar que se autorice la apertura de una tiendita junto a la preparatoria. Suena a lugar común, pero una llamada o un correo electrónico a la oficina del alcalde sí funcionan. Asimismo, el voto ayuda a determinar quiénes llegan a ser líderes comunitarios. ¿Llegan al poder quienes quieren construir una ciudad sólo para autos y comercios, o quienes favorecen a los seres humanos y su calidad de vida? ¿Llegan quienes perpetúan la trampa de la conveniencia de los centros comerciales y las autopistas, o quienes abogan por la construcción de parques y lugares de encuentro para las personas?

El secreto de la longevidad —tanto para los individuos como para las comunidades— no depende del gobierno federal ni de la comunidad médica. Los médicos no pueden arreglar los principales problemas de salud de nuestros países. Su trabajo es hacer que la gente enferma esté menos enferma, y no prevenir las enfermedades. Y las compañías farmacéuticas no ayudan mucho que digamos, pues su principal negocio es vender medicamentos a las personas enfermas.

La respuesta —al menos por ahora— está en manos de la gente de tu comunidad: los oficiales del gobierno municipal, los dueños de tiendas de comida y restaurantes, los administradores de las escuelas, los grandes empleadores y las madres y los padres que dirigen los hogares y toman las decisiones diarias sobre el estilo de vida de sus familias. Éstas son las personas que controlan el entorno en el que vivimos, desde que despertamos hasta que llega la hora de dormir. Si armamos a estas personas de estrategias para que nos impulsen a comer mejor, a movernos de manera más natural y a tener mejores interacciones sociales, tendremos mejor salud y, adicionalmente, viviremos más. No es una ola, sino una corriente de cosas pequeñas que se suman para tener un gran impacto.

La clave para la longevidad está en recrear las zonas azules en nuestra vida.

¿Funciona?

Hace poco le llamé a Bob Fagen a su casa, en Spencer, Iowa. Como recordarás, Bob era el administrador de la ciudad que enfrentó un problema de salud alarmante y que marcó la diferencia al adoptar el estilo de vida de las zonas azules. Era una cálida tarde de julio cuando hablamos y Bob acababa de llegar a casa del ayuntamiento, recorrido como de kilómetro y medio que hacía a pie a través de vecindarios arbolados y por caminos que flanquean el río Sioux.

Desde que el proyecto de las zonas azules llegó a su ciudad, había visto que la cantidad de gente con enfermedades crónicas graves en Spencer disminuyó 60%. Los costos de salud para los empleados del gobierno habían ido reduciéndose año con año, en algunos casos hasta 50%. En lo personal, había perdido más de 22 kilos y sus riñones estaban saludables. Le pregunté si creía que el cambio era permanente.

"Mira —contestó después de una pausa—. Veo los jardines comunitarios que no teníamos antes. Los regamos y les quitamos la maleza. Yo me detengo a conversar con la gente ahí y me tomo tiempo, a diferencia de antes —hizo una pausa y retomó la idea—. También veo a más gente caminar por las nuevas veredas. La gente come en restaurantes al aire libre. Hay muchas más redes sociales de las que había hace tres años."

"Esto de las zonas azules es una aventura —continuó—. Aquí, nuestros hábitos se solidificaban cuando éramos niños. Solíamos llevarnos la comida a la boca sin pensar mucho en lo que hacíamos. Así que la idea de comer verduras nos resultó un desafío hasta que les dimos una oportunidad y nos dimos cuenta de que nos gustaban. Ahora mis nietos aprenden los hábitos saludables que les enseña mi hija desde pequeños, y no sólo les enseña a comer verduras, sino que les inculca que se come en la mesa y no a las carreras, como yo solía hacerlo."

"Pero, ¿y en lo personal, Bob? —insistí—. ¿Cómo has cambiado tú?"

"Te lo pongo así —contestó finalmente—: vivo en el 'estado porcino', y aun así pienso que la col rizada es genial."

CUARTA PARTE

Recetas de las zonas azules

77 RECETAS DELICIOSAS Y FÁCILES DE PREPARAR

¡Por fin llegamos a la parte divertida! He aquí algunas de mis recetas favoritas, algunas de las cuales son cortesía de amigos que viven en las zonas azules y otras las he diseñado en casa para que se adapten al plan alimenticio de las zonas azules. Algunas de ellas son 100% tradicionales, mientras que otras han sido adaptadas al paladar estadounidense con ingredientes que pueden hallarse con facilidad en cualquier supermercado.

Recuerda que cuando se trata de ser longevo no hay remedio a corto plazo. Por lo tanto, prueba estos alimentos y estas recetas hasta que encuentres los que te encanten, de Manera que los sigas comiendo durante mucho tiempo, hasta llegar a los 100 años.

Recetas a base de leguminosas

Sopa de lentejas

Rinde: 6 porciones
Las lentejas son populares en todas las culturas donde se comen muchas leguminosas porque son muy fáciles de preparar. No necesitan ser remojadas y se cocinan muy rápido. Tampoco son costosas

y se pueden conseguir todo el año. Aunque las hay verdes, marrones, rojas o negras, no elijas las rojas para esta sopa pues se harán puré. En lugar de eso, opta por las verdes (a veces conocidas como lentejas du Puy), las marrones o las negras. Las verdes y las negras conservarán su forma y su textura, y conformarán una comida más caldosa y ligera, mientras que las marrones se trozarán un poco y le darán a la sopa una consistencia más rica y espesa. Todo depende de cómo la prefieras tú.

225 gramos (1¼ tazas) de lentejas verdes, negras
    o marrones
7 tazas de caldo de verduras
2 jitomates rojos grandes picados (puedes usar variedades
    tradicionales, jitomate bola o jitomate *beef*)
    (alrededor de 1½ tazas)
1 cebolla blanca o amarilla mediana, picada
    (alrededor de 1 taza)
2 zanahorias medianas, peladas y picadas
    (alrededor de ⅔ de taza)
2 papas medianas, peladas y picadas
    (alrededor de ⅔ de taza)
2 hojas de laurel
½ cucharadita de sal
Cebollín finamente picado, para decorar
Aceite de oliva extra virgen, para decorar

1. Extiende las lentejas en una bandeja para hornear grande y expurga cualquier trozo de piedra que pueda estar mezclado con ellas.

2. Mezcla las lentejas, el caldo, los jitomates, la cebolla, las zanahorias, las papas, las hojas de laurel y la sal en una olla grande como para sopa. Lleva a punto de hervor a fuego medio alto. Baja entonces la temperatura a fuego bajo, cubre parcialmente la olla con la tapa y deja cocer unos 45 minutos, hasta que las lentejas queden suaves.

3. Tira las hojas de laurel. Vierte la sopa en tazones, y adórnalos con cebollín y hasta 1 cucharadita de aceite de oliva.

> **CONSEJO:** para darle un toque adicional de sabor, cocina la cebolla y la zanahoria picadas en 1 cucharada de aceite de oliva de 5 a 7 minutos en la olla a fuego medio, antes de añadir el resto de los ingredientes indicados en el paso 2.

> **CONSEJO:** cambia la receta un poco y añade hasta 1 taza de espinaca *baby*, col rizada *baby*, arúgula *baby*, berros sin tallos o una mezcla de hojas verdes a la sopa una vez que ha hervido a fuego bajo durante 35 minutos. Sigue cocinando con la tapa sobrepuesta durante 10 minutos, hasta que las lentejas queden suaves y las hojas verdes se hayan suavizado.

> **CONSEJO:** para facilitar la preparación, usa cebolla picada congelada (no es necesario descongelarla primero).

Lentejas picantes

Rinde: 4 porciones
Esta receta es un excelente plato fuerte, como una especie de ensalada caliente de lentejas bien aderezada. Acompáñalas con horta (página 299) o con una ensalada verde mixta.

1½ tazas de lentejas verdes (también llamadas lentejas
    du Puy) o lentejas negras (del tipo beluga)
2 cucharadas de aceite de oliva extravirgen
    o de aceite de canola
1 cebolla blanca o amarilla grande, picada
    (alrededor de 1½ tazas)
1½ cucharadas de jugo de limón fresco
1½ cucharadas de jengibre fresco, pelado y finamente picado
½ cucharadita de chile triturado

½ cucharadita de pimentón dulce
½ cucharadita de sal

1. Extiende las lentejas en una bandeja para hornear grande y expurga cualquier trozo de piedra que pueda estar mezclado con ellas.
2. Coloca las lentejas en una olla mediana y añade suficiente agua para que queden sumergidas bajo 5 centímetros de agua. Caliéntalas a fuego alto hasta llevarlas a punto de hervor, y luego baja la temperatura a fuego bajo. Deja cocer, sin tapar, durante unos 25 minutos, hasta que las lentejas queden suaves. Drénalas con ayuda de un colador colocado sobre un tazón, y reserva el agua con la que las cocinaste.
3. Calienta el aceite en una sartén grande a fuego medio. Añade la cebolla y cocínala durante 5 minutos, moviéndola con frecuencia, hasta que se suavice. Incorpora las lentejas, el jugo de limón, el jengibre, el chile triturado, el pimentón y la sal. Revuelve durante 1 minuto, hasta que la mezcla quede perfumada. Si quedan demasiado secas, añade parte del líquido en el que cocinaste las lentejas en porciones de 2 cucharadas por vez, hasta que queden húmedas, mas no ensopadas. Sirve al momento.

> **CONSEJO:** si lo deseas, cubre la receta terminada en la olla y métela a un horno precalentado a 120° C durante una hora, hasta que las vayas a comer. Revísalas con frecuencia y añade algo más del líquido reservado si el platillo queda demasiado seco.

Receta básica de frijoles

Rinde: 6 tazas de frijoles cocidos
Los frijoles son una de las principales fuentes de proteína de las zonas azules, por lo que los encontrarás en muchas recetas de este

libro. Los frijoles enlatados son buenos para ahorrar tiempo, pero los secos te ahorran mucho dinero y sodio. Además, cocinarlos en casa permite que conserven muchos de sus nutrientes. Si tienes una olla de cocción lenta, es fácil prepararlos por adelantado. Haz cantidades considerables que puedas dividir en porciones individuales y congelar para después.

450 gramos de frijol caupí, pinto, negro, peruano, alubias
    rojas, blancas, o cualquier otra variedad similar
1 cebolla blanca o amarilla grande, picada
    (alrededor de 1½ tazas)
1 cucharada de ajo finamente picado
1 cucharadita de tomillo seco
½ cucharadita de sal

1. Extiende los frijoles en una bandeja para hornear grande y retira los que estén descoloridos o rotos. Colócalos después en un tazón grande y añade suficiente agua de la llave para que queden sumergidos bajo 5 centímetros de agua. Déjalos remojar a temperatura ambiente durante al menos 8 horas, pero no más de 16 horas (es decir, durante la noche).

2. Drena los frijoles con ayuda de un colador colocado sobre el fregadero. Viértelos en una olla de cocción lenta con capacidad de 4 a 6 litros; añade la cebolla, el ajo y el tomillo. Agrega 5 tazas de agua.

3. Tapa la olla y deja cocer hasta que los frijoles queden suaves, ya sea 5 horas a temperatura alta, o entre 9 y 10 a temperatura baja.

4. Agrega la sal, tapa y deja cocer otros 10 minutos. Destapa la olla y deja enfriar los frijoles. Guárdalos junto con el líquido en el que se cocieron en contenedores pequeños y sellados en el refrigerador hasta por 4 días, o en el congelador hasta por 4 meses.

CONSEJO: las alubias rojas pueden resultar pesadas a un pequeño porcentaje de la población. Se puede solucionar hirviendo los frijoles remojados y drenados en una olla grande llena de agua unos 5 minutos antes de drenarlos y ponerlos en la olla de cocción lenta. Jamás los cocines en el agua en la que se remojaron (de hecho, es posible que se incremente el riesgo de molestias estomacales si cocinas cualquier tipo de legumbre seca en el agua en que la remojaste).

CONSEJO: si no quieres dejar los frijoles remojar durante la noche, colócalos en una olla grande y añade suficiente agua fría hasta que queden sumergidos bajo 5 centímetros de agua. Luego, deja que den un buen hervor a fuego alto, y revuelve ocasionalmente. Quita la olla del fuego, tápala y apártala durante 1 hora. Luego continúa con el paso 2 de la receta.

Sopa de frijol negro

Rinde: 4 porciones
Esta variación de un platillo encontrado en muchas de las zonas azules le añade fruta y especias para intensificar su sabor. Que no te desanime la larga lista de ingredientes; la mayoría son especias, así que la receta es sencilla y rápida de preparar. Para completar la comida, puedes acompañarla de ensalada verde y tortillas de maíz o rollos de pan agrio.

2 cucharadas de aceite de oliva extravirgen
1 cebolla amarilla o blanca mediana, cortada en cubos
   (alrededor de 1 taza)
4 tallos de apio medianos, cortados en cubos
   (alrededor de 1 taza)
½ pimiento rojo mediano, sin semillas, cortado en cubos
   (alrededor de ⅓ de taza)

1 jitomate rojo (bola, *beef* o variedades tradicionales), picado
   (alrededor de ¾ de taza)

1 cucharada de ajo finamente picado

3½ tazas de frijoles negros cocidos, más 2 tazas del caldo de
   los frijoles

2 tazas de caldo de verduras

1 cucharada de ralladura de naranja

1 cucharadita de comino molido

1 cucharadita de orégano seco

1½ cucharaditas de semillas de apio

½ cucharadita de pimienta gorda molida

½ cucharadita de clavo molido

½ cucharadita de canela molida

½ cucharadita de sal

1 piña mediana, pelada, sin núcleo y cortada en aros
   de 2 cm de ancho (opcional)

1. Calienta el aceite en una olla para sopa grande o en una
   olla de hierro a fuego medio. Añade la cebolla, el apio y el
   pimiento, y déjalos cocer durante 8 minutos, moviéndolos
   con frecuencia hasta que se suavicen.

2. Agrega el jitomate y el ajo; sigue cociendo durante 5 minutos más, moviendo la mezcla ocasionalmente, hasta que
   los jitomates empiecen a desbaratarse.

3. Añade los frijoles junto con su propio caldo, el caldo de
   verduras, la ralladura y todas las especias, así como la sal.
   Sube el fuego y lleva a punto de hervor, moviendo la mezcla ocasionalmente. Tapa la olla, baja la temperatura a
   fuego bajo y déjala hervir a fuego lento unos 30 minutos,
   hasta que la sopa espese y los sabores se incorporen.

4. Si lo deseas, asa las rebanadas de piña durante 6 minutos
   en una parrilla antiadherente a fuego medio alto, dándoles vuelta una sola vez, hasta que queden suaves y con la
   marca de la parrilla. Como alternativa, hornéalas durante
   4 minutos sobre una charola metálica grande en el horno

precalentado, dándoles vuelta una sola vez. Córtalas luego en trozos y sírvelos encima o a un lado de la sopa.

CONSEJO: si no tienes frijoles negros precocidos a la mano, usa 2 latas de frijoles negros, drenados y lavados (alrededor de 3½ tazas) y usa 4 tazas de caldo de verduras en lugar de 2.

CONSEJO: cuando la sopa esté lista, lícuala parcialmente con una licuadora de inmersión si quieres una sopa más espesa con unos cuantos trozos de frijol.

Hamburguesas de frijol picantes

Rinde: 4 hamburguesas

Me encantan las hamburguesas vegetarianas, pero las que se pueden conseguir congeladas en el supermercado dejan mucho que desear. Además, hay que sobrecargarlas de verduras para disfrazar el desagradable sabor de boca que te dejan. Por eso me gusta esta receta. Las hamburguesas por sí solas son deliciosas, y luego se pueden usar verduras para realzar su sabor, en lugar de disfrazarlo. Si las quieres menos picantes, usa menos salsa de chile rojo.

4 tazas de frijoles pintos cocidos y drenados, o de frijoles pintos enlatados, drenados y lavados

¾ de taza de pan integral recién molido

Hasta 1 cucharada de salsa roja embotellada, como Tabasco

2 cucharaditas de ajo finamente picado

½ cucharada de salsa Lizano (véase la página 373) o de salsa inglesa

½ cucharadita de comino molido

½ cucharadita de sal

Aceite en spray

4 panes de hamburguesa integrales

½ taza de salsa de aguacate (véase la página 362)
    o pico de gallo
4 hojas de lechuga iceberg
4 rebanadas de pimiento verde (opcional)
Aros de cebolla delgados (opcional)

1. Pon los frijoles, el pan molido, la salsa picante, el ajo, la salsa Lizano o la salsa inglesa, el comino y la sal en un tazón grande. Con ayuda de un machacador de papa, incorpora los ingredientes hasta formar una pasta homogénea. Tápala y refrigérala durante 30 minutos para que adquiera una consistencia más firme.

2. Rocía aceite sobre la rejilla metálica de un asador de gas para exteriores, tápalo y ponlo a calentar a fuego alto. Como alternativa, rocía aceite sobre una parrilla para estufa grande y calienta a fuego medio alto durante unos minutos.

3. Mientras tanto, con las manos limpias y húmedas forma cuatro hamburguesas con la masa de frijol, cada una como de 12 centímetros de diámetro y 1 centímetro de grosor. Ásalas durante 6 minutos, hasta que queden calientes y un poco crujientes, dándoles vuelta una sola vez.

4. Coloca las hamburguesas sobre la parte inferior del pan para hamburguesas y aderézalas con 2 cucharadas de salsa de aguacate o pico de gallo, así como con la lechuga y los aros de pimiento y cebolla al gusto, y luego ponles la tapa.

CONSEJO: también puedes hacerlas con una combinación de frijol pinto y negro.

CONSEJO: siempre y cuando el asador o la parrilla estén calientes, puedes tostar el pan con la parte interna hacia abajo durante menos de 1 minuto, hasta que quede marcado y ligeramente tostado.

Guisado vegetariano de cocción lenta, a base de frijol negro y papa

Rinde: 6 porciones

Si te gusta la comida picante, agrega chile rojo triturado o chile ancho triturado. Si quieres un guisado un poco menos picante, ponle menos, o sustituye el chile por pimentón dulce o hasta pimentón dulce ahumado.

- 1 lata (800 gramos) de jitomates triturados, de preferencia de jitomates asados al fuego (alrededor de 3½ tazas)
- 3 tazas de frijoles negros cocidos y drenados, o de frijoles negros de lata drenados y lavados
- 2 tazas de caldo de verduras
- 2 camotes medianos (alrededor de 600 gramos en total), pelados y cortados en cubos
- 1 taza de alubias rojas cocidas y drenadas, o de alubias rojas de lata drenadas y lavadas
- 1 cebolla blanca o amarilla mediana, picada (alrededor de 1 taza)
- 2 papas rojas medianas (alrededor de 350 gramos en total), cortadas en cubos
- 2 cucharadas de ajo finamente picado
- 2 cucharaditas de chile triturado
- 1 cucharadita de comino en polvo
- ½ cucharadita de sal
- 1 pimiento rojo sin semillas y picado, para decorar
- Cebolletas finamente picadas, para decorar
- Hojas de cilantro finamente picadas, para decorar

1. Introduce los jitomates, los frijoles negros, el caldo, el camote, las alubias rojas, la cebolla, las papas, el ajo, el chile triturado, el comino y la sal a una olla de cocción lenta con capacidad para 5 a 6 litros. Tápala y deja cocer 4 horas a temperatura alta, u 8 a temperatura baja.

2. Sirve el guisado en tazones y adórnalo con el pimiento, la cebolleta y el cilantro.

Guisado de alubias blancas y verduras de raíz

Rinde: 6 porciones
Este platillo fuerte vegetariano es muy reconfortante para una fría noche de invierno. Guarda lo que sobre en un contenedor sellado en el refrigerador hasta por 2 días, o en el congelador hasta por 4 meses.

2 cucharadas de aceite de oliva extravirgen
1 cebolla blanca o amarilla mediana, picada
   (alrededor de 1 taza)
1 cucharada de ajo finamente picado
1 lata (800 gramos) de jitomates picados, de preferencia de
   jitomates asados al fuego (alrededor de 3½ tazas)
2 tazas de frijoles blancos cocidos y drenados, o una lata de
   frijoles blancos drenados y lavados
2 tazas de frijoles *cannellini* cocidos y drenados, o una lata de
   frijoles *cannellini* drenados y lavados
2 zanahorias grandes, peladas y cortadas en trozos de
   1 centímetro
1 nabo grande (alrededor de 120 gramos), pelado y cortado
   en cubos de 1 centímetro
1 chirivía grande (alrededor de 80 gramos), pelada y cortada
   en trozos de 1 centímetro
½ taza de caldo de verduras
1 cucharadita de orégano seco
Hasta 1 cucharadita de pimienta cayena molida
½ cucharadita de sal
1 taza de pan integral recién molido
3 cucharadas de hojas de perejil fresco picadas

1. Coloca la rejilla del horno en el tercio inferior del horno, y precaliéntalo a 200° C.
2. Calienta 1 cucharada de aceite en una olla de hierro que pueda hornearse o en una cacerola ovalada de hierro fundido a fuego medio. Añade la cebolla y cocínala durante 5 minutos, moviéndola con frecuencia, hasta que se suavice. Agrega el ajo y mezcla durante 20 segundos, hasta que despida su aroma.
3. Vierte los jitomates, ambos tipos de frijoles, las zanahorias, el nabo, la chirivía, el caldo, el orégano, la cayena y la sal. Aumenta la temperatura a fuego alto y lleva a punto de hervor. Luego tapa la olla y métela al horno. Hornea el guisado durante 40 minutos.
4. Mientras tanto, calienta 1 cucharada de aceite en una sartén pequeña a fuego medio. Añade el pan molido y el perejil. Revuelve hasta incorporar los ingredientes y saca del fuego.
5. Destapa la olla o cacerola y vierte la mezcla de pan molido de forma homogénea encima de las verduras. Hornea el guisado durante otros 20 minutos, sin tapar, hasta que el pan molido esté tostado y las verduras estén suaves. Deja enfriar durante 5 minutos antes de servir en tazones.

   CONSEJO: si no eres fanático de las chirivías, usa un camote pequeño, pelado y cortado en cubos.

Frijol con puerco al estilo de las zonas azules

Rinde: 6 porciones
El frijol con puerco es tan popular en el continente americano como la tarta de manzana, y sí, forma parte de la dieta de las zonas azules como un alimento celebratorio, dada la pequeña cantidad de cerdo que se usa para darle sabor. En lo personal, me gusta sazonar con cerveza oscura de casi cualquier tipo (siempre y cuando no sea de sabor frutal o stout de chocolate).

1 cucharada de aceite de oliva extravirgen
2 cebollas amarillas o blancas medianas, picadas
   (alrededor de 2 tazas)
Hasta 1 jalapeño pequeño, desvenado y picado
1 cucharada de ajo finamente picado
350 gramos de chuleta de lomo de cerdo sin grasa,
   sin hueso, cortada en cubos pequeños
2½ tazas de frijoles pintos cocidos y drenados, o de frijoles
   pintos de lata drenados y lavados
1 lata (400 gramos) de jitomates picados, de preferencia de
   jitomates asados al fuego (alrededor de 1¾ tazas)
1 botella (350 mililitros) de cerveza oscura
   (alrededor de 1½ tazas), como *porter*
½ cucharadita de sal
½ cucharadita de pimienta negra recién molida
Hojas de cilantro fresco finamente picadas,
   para decorar
Cuartos de limón verde, para sazonar

1. Calienta el aceite en una sartén grande u olla de hierro fundido a fuego medio. Añade las cebollas y cocínalas durante 7 minutos, moviéndolas con frecuencia, hasta que se suavicen. Añade el jalapeño y el ajo; cocina durante 1 minuto, hasta que el ajo suelte su aroma.
2. Agrega el cerdo y cocínalo durante unos 7 minutos, moviéndolo con frecuencia, hasta que ya no esté rosa. Incorpora los frijoles, el jitomate, la cerveza, la sal y la pimienta. Aumenta la temperatura a fuego medio alto y lleva a punto de hervor.
3. Baja la temperatura a fuego bajo y deja que la mezcla hierva a fuego lento durante 10 minutos, sin tapar, hasta que espese un poco. Sirve en tazones, con cilantro espolvoreado encima. También ofrece a los comensales cuartos de limón verde para exprimirlo al guisado y resaltar su sabor.

Garbanzos indios

Rinde: 6 porciones
Inspirado en la cocina india, este platillo contiene saludables gar-
banzos sazonados con especias populares en las zonas azules.

1½ tazas de garbanzo seco
¼ de taza de aceite de oliva extravirgen o de canola
2 cebollas amarillas o blancas medianas, cortadas por la
 mitad y rebanadas en diminutas medias lunas
1 cucharada de jengibre fresco, pelado y rallado
½ cucharada de cúrcuma seca en polvo
½ cucharadita de chile triturado
2 jitomates grandes (pueden ser bola, *beef* o de variedades
 tradicionales), picados (alrededor de 1½ tazas)
6 hojas de menta fresca, trozadas
½ cucharadita de sal
½ cucharadita de pimienta negra recién molida
Caldo de verduras, el que sea necesario
Cucharadas de jugo de limón fresco

1. Coloca los garbanzos en un tazón grande, cúbrelos con agua y déjalos remojar 1 menos durante 8 horas o hasta 16 horas (es decir, durante la noche). Drénalos con ayuda de un colador colocado sobre el fregadero, y luego viérte-los en una olla grande. Añade suficiente agua para que queden sumergidos bajo 5 centímetros de agua, y luego caliéntalos a fuego alto hasta que hiervan. Tapa la olla y baja la temperatura a media baja. Deja que hiervan a fuego lento durante 15 minutos, hasta que estén suaves. Drénalos de nuevo con ayuda del colador.
2. Calienta el aceite en una olla grande u olla de hierro co-lado a fuego medio. Añade las cebollas y déjalas coci-nar durante 5 minutos, moviéndolas con frecuencia, hasta que se suavicen pero no se doren. Incorpora el jengibre, la

cúrcuma y el chile triturado, y deja cocer durante 20 segundos, hasta que la mezcla esté aromática. Agrega los garbanzos drenados, los jitomates, las hojas de menta, la sal y la pimienta.

3. Lleva a punto de hervor; luego reduce la temperatura a medio baja y deja cocer durante 12 minutos, moviendo la mezcla con frecuencia, hasta que los jitomates se hayan despedazado y hayan formado una salsa. Si la mezcla empieza a secarse, añade caldo de verduras en series de 2 cucharadas para mantenerla húmeda. Incorpora el jugo de limón y sirve.

CONSEJO: si lo deseas, evita remojar y cocinar los garbanzos, y remplázalos por 2 latas (400 gramos) de garbanzos, drenados y lavados. Añádelos al final del paso 2.

Frijoles rojos al maple y jengibre de Brenda

Rinde: 4 a 6 porciones
Brenda Langton ha estado cocinando platillos de las zonas azules desde 30 años antes de que yo encontrara la primera zona azul. Su restaurante en Minneapolis, Spoonriver, es mi lugar predilecto para almorzar, pues es uno de los pocos donde jamás comerás algo que no sea saludable. ¡Y todo es exquisito! En cuanto a esta receta, la hemos adaptado del libro de recetas del Spoonriver: estos frijoles son dulces y sabrosos, mejores que cualquier versión de frijoles horneados.

1 taza de frijoles rojos pequeños secos
½ taza de caldo de verduras
2 cucharadas de jarabe de maple
2 cucharadas de jengibre fresco rallado
1 cucharada de salsa de soya
½ cucharadita de sal

1. Remoja los frijoles secos en un tazón grande de agua a temperatura ambiente durante al menos 8 horas o hasta 12. Drénalos y lávalos en un colador sobre el fregadero.

2. Pon los frijoles junto con 3 tazas de agua en una olla grande. Tapa la olla y cuece los frijoles a fuego alto hasta que hiervan. Baja la temperatura a fuego bajo y deja hervir a fuego lento durante 1 hora, hasta que queden suaves. Vuelve a drenarlos con ayuda del colador.

3. Coloca los frijoles de nuevo en la olla y caliéntalos a fuego medio. Incorpora el caldo, el jarabe de maple, el jengibre, la salsa de soya y la sal. Lleva a punto de hervor y cocínalos un par de minutos más, moviéndolos con frecuencia, hasta que la salsa espese ligeramente. Entonces estarán listos para servirse.

CONSEJO: usa frijoles rojos pequeños, no alubias rojas.

CONSEJO: si quieres añadir cubos de zanahoria, cebolla y apio, cocina ½ taza de cada uno en una cucharada de aceite de oliva en una sartén grande a fuego medio durante 5 minutos, moviéndolos con frecuencia, y luego añádelos a los frijoles junto con el caldo.

CONSEJO: también puedes usar 2½ tazas de frijoles enlatados o precocidos, drenados y lavados; basta con que te saltes los pasos 1 y 2 y los agregues en el paso 3 junto con los otros ingredientes.

Frijoles negros de Lia

Rinde: 4 porciones
A veces no tenemos tiempo para dejar remojar los frijoles secos. Mi amiga Lia Miller, quien investiga muchas de las mejores recetas para The New York Times, *tiene el secreto para preparar frijoles*

negros de lata que parezcan "caseros". Intenta implementar esta misma técnica con otros frijoles enlatados.

¼ de taza de cebolla blanca o amarilla picada
2 dientes de ajo, finamente picados
1 cucharada de aceite de oliva extravirgen o más,
   de ser necesario
1 lata (400 gramos) de frijoles negros, drenados y lavados
½ cucharadita de comino molido
½ cucharadita de orégano seco
¼ de cucharadita de hojas de laurel molidas
Sal y pimienta al gusto
Cucharadas de salsa picante estilo casero

1. Cocina la cebolla y el ajo en aceite de oliva en una sartén mediana a fuego medio durante 4 minutos, moviéndolos con frecuencia, hasta que se suavicen pero sin que se doren. Incorpora los frijoles.
2. Cocínalos entre 3 y 5 minutos, hasta que se calienten bien. No permitas que se adhieran a la sartén; para ello, añade 1 cucharada de agua o un poco más de aceite de oliva, si es necesario.
3. Con ayuda de un machacador de papa o con el reverso de un cucharón, machaca algunos de los frijoles.
4. Incorpora el comino, el orégano y las hojas de laurel, y sazona la mezcla con sal y pimienta al gusto.
5. En el último instante antes de servir, añade tu salsa picante preferida.

Frijoles gigantes en salsa de jitomate de Michele Scicolone

Rinde: 8 porciones
Michele Scicolone ha escrito mucho sobre cocina italiana y mediterránea, incluyendo muchos libros de recetas. Esta exquisita receta proviene de su libro de 2013, The Mediterranean Slow Cooker.

450 gramos de frijoles lima secos, grandes o extragrandes, lavados, drenados y expurgados

2 cucharadas de aceite de oliva extravirgen

2 cebollas blancas o amarillas grandes, picadas (alrededor de 3 tazas)

2 tallos de apio medianos picados (alrededor de ½ taza)

2 zanahorias medianas, peladas y picadas (alrededor de ⅔ de taza)

3 dientes de ajo grandes, finamente picados

¼ de taza de pasta de jitomate

Sal y pimienta recién molida

7 tazas de agua

1 pizca de chile rojo triturado

1 hoja de laurel

1 cucharadita de orégano seco

½ cucharadita de tomillo seco

1 taza de queso feta desmoronado (alrededor de 200 gramos)

¼ de taza de hojas de perejil italiano de hoja plana, fresco y finamente picado

1. Pon a remojar los frijoles en un tazón grande bajo varios centímetros de agua fría. Déjalos remojar a temperatura ambiente durante 6 horas, o en el refrigerador durante toda la noche.

2. En una sartén grande, calienta el aceite a fuego medio. Añade las cebollas, el apio y las zanahorias. Cocina las verduras durante 10 minutos, moviéndolas ocasionalmente, hasta que se suavicen. Incorpora el ajo y cocina 1 minuto más. Añade la pasta de jitomate, 1 cucharadita de sal y pimienta al gusto.

3. Agrega el agua, el chile triturado, la hoja de laurel, el orégano y el tomillo. Lleva la mezcla a punto de hervor. Luego viértela en una olla de cocción lenta grande.

4. Drena los frijoles y ponlos en la olla de cocción lenta. Tápala y deja cocer la mezcla entre 6 y 8 horas a temperatura

baja, o hasta que los frijoles estén muy suaves. Pruébalos y sazónalos según sea necesario.

5. Justo antes de servir, elimina la hoja de laurel. Si los frijoles tienen demasiado líquido, machaca algunos de ellos para que espese. Incorpora el queso. Espolvorea el perejil encima y sirve caliente.

Garbanzos estofados con pollo de Mark Bittman

Rinde: 6 porciones
Este platillo de Mark Bittman incluye una de las leguminosas favoritas de Cerdeña e Icaria —los garbanzos—, pero tiene condimentos provenientes del norte de África. La receta ha sido adaptada ligeramente para que sólo contenga las pequeñas cantidades de carne típicas de los patrones alimenticios de los centenarios que habitan en las zonas azules.

4 tazas de garbanzos cocidos o de garbanzos de lata,
    drenados y lavados
2 tazas de líquido en el que se cocieron los garbanzos,
    caldo de verduras o agua
Sal y pimienta negra recién molida
1 cucharada de aceite de sabor neutro, como de canola
    o de semilla de uva
6 piernas de pollo, sin piel
1 cebolla amarilla o blanca grande, picada
    (alrededor de 1½ tazas)
1 tallo de apio mediano, picado (alrededor de ¼ de taza)
1 zanahoria mediana, pelada y picada
    (alrededor de ⅓ de taza)
1 cucharada de ajo finamente picado
1 cucharadita de jengibre fresco finamente picado
1 cucharadita de cilantro molido
2 cucharaditas de comino en polvo

2 tazas de jitomate pelado, picado y sin semillas
(puede ser enlatado, pero incluye el jugo)
Cilantro fresco picado u hojas de perejil, para decorar

1. Calienta el horno a 200° C.
2. Calienta los garbanzos en una olla grande junto con el líquido; agrega sal y pimienta. Ajusta la temperatura para que la mezcla hierva a fuego lento.
3. Calienta el aceite en una sartén grande y profunda a fuego medio alto. Sella el pollo por todos los costados, durante 15 minutos; sazónalo con sal y pimienta, luego pásalo a una bandeja para asar y métela al horno.
4. Descarta la grasa restante en la sartén, excepto 3 cucharadas. Caliéntala a fuego medio y añade la cebolla, el apio y la zanahoria. Cocina las verduras durante 10 minutos, moviéndolas ocasionalmente, hasta que se suavicen.
5. Añade el ajo, el jengibre, el cilantro seco, el comino y el jitomate, y cocina 5 minutos más, moviendo la mezcla ocasionalmente y raspando el fondo de la sartén para despegar los fragmentos quemados. Añade la mezcla a la olla de garbanzos.
6. Una vez que el pollo se haya horneado durante 15 minutos, revisa si está listo. (Si ya está bien cocido, los jugos serán transparentes si haces un ligero corte en la carne, cerca del hueso.) Una vez listo, sácalo del horno.
7. Cuando las verduras estén suaves, pon los garbanzos y las verduras en un platón grande y profundo para servir. Coloca las piezas de pollo encima, decora y sirve.

Chili sin carne de Mark Bittman

Rinde: 6 a 8 porciones
Esta receta está adaptada del afamado libro How to Cook Everything, *del periodista culinario estadounidense Mark Bittman. Él*

afirma que el chili es "frijoles rojos cocidos lentamente y sazonados con comino y chiles", no la gran variedad de platillos del mismo nombre que se preparan con carne. Este platillo se puede preparar con otros tipos de frijoles o con una combinación de varios. Mark recomienda intentarlo con frijoles rojos, blancos, pintos y cannellini. Sírvelo con arroz, tortillas de maíz o galletas de maíz integral, y con salsa picante.

450 gramos de frijoles pintos secos, lavados, expurgados
    y remojados
1 cebolla amarilla o blanca entera, sin pelar, más 1 cebolla
    blanca o amarilla pequeña, finamente picada
Sal y pimienta negra recién molida
1 taza de caldo de verduras o agua
1 chile picante fresco, ya sea serrano o jalapeño pequeño,
    desvenado y picado, o al gusto (opcional)
1 cucharadita de comino molido
    (opcional o al gusto)
1 cucharadita de hojas de orégano fresco picadas
    o ½ cucharadita de orégano deshidratado (opcional)
1 cucharada de ajo finamente picado
Cilantro fresco picado, para decorar

1. Coloca los frijoles remojados en una olla grande cubriéndolos con agua y caliéntalos a fuego alto hasta que hiervan bien, quitándoles la espuma si es necesario. Añade la cebolla entera.

2. Ajusta la temperatura para que los frijoles hiervan de forma constante, mas no excesiva, y tapa la olla levemente. Asegúrate de que el líquido no se evapore por completo.

3. Cuando los frijoles empiecen a suavizarse (entre 30 minutos y una hora, dependiendo del tipo de frijol), sazónalos con sal y pimienta.

4. Sigue cocinándolos, moviéndolos ocasionalmente y añadiendo agua de ser necesario, hasta que queden muy suaves

pero que no se rompan (más o menos el mismo tiempo que tardaron en suavizarse).

5. Drena los frijoles y reserva el líquido si decides usarlo. Elimina la cebolla entera y añade todos los ingredientes restantes, excepto el cilantro. Calienta la olla a fuego medio y lleva a punto de hervor. Tápala y baja la temperatura a fuego bajo.

6. Cocina los frijoles durante 15 minutos más, moviéndolos ocasionalmente y añadiendo más líquido si es necesario, hasta que queden muy suaves y los sabores se hayan incorporado. Pruébalos y ajusta la sazón, de ser necesario.

7. Sírvelos en tazones y adórnalos con cilantro picado.

CONSEJO: para variar ligeramente el sabor del chile, prueba incorporar esta mezcla de especias a tus frijoles: 2 cucharaditas de pimentón dulce, 1 cucharadita de chile ancho molido, 1 cucharadita de comino, 1 cucharadita de cilantro seco molido, 1 cucharadita de orégano mexicano seco.

RECETAS DE ICARIA

Tés icarianos

Rinde: 1 porción
Creo que las infusiones herbales explican los bajos índices de demencia en Icaria. Dependiendo de la estación, la gente suele salir a caminar por los campos y recoge hierbas frescas. Pero tú puedes hacer tu propia versión de estos tés con hierbas secas que tengas en casa.

1 cucharadita de hojas frescas o secas de mejorana,
    salvia y menta
1 cucharada de miel, de preferencia miel de Icaria
    (una miel herbal color café oscuro; opcional)
1 cuarto de limón (opcional)
Hasta 2 cucharaditas de crema de soya (opcional)

1. Pon a calentar 2 tazas de agua en una tetera u olla peque-ña a fuego alto, hasta que las burbujas empiecen a flo-tar hacia la superficie y se vean tiras de burbujas subiendo desde el fondo de la tetera. No permitas que hierva. Viérte-la en una taza.
2. Pon las hierbas en un infusor para té o en una bolsa de té individual, colócalo en la taza y deja reposar entre 5 y 10 minutos, hasta que la infusión esté bien perfumada. Si lo deseas, endúlzala con miel, aderézala con el cuarto de limón y dale un toque cremoso con la crema de soya.

Ensalada griega de Thea

Rinde: 4 porciones
Esta comida completa y vegetariana es magnífica. Acompáñala con pan agrio rociado con aceite de oliva.

2 cucharadas de vinagre de vino tinto

1 cucharadita de mostaza Dijon

¼ de taza de aceite de oliva extravirgen

½ cucharadita de romero deshidratado molido

½ cucharadita de sal

½ cucharadita de pimienta negra recién molida

8 tazas de hortalizas de hoja verde mixta, ya sea jardinera o de hojas tiernas como arúgula, col rizada, lechuga morada o lechuga *baby*

3 jitomates medianos (bola, *beef* o variedades tradicionales) cortados en cuñas

1 lata (350 gramos) de corazones de alcachofa en agua, drenados y cortados en cuartos

8 papas blancas pequeñas o papas cambray, cocidas y drenadas, y cortadas por la mitad (opcional)

1 taza de garbanzos remojados, cocidos y drenados, o de garbanzos enlatados, drenados y lavados

1 pimiento rojo grande, desvenado y cortado en tiras de 0.5 centímetros de ancho

1 pepino pequeño, cortado en rodajas de 0.5 centímetros de ancho

1 cebolla morada pequeña, cortada en aros muy delgados

¼ de taza de hojas de menta fresca

1 cucharadita de orégano deshidratado

Aceitunas Kalamata, para decorar

Queso feta desmoronado, para decorar

4 huevos cocidos, pelados y cortados en cuartos (opcional)

1. Revuelve el vinagre y la mostaza en un tazón grande de ensalada, hasta que la mezcla quede cremosa. Incorpora el aceite en un flujo lento y constante, y sigue revolviendo. Agrega el romero, la sal y la pimienta, y revuelve hasta que la mezcla quede uniforme.

2. Añade las hortalizas de hoja verde, los jitomates, los corazones de alcachofa, las papas (en caso de usarlas), los

garbanzos, el pimiento, el pepino, la cebolla, las hojas de menta y el orégano. Agita el tazón con suavidad para que el aderezo cubra bien los otros ingredientes.

3. Divide la ensalada en 4 platos para servir. Adorna cada porción con 3 o 4 aceitunas y cerca de 1 cucharada de feta desmoronado. Si lo deseas, coloca los cuartos de huevo cocido alrededor de las ensaladas.

> **CONSEJO:** enfría los platos durante 8 horas en el refrigerador para dar a la ensalada un toque atractivo y veraniego.

> **CONSEJO:** para hacer los huevos duros, colócalos en una olla grande y llénala hasta ¾ partes de su capacidad con agua fría del grifo. Lleva a punto de hervor a fuego alto y luego deja hervir durante 1 minuto. Tapa la olla y apártala del fuego durante 5 minutos. Luego drena el agua, lava los huevos con agua fría y pélalos antes de que se enfríen.

Horta: hojas de longevidad

Rinde: 3 a 4 porciones
En griego, vegetariano se dice hortogagos, *y una traducción bastante literal sería "come maleza". En Icaria, las hortalizas de hoja verde cocidas son sinónimo de maleza, es decir, de hojas verdes silvestres. Y, dado que en la isla crecen más de 150 variedades distintas de hortalizas de hoja verde comestibles, no es ninguna sorpresa que los icarianos las consuman casi a diario. Por lo regular reservan el agua en la que las cuecen para hacer té con limón. (También se puede congelar y usar como caldo de verduras.) No es necesario que vayas al campo más cercano a buscar maleza para disfrutar la horta. En tu supermercado local o en un mercado de productores locales encontrarás muchas opciones. Recuerda que las hojas verdes están entre los alimentos más saludables del mundo.*

8 tazas de hortalizas de hoja verde mixtas, como espinaca, hojas de diente de león, acelga, hojas de mostaza, grelo, berza, col rizada, escarola u hojas de betabel, ya sean hojas pequeñas enteras u hojas grandes trozadas

1/3 de taza de aceite de oliva extravirgen

3 cucharadas de jugo de limón recién exprimido

1/4 de cucharadita de sal

1/4 de cucharadita de pimienta negra recién molida

1. Sumerge las hojas en un tazón grande de agua fría. Apártalo durante unos cuantos minutos, y luego extrae las hojas con ayuda de unas pinzas o con las manos limpias, descartando el agua y cualquier sedimento. Repite el procedimiento hasta que no quede arena o gravilla en el tazón.
2. Pon una olla grande de agua a hervir a fuego alto. Añade las hojas, sumérgelas con ayuda de un cucharón de madera, y déjalas cocer 1 minuto o 2, sin tapar la olla, hasta que se suavicen.
3. Drénalas con ayuda de un colador en el fregadero, pero reserva parte del agua para hacer té, si lo deseas. Trasládalas a un platón o tazón de servicio. Rocíales el aceite de oliva y el limón, y luego sazónalas con sal y pimienta al gusto.

CONSEJO: a la berza, así como a las hojas grandes de mostaza, los grelos y la col rizada, es indispensable quitarles el tallo antes de cocerlas.

Horta con huevo estrellado

Rinde: 4 porciones
Hortalizas de hoja verde cocidas (véase la receta anterior)

1 cucharada de aceite de oliva

5 huevos grandes

1. Prepara la horta siguiendo la receta anterior.
2. Calienta el aceite en una sartén antiadherente a fuego medio. Rompe un huevo en un tazón pequeño o ramequín, y luego deslízalo hacia la sartén. Repite el proceso con los huevos restantes. Cocínalos durante 2 o 3 minutos, hasta que las claras estén cocidas y un poco doradas en las orillas. Si lo deseas, voltéalos con una espátula antiadherente y déjalos cocer 1 o 2 minutos más, dependiendo si prefieres que la yema quede suave o dura.
3. Divide las hojas cocidas en cuatro platos y ponle a cada uno un huevo encima.

> **CONSEJO:** si prefieres escalfar los huevos, hierve agua en una olla mediana a fuego alto. Apaga el fuego, rompe el huevo en la olla usando el mismo método del ramequín descrito en la receta. Quita la olla de la estufa durante 5 minutos. Con ayuda de una espumadera, drena los huevos y ponlos sobre la horta.

Ensalada griega de papa

Rinde: 6 porciones
Esta cremosa ensalada de papas rojas, hortalizas frescas y un par de hierbas de sabor intenso me recuerdan el verano en Icaria. ¡Es la comida ideal!

700 gramos de papas rojas medianas, peladas y cortadas
    en cuartos
½ cucharadita de semillas de apio
½ taza de aceite de oliva extravirgen
2 cucharadas de vinagre de vino tinto
1 cucharada copeteada de hojas de orégano
    fresco picadas
½ cucharadita de sal

¼ de cucharadita de pimienta negra recién molida

1 cabeza de lechuga morada pequeña, sin corazón y picada (alrededor de 3 tazas)

2 tazas de arúgula, picada

½ taza de hojas de menta fresca apretadas

Cebolleta finamente picada, para decorar

Rebanadas de almendras tostadas, para decorar

3 huevos duros (véase el segundo consejo de la página 299), pelados y rebanados a lo largo (opcional)

1. Coloca las papas en una olla grande. Añádeles suficiente agua para que queden sumergidas bajo 5 centímetros de líquido. Caliéntalas a fuego alto hasta que hiervan, y luego baja la temperatura a media y deja que hiervan a fuego lento durante 15 minutos, hasta que las papas queden firmes pero que se puedan perforar con facilidad con un tenedor. Drénalas con ayuda de un colador en el fregadero, pásalas a un tazón grande de ensalada y espolvoréales las semillas de apio antes de que se enfríen. Después déjalas enfriar de 15 minutos a una hora.

2. Revuelve el aceite, el vinagre, el orégano, la sal y la pimienta hasta obtener una mezcla uniforme. Vierte una tercera parte del aderezo sobre las papas y agítalas para que queden bien bañadas. Este paso de la receta puede realizarse hasta 3 horas antes de comer la ensalada. Tapa las papas y refrigéralas hasta que vayas a preparar la ensalada; tapa el aderezo y guárdalo a temperatura ambiente.

3. Añade la lechuga, la arúgula y las hojas de menta a las papas. Viérteles encima el resto del aderezo. Agita el tazón con delicadeza, intentando que todas las verduras queden bañadas en aderezo. Luego divide la ensalada en 6 platos de servicio, y adorna cada uno con cebolleta picada y alrededor de 1 cucharada de rebanadas de almendras tostadas. Si lo deseas, adorna el plato con rebanadas de huevo.

Estofado icariano

Rinde: 4 porciones
Ésta es, por mucho, mi receta favorita para la longevidad. Este sabroso guisado fusiona los sabores icónicos de Icaria con el ligero toque del hinojo dulce. Como es costumbre en Icaria, se usa un poco de aceite de oliva para saltear las verduras y luego se rocían cantidades generosas para darle el toque final al platillo. Es una práctica instintivamente brillante, pues el calor descompone el aceite, así que guardar la mayor parte para el toque final garantiza que se conserve su exquisito sabor y los beneficios que aporta a la salud. Este estofado rico en proteínas se conserva bien congelado, aunque la col rizada puede perder algo de vitalidad. Para refrescarlo, añade unas cuantas rebanadas más de col rizada fresca al recalentarlo.

2 tazas de frijol caupí seco
½ taza de aceite de oliva extravirgen
1 cebolla amarilla o blanca mediana, cortada en cubos
  (alrededor de 1½ tazas)
1 bulbo de hinojo mediano, pelado, cortado por la mitad
  y luego en rebanadas delgadas
2 cucharaditas de ajo finamente picado
3 zanahorias grandes, peladas y picadas (alrededor de
  1 taza)
1 jitomate grande (bola, *beef* o de variedades tradicionales),
  en cubos (alrededor de ¾ de taza)
2 cucharadas de pasta de jitomate
2 hojas de laurel
1 cucharadita de sal
4 hojas de col rizada grandes, cortadas en tiras
½ taza de eneldo fresco picado

1. Extiende los frijoles sobre una charola para hornear grande y quita cualquier basura o frijol roto. Luego pon los

frijoles en una olla grande, añádele suficiente agua del grifo para que queden sumergidos bajo 5 centímetros de agua, y calienta a fuego alto hasta que hiervan. Déjalos hervir durante 1 minuto. Luego quítalos del fuego y déjalos remojar durante 1 hora. Con ayuda de un colador, drénalos en el fregadero.

2. Calienta ¼ de taza de aceite en una olla grande u olla de hierro fundido a fuego medio. Añade la cebolla y el hinojo; cocínalos durante 8 minutos, moviéndolos con frecuencia, hasta que queden suaves. Añade el ajo y sigue cociendo las verduras unos 20 segundos hasta que el ajo suelte su olor. Incorpora los frijoles, las zanahorias, el jitomate, la pasta de jitomate, las hojas de laurel y la sal, y revuelve hasta que la pasta de jitomate se disuelva. Añade suficiente agua para cubrir las verduras. Luego sube la temperatura a medio alta y lleva a punto de hervor.

3. Tapa la olla, baja la temperatura a baja y deja que el estofado hierva a fuego lento durante 50 minutos, hasta que los frijoles estén suaves (no duros como piedra ni tampoco a punto de desbaratarse).

4. Incorpora las hojas de col rizada y el eneldo. Tapa la olla y deja cocer de 5 a 10 minutos más, hasta que la col esté suave. Descarta las hojas de laurel. Sirve el guisado en cuatro tazones y rocía 1 cucharada de aceite de oliva sobre cada porción.

> **CONSEJO:** para preparar la comida con más rapidez, sustituye los frijoles secos por 4 tazas de frijoles congelados o por 4 tazas de frijoles enlatados, drenados y lavados. De ese modo, puedes saltarte el paso 1. Al llegar al paso 3, deja que el guisado sólo hierva 25 minutos para que los sabores se mezclen y el hinojo se cueza. Luego sigue las indicaciones del paso 4.

> **CONSEJO:** cuando trabajes con alimentos muy ácidos, como el jitomate o el vinagre, usa siempre instrumentos de cocina

no reactivos, como sartenes y ollas de aluminio anodizado, de acero inoxidable o de hierro fundido esmaltado.

Soufiko *(ratatouille icariano)*

Rinde: 4 porciones como plato fuerte,
o 6 a 8 porciones de guarnición
El amor de los icarianos por el aceite de oliva se ilustra de maravilla en este platillo icónico que se prepara en casi cualquier hogar de la isla, sobre todo en el verano, cuando abundan estas verduras. El soufiko recuerda al ratatouille francés, excepto que incluye papas y algunas de las hierbas favoritas de la cocina icariana. Suele comerse como guarnición o como platillo vegetariano. El secreto para incorporar los sabores está en dejar las verduras cocerse con un ligero hervor tanto en el aceite de oliva como en sus propios jugos. Los sabores incluso se intensifican al día siguiente, por lo que puedes cocinarlo, dejarlo refrigerado uno o dos días, y luego recalentarlo. Por cierto, el soufiko puede comerse caliente o frío.

- 10 cucharadas de aceite de oliva extravirgen, más el que se requiera para aderezar
- 2 berenjenas medianas (como de 350 gramos cada una), sin tallo y cortadas en cubos de 2.5 centímetros (sin pelar)
- 2 papas rojas grandes (como de 270 gramos cada una), bien lavadas y cortadas en cubos de 2.5 centímetros (sin pelar)
- 2 cebollas blancas o amarillas medianas, cortadas por la mitad y rebanadas en medias lunas
- 2 cucharadas de ajo finamente picado
- 2 pimientos rojos medianos (o 1 rojo y 1 verde), sin tallo, desvenado y cortado en cubos de 2.5 centímetros
- 2 calabacines medianos (como de 250 gramos), cortado en rebanadas de 0.5 centímetros de ancho

3 jitomates grandes (bola, *beef* o variedades
tradicionales) cortados en trozos
(como 2¼ tazas)
¼ de taza de hojas de orégano fresco compactadas, picadas
en trozos
2 cucharadas de hojas de salvia fresca compactadas,
picadas en trozos
1 cucharadita de sal
3 cucharadas de jugo de limón recién exprimido

1. Vierte 2 cucharadas de aceite de oliva en el fondo de una olla grande u olla de hierro fundido. Haz capas de berenjena, papa, cebolla, ajo, pimiento, calabacín y jitomate en ese orden. Espolvoréale encima la mitad del orégano, toda la salvia y la sal. Vierte el aceite de oliva restante (½ taza) de forma pareja sobre las verduras.
2. Calienta la olla a fuego medio hasta que las verduras empiecen a crujir por el aceite. Tapa la olla, baja la temperatura a fuego bajo y deja cocer durante 15 minutos. Revuelve bien las verduras y deja que se cuezan otros 15 minutos con la olla tapada, hasta que queden tiernas.
3. Espolvoréales el orégano restante encima y añádeles el jugo de limón. Luego rocíales aceite de oliva extravirgen como aderezo al servir.

CONSEJO: si quieres que el platillo se vea más elegante, quítale las semillas al jitomate. Córtalos en cuartos y luego exprímelos suavemente sobre el fregadero, y quítales después cualquier semilla que haya quedado en el interior. Luego pica los cuartos en trozos.

CONSEJO: si quieres darle un toque extravagante, espolvoréale hojuelas de sal a cada porción antes de servirla.

Mageiro. Trozos de verduras guisadas

Rinde: 6 porciones
Prueba esta combinación icariana de verduras en una comida veraniega o como una cena fácil de preparar en cualquier época del año. No extrañarás la carne.

2 cucharadas de aceite de oliva extravirgen, y un poco más
    para aderezar
2 cebollas amarillas o blancas medianas, picadas
    (como 2 tazas)
400 gramos de ejotes frescos, cortados en pedazos
3 papas rojas medianas (como de 100 gramos cada una),
    en cuartos (sin pelar)
3 calabacines medianos (como de 150 gramos cada uno),
    cortados a la mitad por lo ancho, y luego a la mitad por
    lo largo
3 jitomates medianos (bola, *beef* o variedades tradicionales)
    cortados en trozos (como 2 tazas)
3 mazorcas de elote peladas, sin barbas, partidas por la
    mitad
1 berenjena mediana (como de 350 gramos),
    sin tallo y cortada en seis piezas iguales
½ cucharadita de sal
3 chiles largos no picantes, verdes o rojos, como
    pimiento italiano, desvenado y cortado en cuartos
    a lo largo

1. Calienta el aceite en una olla grande u olla de hierro fundido. Añade las cebollas y déjalas cocer unos 8 minutos, moviéndolas con frecuencia hasta que estén suaves pero no se doren.
2. Incorpora los ejotes, las papas, el calabacín, los jitomates, el elote, la berenjena y la sal. Coloca los chiles o pimientos encima. Vierte 1 taza de agua sobre las verduras.

3. Deja que llegue a punto de hervor, y luego baja el fuego a bajo, tapa la olla y cuece las verduras aproximadamente 45 minutos, agitando la olla con frecuencia pero sin revolver los ingredientes, hasta que las verduras estén suaves. Rocíales aceite de oliva como aderezo para servir.

Garbanzos icarianos al horno

Rinde: 6 porciones como guarnición
Los icarianos llevan una variación de la dieta mediterránea, con muchas frutas y verduras, cereales integrales, leguminosas, papas y aceite de oliva, el cual contiene grasas monoinsaturadas que reducen el colesterol. Prueba estos garbanzos al horno. ¡Y no olvides el aceite de oliva!

400 gramos de garbanzos secos
1 calabacín mediano (como de 150 gramos), picado
2 zanahorias medianas, peladas y picadas
   (como ½ taza)
1 cebolla amarilla o blanca pequeña, picada
   (como ½ taza)
½ taza de aceite de oliva extravirgen
2 cucharadas de hojas de menta compactadas,
   finamente picadas
½ cucharadita de sal
¼ de cucharadita de pimienta negra
   recién molida

1. Remoja los garbanzos en un tazón grande de agua a temperatura ambiente durante al menos 8 horas o hasta 16 horas (es decir, toda la noche).
2. Drénalos con ayuda de un colador sobre el fregadero. Pon los garbanzos en una olla grande y añádeles suficiente agua hasta que queden sumergidos bajo 5 centímetros de

líquido. Lleva a punto de hervor a fuego alto. Deja hervir durante 5 minutos y luego drena los garbanzos en un colador colocado sobre el fregadero.

3. Vuelve a poner los garbanzos en una olla, tápalos con la misma cantidad de agua fresca y llévalos de nuevo a punto de hervor. Tapa la olla, baja la temperatura a fuego bajo y cuécelos durante 45 minutos, hasta que estén tiernos. Con un cucharón, saca 1 taza del líquido y sepáralo. Drena el resto en un colador sobre el fregadero.

4. Coloca una repisa en el centro del horno y precaliéntalo a 180° C.

5. Pon el calabacín, las zanahorias, la cebolla, el aceite de oliva y la menta en una charola para hornear. Pon los garbanzos drenados en una capa homogénea sobre las verduras y viérteles encima la taza de líquido que reservaste.

6. Hornea la mezcla sin revolverla durante 15 minutos, hasta que las verduras queden suaves y los garbanzos se doren un poco. Espolvoréales sal y pimienta. Antes de servir, deja reposar la mezcla a temperatura ambiente durante 5 minutos para que los sabores se mezclen.

Arroz con col

Rinde: 4 porciones
La taberna del Thea's Inn es el centro social del este de Icaria y mi lugar favorito para relajarme cuando estoy ahí. Athina Mazari, la chef de la taberna, me cocina esto siempre que estoy de visita. Es una comida completa.

2 cucharadas de aceite de oliva extravirgen
1 col verde pequeña (como 350 gramos), sin el núcleo y cortada en trozos de unos 4 centímetros
2 cebollas amarillas o blancas medianas, trozadas (unas 2 tazas)

3 zanahorias grandes, peladas y ralladas con ayuda de un
   rallador de orificios grandes
1 taza de hojas de eneldo frescas picadas
2 tazas de caldo de verduras
1 taza de arroz blanco de grano largo crudo,
   como arroz basmati
½ cucharadita de sal
¼ de cucharadita de pimienta negra recién molida
Cuartos de limón, para decorar

1. Calienta el aceite en una olla grande u olla de hierro fundido a fuego medio. Añade la col, las cebollas, las zanahorias
   y el eneldo; deja cocer durante 20 minutos, moviendo las
   verduras con frecuencia hasta que empiecen a suavizarse.
2. Añade el caldo y el arroz; lleva a punto de hervor. Tapa la
   olla y baja la temperatura a fuego bajo, y deja que hierva
   a fuego lento durante unos 20 minutos, hasta que el arroz
   y las verduras estén cocidos. Si el arroz no se ha cocido y
   el líquido se ha evaporado, añade un poco de agua y deja
   cocer otros 5 minutos, con la olla tapada.
3. Sazona con sal y pimienta. Divide el platillo en cuatro platos y sírvelo con cuartos de limón. El jugo de limón resal-
   tará los sabores.

   CONSEJO: puedes preparar este platillo con arroz de grano
   mediano (como arborio), o sustituirlo por arroz integral de
   grano largo, como basmati integral; en ese caso, usa 2½ tazas de caldo y cuece la receta durante 45 minutos.

Pescado icariano al horno

Rinde: 6 porciones
Pez de San Pedro, lubina, mahi-mahi, mojarra y salmonete son al-
gunos de los pescados que se encuentran en los mercados icarianos.

Cualquiera de ellos le queda bien a este platillo, así como también el blanquillo (una excelente fuente de omega 3), el lenguado o el pargo rojo. Por lo regular, se acompaña de horta.

2 papas rojas grandes (como de 170 gramos cada una),
    cortadas en rodajas de 0.5 centímetros de ancho
    (sin pelar)
6 filetes (entre 150 y 170 gramos) de algún pescado blanco
    descrito en la nota introductoria, sin piel
½ cucharadita de sal
½ cucharadita de pimienta negra recién molida
2 cebollas amarillas o blancas grandes, cortadas en aros
    de 0.5 centímetros de ancho
2 jitomates grandes (bola, *beef* o variedades tradicionales)
    cortados en rodajas de 0.5 centímetros de ancho
3 dientes de ajo, pelados y rebanados finamente
2 zanahorias grandes, peladas, en juliana
1 taza de vino blanco seco, como chardonnay
½ taza de aceite de oliva extravirgen
½ taza de hojas de perejil fresco compactadas,
    picadas
1 cucharada de orégano deshidratado
6 cucharadas de jugo de limón recién exprimido

Coloca una repisa justo en el centro del horno y precaliéntalo a 190°C.

1. Coloca las rodajas de papa en una capa homogénea al fondo de una charola para hornear de 20 por 30 centímetros. Pon encima los filetes y sazónalos con sal y pimienta. Cúbrelos de forma pareja con los aros de cebolla, y luego pon una capa de rodajas de jitomate sobre las cebollas. Espolvoréale el ajo encima. Coloca las zanahorias a los costados de la charola. Viértele encima el vino y el aceite, y espolvoréale perejil y orégano.

2. Hornea el pescado sin taparlo durante 30 minutos, hasta que quede cocido y las verduras queden suaves.

3. Vierte el jugo de limón sobre el platillo y déjalo reposar durante 5 minutos sobre una rejilla a temperatura ambiente para que los sabores se mezclen. Sirve en tazones o en platos con una cuchara o espátula grande para que los filetes no se rompan.

Pan agrio estilo icariano

Rinde: Masa madre y 1 hogaza

Durante mis vistas a Icaria probé el pan más delicioso, elaborado con masa madre, que contiene bacterias locales en lugar de levadura convencional. Pero no necesitas bacterias icarianas para poder hornear pan agrio. Comienza haciendo la masa madre, que más que una ciencia, es un arte. La temperatura, la humedad, la altitud y la zona geográfica pueden afectarla, por lo que quizá necesites ajustar esta receta. La experiencia también cuenta, así que si la primera vez fallas, inténtalo de nuevo hasta que le des en el clavo.

Para la masa madre

1 paquete (7 gramos) de masa madre seca
   con cultivos vivos y sin levaduras para hacer
   pan agrio con harina de trigo
2 tazas de harina panificable, o más de ser necesario

Para la hogaza

4 a 6 tazas de harina panificable
Aceite vegetal o de canola, para engrasar el molde para
   hornear

1. Prepara la masa madre con las instrucciones del empaque. En general, se debe mezclar una pequeña cantidad de

agua no clorada (como agua de manantial embotellada) con los copos de masa madre, y luego ir añadiéndole pequeñas cantidades de harina durante varios días hasta que burbujee y adquiera un olor a fermentado distintivo.

2. Pon 2 tazas de masa madre preparada en un tazón grande; viértele 2 tazas de agua no clorada tibia. Incorpora 4 tazas de harina panificable hasta que se forme una masa suave, e incorpora la harina en incrementos de ¼ de taza hasta que la masa forme una bola más sólida y no pegajosa. (Coloca el resto de la masa madre en un tazón separado y sigue alimentándola con agua no clorada y pequeñas cantidades de harina cada tantos días, según lo indica el empaque, para que se conserve hasta la siguiente ocasión.)

3. Espolvorea harina ligeramente sobre una superficie de trabajo seca. Coloca la bola de masa sobre ella y amásala durante unos 20 minutos, hasta que quede elástica y muy homogénea, y agrégale harina en incrementos de 1 cucharada sólo si la masa se pone pegajosa. Vuelve a formar una bola, colócala en un tazón grande y tápala con una toalla de cocina limpia, y aparta en un lugar tibio y sin corriente de aire de 6 a 12 horas, hasta que duplique su tamaño. (No escatimes en tiempo.)

4. Hunde el puño limpio en la masa para desinflarla. Pásala a una superficie limpia, seca y ligeramente enharinada, y amásala levemente 1 minuto más. Después dale la forma que quieras a la hogaza, ya sea ovalada o redonda, como de unos 25 centímetros de diámetro o de longitud.

5. Engrasa un poco una charola para hornear grande con orillas y coloca la hogaza sobre ella. Tápala con una toalla de cocina limpia y apártala en un lugar tibio y sin corriente de aire de 4 a 8 horas, hasta que duplique su tamaño. Mientras tanto, coloca una repisa en el centro del horno y precaliéntalo a 180° C.

6. Hornea el pan durante 1 hora, hasta que se dore y suene hueco al darle un golpecito. Pásalo a una rejilla metálica

y déjalo enfriar al menos 10 minutos o hasta 2 horas antes de rebanarlo y servir.

CONSEJO: para facilitar la preparación, en el paso 3 mezcla la masa en el tazón de una batidora con gancho para amasar a baja velocidad.

CONSEJO: dejar la masa crecer por segunda vez provoca que el pan agrio resultante sea excepcional. Sin embargo, puedes saltarte este paso. Si lo haces, amasa el pan como se indica en el paso 3, sáltate el primer periodo de reposo y todo el paso 4, y luego forma la masa en la forma deseada y déjalo reposar una sola vez como se indica en el paso 5.

Recetas de Okinawa

Sopa miso con verduras

Rinde: 4 porciones
Aunque la sopa miso suele considerarse entrada para la comida o la cena en los restaurantes japoneses en Occidente, Kamada Nakazato, mujer centenaria de Okinawa, prefiere comerla en el desayuno, aderezada con verduras que cosecha de su jardín. Es posible conseguir hongos shiitake frescos y miso en las tiendas de productos asiáticos y en muchos supermercados. El miso oscuro tiene un sabor más fuerte y es más salado que el miso blanco o amarillo (que, para fines prácticos, es el miso general).

3 cucharadas de pasta miso, como *shiro miso* (blanco),
    miso (miso rojo), o *shinshu miso* (amarillo)
1½ cucharadas de vinagre de arroz sin sazonar
1 diente de ajo grande, pelado
1 pieza de jengibre fresco de 3 centímetros,
    pelado
200 gramos de tofu firme, cortado en cubos
    de 1 centímetro
100 gramos de hongos shiitake frescos, sin tallo y en
    rebanadas finas
2 tazas de brotes de guisantes, trozados
    (aproximadamente 85 gramos)
6 cebolletas, peladas y finamente picadas
2 cucharaditas de aceite de ajonjolí tostado
1 cucharadita de salsa de soya

1. Pon el miso, el vinagre de arroz, el ajo, el jengibre y 1 taza de agua en un procesador de alimentos con cuchilla grande. Tápalo y procésalo hasta que obtengas una mezcla homogénea, para lo cual deberás raspar las paredes del recipiente al menos una vez.

2. A la mezcla de miso añádele 4 tazas más de agua en una olla mediana. Agrega el tofu, los hongos, los brotes de guisantes y las cebolletas; calienta a fuego medio y lleva a punto de hervor, moviendo la sopa con frecuencia. Una vez que empiece a hervir, baja la temperatura y deja que hierva a fuego lento durante 5 minutos, sin tapar. Luego sube la temperatura y agrega el aceite de ajonjolí y la salsa de soya antes de servir.

CONSEJO: si quieres que tenga más espesor, pica ajo y jengibre finamente, pero no los pongas en el procesador de alimentos o licuadora. En lugar de eso, añádelos junto con el tofu en el paso 2.

CONSEJO: si no consigues shiitake fresco, remoja 4 shiitakes secos con agua tibia del grifo en un tazón pequeño durante 20 minutos. Drénalos, pero reserva el líquido. Cuela el líquido con ayuda de una estameña para eliminar la arenilla. Usa este líquido y elimina el equivalente al mismo de la cantidad de agua que pongas en la olla.

CONSEJO: sustituye los brotes de guisantes por espinaca *baby* o acelga sin tallo.

Puré de camote con coco

Rinde: 6 porciones como guarnición

Imo *significa camote en japonés, y en Okinawa hace referencia a un camote morado, el cual fue un alimento esencial de la dieta local durante los primeros años del siglo xx y después de la Segunda Guerra Mundial. Sin embargo, los camotes de color naranja a los que estamos acostumbrados funcionan igual de bien.*

5 camotes medianos (como 1.4 kilogramos), pelados y cortados en cubos de 2 centímetros

Hasta ¾ de taza de leche de coco enlatada, normal o baja en grasa

1 cucharadita de canela en polvo, o más de ser necesario

½ cucharadita de sal, opcional

1. Coloca los camotes en una olla grande y añádeles suficiente agua hasta que queden sumergidos bajo 2 centímetros de agua. Llévalos a punto de hervor a fuego alto, luego baja la temperatura a fuego medio y déjalos cocer unos 25 minutos, hasta que queden suaves.

2. Drénalos en un colador sobre el fregadero y pásalos a un tazón grande. Añade ½ taza de leche de coco y machaca los camotes con un prensador de papas o una batidora eléctrica a velocidad media baja, hasta que obtengas un puré cremoso y espeso. Añade suficiente leche de coco para que tenga la consistencia deseada. Incorpora la canela, así como la sal, si lo deseas.

> **CONSEJO**: si quieres darle un toque distinto y que tenga menos cantidad de grasa, sustituye la mitad de la leche de coco por jugo de naranja recién exprimido. ¡No olvides agregarle la canela en polvo!

Camotes horneados en piedra

Rinde: 4 porciones

Hornear camotes morados de Okinawa o camotes naranjas les da un exquisito sabor y una suave textura que se derrite en tu boca. Muchas personas de Okinawa aun hoy en día disfrutan comer camotes "horneados en piedra" que venden en pequeñas camionetas en la calle. Es posible disfrutar este platillo en casa haciéndolo en tu propio horno con una base para pizza de piedra o de hierro fundido, el cual le dará un toque casi idéntico al horneado en piedra.

4 camotes medianos (como de 300 gramos cada uno)
Papel aluminio
Sal, para sazonar
Canela en polvo, para sazonar

1. Coloca la repisa metálica justo en el centro del horno y precaliéntalo a 180° C.

2. Cubre una base de hierro fundido, una bandeja para horno, una piedra para pizza o una charola para hornear con papel aluminio, y dóblalo unos 2 centímetros hacia arriba por toda la orilla para impedir que se derramen los jugos de la fruta.

3. Hornea los camotes 25 minutos, luego dales la vuelta con ayuda de una manopla o de una toalla de cocina. Síguelos horneando unos 20 minutos más, hasta que queden suaves al tacto. Mientras más se cuezan, más se caramelizarán los jugos junto a la piel del camote, que es la forma en que a mucha gente en Okinawa le gusta comerlos. Déjalos enfriar unos cuantos minutos y luego corta la cáscara a lo largo. Aunque no es necesario, puedes aderezarlos con una pizca de sal o canela en polvo.

Fideos somen con verduras al vapor

Rinde: 4 porciones
Los fideos somen son fideos japoneses delgados que se cocinan muy rápido. (No los confundas con los fideos soba.) Los fideos somen suelen servirse fríos.

¼ de taza de salsa de soya, de preferencia japonesa
¼ de taza de mirin (sazonador de arroz)
2 cucharaditas de aceite de ajonjolí tostado
1 cucharadita de pasta de chile rojo asiático, como *sambal oelek*
1 cucharadita de ajo finamente picado

½ cucharadita de jengibre fresco, pelado y finamente picado
400 gramos de fideos *somen* secos
1 taza de pimiento verde en juliana
1 taza de zanahoria en juliana
1 taza de col verde picada en tiras
Cebolletas en rebanadas delgadas, para decorar

1. En un tazón grande revuelve la salsa de soya, el mirin, el aceite de ajonjolí, la pasta de chile, el ajo y el jengibre.
2. Cuece los fideos *somen* en una olla grande con agua, siguiendo las instrucciones del empaque. Cuélalos con ayuda de un colador en el fregadero y lávalos con agua fría del grifo para detener la cocción. Una vez que estén bien colados, añádelos a la mezcla de salsa de soya y agita el tazón con cuidado.
3. Hierve ¼ de taza de agua en la misma olla en la que cociste los fideos. Añade el pimiento verde, la zanahoria y la col; tapa la olla, baja la temperatura a fuego bajo y cuece las verduras durante 3 minutos, hasta que queden suaves. Drénalas en el mismo colador y lávalas con agua fría del grifo para enfriarlas. Para drenarlas bien, agita el colador sobre el fregadero unas cuantas veces.
4. Añade las verduras a los fideos y la salsa, y agita bien el contenido. Sírvelos al momento o tápalos y refrigéralos hasta por 4 horas. Adórnalos con rebanadas de cebolleta antes de servir.

> **CONSEJO:** el mirin es un vino dulce de arroz japonés que suele usarse para cocinar. Es posible conseguirlo en el pasillo de productos extranjeros de los supermercados o en tiendas especializadas. Sin embargo, si no puedes conseguirlo, sustitúyelo por ¼ de taza de vino blanco seco y 2 cucharadas de azúcar. Si prefieres que el platillo no tenga alcohol, sustituye el vino por jugo de uva sin endulzar (es decir, sin añadirle azúcar extra).

Guisado de hongos

Rinde: 4 porciones
Las tiendas asiáticas con una considerable clientela japonesa ofrecen una gran variedad de hongos, aunque ya es posible conseguir muchos de ellos en supermercados locales. Sólo asegúrate de incluir hongos shiitake a la mezcla.

1.2 kilogramos de hongos japoneses mixtos, como hongos shiitake sin tallo, maitake y enoki
1 taza de sake seco o vino blanco seco, como pinot gris
1 taza de caldo de verduras
2 cucharadas de salsa de soya, de preferencia japonesa
1 cucharada de salsa de ostión
1 cucharadita de pasta de jitomate
1 cucharadita de pasta de chile rojo asiático, como *sambal oelek*
3 cucharadas de aceite de cacahuate, de ajonjolí o de oliva extravirgen
4 chalotes medianos, pelados y rebanados
2 cucharadas de ajo finamente picado
1 cucharadita de tomillo deshidratado, opcional
1 hoja de laurel
2 tazas de arroz integral de grano largo o mediano

1. Seca bien los hongos con toallas de papel, córtalos en trozos de 2 centímetros y apártalos. Revuelve el vino, el caldo, la salsa de soya, la salsa de ostión, la pasta de jitomate y la pasta de chile en un tazón pequeño, y apártalo.
2. Calienta el aceite en una sartén grande o cacerola honda a fuego medio. Añade los chalotes y el ajo; cocínalos durante 2 minutos, moviéndolos con frecuencia, hasta que se doren ligeramente. Añade los hongos y sigue moviendo hasta que absorban el aceite. Vierte la mezcla de vino e incorpora el tomillo y la hoja de laurel.

3. Aumenta la temperatura a media alta y lleva a punto de hervor. Baja la temperatura a fuego bajo y sigue cociendo de 15 a 20 minutos, sin tapar la sartén, hasta que el líquido se reduzca a la mitad de su volumen original.

4. Apila el arroz en un platón grande. Échale encima cucharadas del guisado de hongos, y usa el jugo restante en la sartén como salsa.

> **CONSEJO**: si deseas omitir el sake o el vino, agrega 2 tazas más de caldo

> **CONSEJO**: usar un poco de tomillo deshidratado no es tradicional, pero le dará al platillo un sabor ligeramente herbáceo en medio de los toques dulces del guisado.

> **CONSEJO**: también puedes servir este guisado con "arroz amarillo" si le agregas 1 cucharadita de cúrcuma seca en polvo al agua para cocer el arroz.

Sofrito de tofu y bok choy

Rinde: 4 porciones
Este platillo se prepara tradicionalmente con mizuna, una hortaliza japonesa, pero la arúgula funciona bien como sustituto en caso de que aquélla no se consiga. Yo también sustituyo el aceite de cacahuate tradicional por aceite de oliva. Si lo deseas, sirve este sofrito fácil de hacer sobre arroz integral cocido.

- 1 bloque (350 gramos) de tofu extrafirme
- ¼ de taza de salsa de soya, de preferencia japonesa
- 1 cucharada de aceite de ajonjolí tostado
- 1 cucharada de vinagre de arroz sin sazonar
- 3 cucharadas de aceite de cacahuate o de aceite de oliva extravirgen

6 cebolletas medianas, peladas y en rebanadas delgadas
1½ cucharadas de ajo finamente picado
1 cucharada de jengibre fresco, pelado y finamente picado
4 *bok choy* pequeños (como 220 gramos en total),
    deshojados y lavados para quitarles cualquier arenilla
4 tazas no muy compactadas de mizuna o arúgula
    baby

1. Envuelve el bloque de tofu en toallas de papel y con suavidad exprímele la humedad excesiva. También puedes poner el bloque de tofu envuelto en un plato poco profundo y luego poner encima del tofu un segundo plato con algo encima que pese, como una lata de verduras, y apartarlo de 5 a 10 minutos para quitarle la humedad.

2. Desenvuelve el tofu y córtalo a lo ancho en rebanadas de 1 centímetro, y luego corta cada rebanada a la mitad por lo ancho; aparta el tofu para después. Revuelve la salsa de soya, el aceite de ajonjolí y el vinagre en un tazón pequeño, y aparta la mezcla para después.

3. Calienta un wok antiadherente o una sartén antiadherente a fuego medio alto durante un par de minutos, y luego esparce encima 2 cucharadas del aceite. Añade el tofu y cuécelo unos 4 minutos, hasta que se dore, dándole la vuelta una sola vez. Ponlo sobre un plato cubierto con una toalla de papel para eliminar el exceso de aceite.

4. Vierte la cucharada de aceite restante en el wok o la sartén. Añade la cebolleta, el ajo y el jengibre. Sofríelo 30 segundos, hasta que quede aromático. Añade las hojas de *bok choy* y la mitad de la mezcla de salsa de soya. Sofríelas 2 minutos, hasta que suavicen. Añade la mizuna o la arúgula, y revuelve durante menos de 1 minuto, hasta que también se suavice. Vuelve a poner el tofu en el wok y añade el resto de la mezcla de salsa de soya. Mueve el wok o la sartén durante 1 minuto, hasta que todos los ingredientes estén bien calientes.

CONSEJO: en caso de alergia al cacahuate, sustituye el aceite de cacahuate por aceite de soya o de canola.

Tofu a la parrilla con hongos shiitake

Rinde: 4 porciones
Aunque los habitantes de Okinawa aman el cerdo, tradicionalmente sólo lo comen en ocasiones especiales. En general, su dieta es vegetariana y comprende mucho tofu. Para ellos, una comida de todos los días sería algo como esto.

2 bloques (de 350 gramos cada uno) de tofu extra firme
¼ taza de harina común
½ cucharadita de sal
¼ de cucharadita de pimienta negra recién molida
2 cucharadas de aceite de cacahuate
   o de oliva extravirgen
2 chalotes medianos, pelados y picados
220 gramos de hongos shiitake sin tallo, en rebanadas
   delgadas
1 cucharada de salsa de soya
1 cucharada de sake seco o de vino blanco moderadamente
   seco, como pinot gris

1. Con delicadeza exprime la humedad excedente de los bloques de tofu siguiendo las instrucciones del paso 1 de la receta anterior. Corta el tofu por lo ancho en rebanadas de 2 centímetros.
2. Revuelve la harina, la sal y la pimienta en un plato grande. Enharina los trozos de tofu y agítalos levemente para que se desprenda la harina excedente. Apártalos sobre una tabla para picar.
3. Calienta 1 cucharada de aceite en una sartén grande antiadherente a fuego medio. Añade las rebanadas de tofu y

cuécelas durante 4 minutos hasta que se doren, dándoles vuelta una sola vez. Sírvelas en un platón.

4. Añade la cucharada restante de aceite a la sartén. Incorpora los chalotes y cuécelos 1 minuto, hasta que se suavicen, moviéndolos con frecuencia. Agrega los hongos y mueve la mezcla otros 2 minutos, hasta que se suavicen. Incorpora la salsa de soya y el sake o vino. Revuelve hasta que las verduras queden bien aderezadas con la salsa, y luego sírvelas sobre el tofu con un cucharón.

Goya champuru *(sofrito de melón amargo)*

Rinde: 4 porciones

Goya champuru, *el platillo icónico de la isla, contiene balsamina, una verdura crujiente y jugosa como el calabacín, pero muy amarga. Es posible encontrarla en tiendas de productos asiáticos y en algunos mercados de productores locales, pero también se puede sustituir por pepino si se desea que el platillo tenga un sabor más dulce. La verdura se combina con tofu, huevo, cerdo y cebolla en una salsa a base de soya. Las recetas varían de persona a persona, pero según yo la mejor receta se prepara en sartén de hierro fundido.*

2 balsaminas pequeñas (como de 20 centímetros de diámetro)
2 cucharaditas de sal
220 gramos de tofu extrafirme
2 cucharadas de aceite de cacahuate o de canola,
 o más de ser necesario
85 gramos de lomo de cerdo, cortado en trozos de 0.5
 centímetros de grosor
1 cebolla blanca o amarilla mediana, cortada por la mitad
 y rebanada en delgadas medias lunas
2 huevos grandes, batidos en un tazón pequeño
2 cucharadas de salsa de soya, de preferencia japonesa
2 cucharadas de sake, opcional

1. Rebana las balsaminas a la mitad por lo largo; con ayuda de una cuchara, quítales el núcleo blanco y las semillas para dejar sólo un cascarón de fruta verde pálido. Rebana cada mitad en medias lunas de 0.5 centímetros. Revuélvelas con la sal en un tazón mediano y déjalas reposar 10 minutos. Lávalas en una coladera sobre el fregadero, y luego exprime el manojo de rebanadas para eliminar el líquido excedente (y para quitarle así lo amargo). Después sécalas con toallas de papel.

2. Envuelve el tofu en una toalla de papel y mételo al microondas durante 1 minuto. Quítale la toalla y envuélvelo en una toalla de papel limpia durante 10 minutos para que ésta absorba más líquido. Luego corta el tofu en rebanadas de 1 centímetro.

3. Calienta 1 cucharada de aceite en una sartén de hierro fundido. Agrega el cerdo y dóralo bien, aproximadamente 3 minutos por lado. Pásalo a un tazón. Añade un poco de aceite si la sartén está seca, agrega el tofu y déjalo dorar durante 4 minutos, dándole vuelta una sola vez. Pásalo al tazón junto con el cerdo.

4. Vierte la cucharada de aceite restante a la sartén. Una vez caliente, añade la balsamina y sofríela durante 1 minuto. Agrega la cebolla y sofríela 2 minutos, hasta que se dore ligeramente. Incorpora el cerdo y el tofu a la sartén.

5. Vierte los huevos revueltos y deja cocer durante 10 segundos sin mover la mezcla. Luego revuélvela con gentileza hasta incorporar los ingredientes. Añade la salsa de soya y el sake, si gustas. Revuelve durante unos segundos para que se caliente la salsa y sirve el platillo caliente.

CONSEJO: el tofu extrafirme en ocasiones se vende en trozos pequeños, como de 100 gramos, en paquetes de 3 a 5 trozos. La cantidad ideal para esta receta son dos trozos.

Sofrito para la longevidad (goya chample)

Rinde: 4 porciones

El chample, *a veces llamado* champuru, *significa "revuelto" en el dialecto de Okinawa. Me parece que es un nombre apropiado para el sofrito emblemático de la cocina de Okinawa. El goya champuru (véase la receta anterior) es un platillo más bien celebratorio que incluye huevo y cerdo, además de balsamina. Éste es un platillo más cotidiano; de la mano de Craig Willcox, esta receta de verduras fácil de preparar es una buena forma de empezar a explorar la cocina de Okinawa. Sírvelo con arroz blanco o integral cocido.*

170 gramos de tofu extra firme
2 cucharadas de aceite de canola
3 tazas de col verde, sin el núcleo y cortada en tiras (aproximadamente 1 col pequeña)
170 gramos de ejotes (aproximadamente 1½ tazas), despuntados y cortados en trozos de 4 centímetros
½ taza de germinado de soya o de frijol mungo
2 cucharaditas de salsa de soya baja en sodio, de preferencia japonesa
¼ de cucharadita de pimienta negra recién molida

1. Con delicadeza exprime el exceso de humedad del bloque de tofu (revisa la técnica del microondas en el paso 2 de la receta anterior). Corta el tofu en cubos de 0.5 centímetros.
2. Calienta 1 cucharada de aceite en una sartén antiadherente grande a fuego medio. Añade los cubos de tofu y cuécelos durante 4 minutos hasta que queden dorados, volteándolos ocasionalmente. Pásalos a un platón grande.
3. Añade la cucharada restante de aceite a la sartén. Incorpora la col y el ejote; cuece las verduras durante 3 minutos, moviéndolas con frecuencia, hasta que la col se empiece a suavizar.

4. Incorpora el germinado y cuece las verduras 1 minuto más, moviéndolas con mayor frecuencia para evitar que se pasen de cocción. Vuelve a poner el tofu en la sartén y agítalo con suavidad durante 1 minuto hasta que se caliente bien. Incorpora la salsa de soya, la sal y la pimienta antes de servir.

CONSEJO: puedes hacer la receta más simple si sustituyes los germinados por una variedad de verduras: calabacín, calabacín amarillo, pimiento verde o rojo desvenado y cortado en tiras de 4 centímetros de largo. O sustituye la col verde por col asiática (tipo china o *bok choy*).

CONSEJO: si te gusta la comida ligeramente picante, añádele una pizca de salsa picante de koregusu, que está hecha de chiles rojos y sake de Okinawa, o usa una salsa de botella de tu elección.

Cerdo shoyu

Rinde: 6 porciones
La panza de cerdo no es más que tocino sin ahumar, y la panza de cerdo cocida durante mucho tiempo es un platillo atesorado en Okinawa (y quizá uno de los más exquisitos que he probado). En un inicio, el cerdo se hierve a fuego lento en agua para quitarle la grasa. La gente de Okinawa suele hervirla en katsuo dashi, *un caldo de pescado de sabor dulzón, y le quita la grasa cada tantas horas, hasta que lo único que queda es un colágeno sumamente suave y exquisito. Hacer este platillo sin el caldo de pescado altera el sabor muy poco. El* shoyu *suele servirse con arroz blanco cocido.*

700 gramos de panza de cerdo
Papel encerado
½ taza de *katsuo dashi* (receta a continuación)

½ taza de mirin (véase consejo en la página 319)
½ taza de salsa de soya, de preferencia japonesa
½ taza de azúcar morena compactada
1 cucharada de jengibre fresco, pelado
    y finamente picado
1 cucharada de ajo finamente picado

1. Coloca el cerdo en una olla grande u olla de hierro fundido, y agrégale suficiente agua para que quede sumergido bajo 5 centímetros de líquido. Llévalo a punto de hervor a fuego alto. Luego baja la temperatura a fuego medio y deja cocer durante 5 minutos. Traslada el cerdo a una tabla de picar y tira el agua. (Este paso reduce la cantidad de impurezas que suelta el cerdo durante la cocción del platillo.)

2. Regresa el cerdo a la olla; añade más agua potable hasta que la carne vuelva a quedar sumergida bajo 5 centímetros de líquido. Lleva a punto de hervor a fuego alto. Luego disminuye la temperatura a fuego bajo, tapa la olla y deja cocer durante 1 hora, quitando las impurezas de la superficie con cierta frecuencia con ayuda de una espumadera, hasta que el cerdo empiece a suavizarse.

3. Sácalo y ponlo sobre una tabla de picar, y déjalo enfriar durante 10 minutos. Con unas tijeras, elimina cualquier grosor o capa exterior de grasa. Después corta la carne en cubos de 2 centímetros de lado.

4. Lava la olla. Corta un trozo de papel encerado del tamaño del fondo de la olla. Quita el papel encerado y añade el *katsuo dashi*, el mirin, la salsa de soya, el azúcar morena, el jengibre y el ajo. Calienta la olla a fuego alto y lleva a punto de hervor, moviendo la mezcla con frecuencia hasta que se disuelva el azúcar.

5. Añade los trozos de panza de cerdo y lleva a punto de hervor. Luego baja la temperatura a fuego bajo, coloca el papel encerado en la superficie del estofado y deja que hierva suavemente durante 45 minutos, hasta que el cerdo esté

tan suave que se pueda picar con un tenedor. Levanta el papel con frecuencia con ayuda de unas pinzas de cocina para dar vuelta a los trozos y permitir que se cubran bien de la salsa. Sirve la panza de cerdo con la salsa sobre arroz blanco cocido.

CONSEJO: si no quieres preparar el *katsuo dashi*, puedes sustituirlo por agua, pero el sabor del platillo será menos intenso.

Katsuo dashi *(caldo de pescado japonés)*

Pon a hervir ½ taza de agua en una olla pequeña a fuego alto. Incorpora ½ taza de hojuelas de bonito (las cuales se consiguen en las tiendas de productos asiáticos). Baja la temperatura al mínimo, tapa la olla y deja hervir suavemente durante 5 minutos. Con ayuda de un cernidor fino, un colador cubierto de tela de estameña o un filtro de café grande, cuela el caldo. Añádele suficiente agua hasta que el volumen total sea de ½ taza.

Yakisoba

Rinde: 4 porciones
Aunque la mayoría de los fideos japoneses son fideos secos de trigo sarraceno, los fideos soba de Okinawa son frescos y están hechos de trigo entero. Son más firmes y apetecibles que la variedad japonesa tradicional. Quizá puedas conseguirlos en una tienda de productos asiáticos o por internet. Sin embargo, está bien sustituirlos por otros fideos soba japoneses cocidos y drenados. Este platillo se prepara tradicionalmente con panza de cerdo, pero yo la sustituyo por lomo de cerdo para darle un sabor menos grasoso y una consistencia menos espesa.

400 gramos de lomo de cerdo

3 cucharadas de aceite de cacahuate o canola

1 cebolla blanca o amarilla mediana, cortada por la mitad
y rebanada en pequeñas medias lunas

4 tazas de col verde, sin corazón y picada en tiras
(como media col grande)

1 zanahoria grande, pelada y rallada

60 gramos de hongos shiitake sin tallo, en rebanadas
delgadas (alrededor de 1 taza)

3 cucharadas de salsa yakisoba
o salsa inglesa

1 paquete (400 gramos) de fideos soba de Okinawa
(descongelados si se consiguen congelados)

Jengibre en conserva para sushi, como adorno

1. Rebana el lomo de cerdo por la mitad a lo ancho. Luego córtalo por lo largo en tiras de 1 centímetro de ancho. Corta cada tira en trozos de 1 centímetro de ancho.

2. Calienta 2 cucharadas de aceite en un wok o en una sartén antiadherente a fuego medio alto. Añade el cerdo y la cebolla. Sofríelos durante 5 minutos, hasta que las cebollas queden traslúcidas y el cerdo se haya dorado por todos los costados. Añade la col, la zanahoria, los hongos y la salsa de yakisoba o inglesa. Sigue sofriendo la mezcla durante 2 minutos, hasta que la col empiece a suavizarse.

3. Mueve los trozos de cerdo y las verduras hacia las orillas del wok para que quede un agujero en el centro. Vierte 1 cucharada de aceite restante al centro del wok, agrega los fideos soba y agita el wok para que se bañen en el aceite. Luego empuja el cerdo y las verduras encima de los fideos, vierte ½ taza de agua encima, tapa el wok y deja cocer el platillo sin moverlo durante 2 minutos. Destápalo, agítalo bien y al servir adórnalo con jengibre en conserva para sushi.

CONSEJO: la salsa de yakisoba es espesa, dulce y salada, como una salsa barbecue japonesa, la cual es ideal para estos fideos. Búscala en la sección internacional de los grandes supermercados, en cualquier tienda de productos asiáticos o en internet.

CONSEJO: no utilices los sobres sazonadores que suelen venir en los paquetes de fideos de Okinawa.

Recetas de Cerdeña

Minestrone de la familia Melis

Rinde: 4 porciones

Este abundante platillo lo come a diario la familia más longeva del mundo: los Melis. Tradicionalmente se prepara con cualquier verdura que crezca en el huerto familiar, pero siempre incluye frijoles y frégula, una pasta de sémola tostada del tamaño de un guijarro que es muy popular en Cerdeña. La frégula puede conseguirse en tiendas de productos italianos o en internet. Si no encuentras frégula, cualquier pasta de tamaño pequeño está bien. Mi versión también requiere algo de tiempo en la cocina. Como señala Gianni Pes, el tiempo prolongado de cocción mezcla los sabores y resalta la biodisponibilidad de más nutrientes, como el licopeno de los jitomates y los carotenoides y otros antioxidantes. Un tiempo de cocción breve también da como resultado un platillo sabroso, pero con menor carga nutrimental. Tradicionalmente, la sopa minestrone se acompaña de rebanadas de pane carasau, *o pan plano tradicional de Cerdeña.*

- ½ taza de habas secas y peladas
- ½ taza de frijol cargamanto blanco seco
- ⅓ de taza de garbanzos secos
- 7 cucharadas de aceite de oliva extravirgen
- 1 cebolla blanca o amarilla mediana, picada (como 1 taza)
- 2 zanahorias medianas, peladas y picadas (como ⅔ de taza)
- 2 tallos de apio pelados (aproximadamente ½ taza)
- 2 cucharaditas de ajo finamente picado
- 1 lata (800 gramos) de jitomate triturado (aproximadamente 3½ tazas)
- 3 papas amarillas medianas, peladas y cortadas en cubos (aproximadamente 1½ tazas)
- 1½ tazas de hinojo picado

¼ de taza no compactada de hojas de perejil italiano de hoja plana, picadas

2 cucharadas de hojas de albahaca fresca picadas

⅔ de taza de frégula de Cerdeña u otra pasta de sémola pequeña

½ cucharadita de sal

½ cucharadita de pimienta negra recién molida

¼ de taza de pecorino romano recién rallado (aproximadamente 60 gramos)

1. Remoja las habas, los frijoles cargamanto y los garbanzos en un tazón grande con agua durante al menos 8 horas y hasta 16 horas (es decir, durante la noche). Drénalos con ayuda de un colador sobre el fregadero. Lávalos bien.

2. Calienta 3 cucharadas de aceite de oliva en una olla sopera grande u olla de hierro fundido a fuego medio alto. Añade las cebollas, la zanahoria y el apio; cuece las verduras, moviéndolas con frecuencia durante 5 minutos, hasta que se suavicen pero sin que se doren. Agrega el ajo y sigue cociendo unos 20 segundos, hasta que aromatice las verduras.

3. Incorpora los jitomates, las papas, el hinojo, el perejil y la albahaca, así como las leguminosas drenadas. Añade suficiente agua (de 6 a 8 tazas) para que todo quede sumergido bajo 2 centímetros de líquido.

4. Aumenta la temperatura a fuego alto y lleva a punto de hervor. Baja la temperatura a fuego bajo y deja que hierva suavemente, sin tapar, durante 1½ horas, añadiendo más agua de ser necesario si la mezcla espesa demasiado, hasta que los frijoles queden suaves.

5. Incorpora la pasta y sazona con sal y pimienta. Añade hasta 2 tazas de agua adicionales si la sopa está muy seca. Deja que siga hirviendo suavemente, sin tapar, durante 10 minutos más, hasta que la pasta esté cocida.

6. Vierte 1 cucharada de aceite a cada uno de los cuatro tazones. Divide la sopa entre ellos y adorna cada uno con 1 cucharada de queso rallado.

CONSEJO: puedes usar otras variedades de frijoles para la minestrone: los frijoles pintos son un excelente sustituto de los frijoles cargamanto, mientras que los *cannellini* o los frijoles blancos son buenos sustitutos de las habas.

CONSEJO: usa los tallos y las hojas del bulbo de hinojo para darle a la sopa un sabor más intenso. ¿Tu hinojo no trae hojas? Añade una cucharadita de semillas de hinojo a las verduras aromáticas que vayas a saltear al momento de empezar a cocinar.

CONSEJO: añade otras verduras frescas del huerto o del mercado, como calabacín, col, ejotes y coliflor, o floretes de brócoli.

CONSEJO: ¿quieres darle un sabor más intenso a jitomate? Agrégale una o dos cucharadas de pasta de jitomate. ¡Pruébalo!

Minestra di fagioli

Rinde: 6 porciones
Esta sopa hecha de frijoles y cebada integral con cáscara suele estar bajo la sombra de la popular minestrone, hecha de frijoles y pasta. La cebada enriquece la sopa y le da un sabor a nuez, además de tener más fibra.

1 taza de frijoles blancos secos
½ taza de cebada integral sin cáscara
 (no cebada perla ni semiperla)
6 tazas de caldo de verduras (1.5 litros)
2 papas amarillas medianas, peladas y cortadas en trozos de
 1 centímetro (aproximadamente 1 taza)
1 cebolla blanca o amarilla mediana, picada
 (aproximadamente 1 taza)

2 tallos de apio medianos, en rebanadas delgadas
   (aproximadamente ½ taza)
1 zanahoria mediana, pelada y trozada
   (aproximadamente ¼ de taza)
2 cucharaditas de ajo finamente picado
1 cucharadita de albahaca deshidratada
½ cucharadita de salvia molida
1 tallo de romero fresco
1 hoja de laurel
½ taza no compactada de hojas de perejil italiano de hoja
   plana, picadas
2 cucharadas de aceite de oliva extravirgen
½ cucharadita de sal
¼ de cucharadita de pimienta negra recién molida

1. Remoja los frijoles y la cebada en un tazón grande con agua a temperatura ambiente durante 8 horas o hasta 12 horas (es decir, durante la noche). Drénalos con ayuda de un colador en el fregadero y lávalos bien.

2. Coloca los frijoles y la cebada en una olla grande u olla de hierro fundido. Añade el caldo, las papas, la cebolla, el apio, la zanahoria, el ajo, la albahaca, la salvia, el romero y la hoja de laurel. Calienta a fuego alto y lleva a punto de hervor, revolviendo la sopa ocasionalmente.

3. Baja la temperatura a fuego bajo, tapa la olla y deja hervir suavemente durante 1 hora, hasta que los frijoles y la cebada estén cocidos. Quítale la rama de romero y la hoja de laurel, y agrega el perejil, la cebolla, la sal y la pimienta antes de servir.

CONSEJO: para resaltar los sabores, saltea la cebolla, el ajo, la albahaca y la salvia en 1 cucharada de aceite de oliva, hasta que la cebolla se suavice, pero sin que se dore. Luego agrega la mezcla a los otros ingredientes antes de cocinar.

CONSEJO: esta sopa se congela muy bien. Almacénala en recipientes individuales en el congelador hasta por 4 meses.

Ensalada de haba y menta

Rinde: 4 porciones
Las habas son sinónimo de Cerdeña y por lo regular se comen solas. Cuando empieza la temporada de haba, en primavera, se ponen a cocer grandes ollas para pelarlas y quitarles la cáscara. Las habas y la menta son una combinación natural.

3 kilogramos de habas frescas con todo y vaina
   o 1.5 kilogramos de habas frescas sin vaina
1 cucharada más ¼ de cucharadita de sal
2 cucharadas de aceite de oliva extravirgen
1 cebolla amarilla o blanca mediana, picada (como 1 taza)
1 taza poco compactada de hojas de menta fresca
4 piezas de *pane carasau* (pan plano de Cerdeña) o piezas
   pequeñas de pan plano integral (opcional)
¼ de taza de pecorino romano rallado
   (aproximadamente 60 gramos)

1. Para preparar las habas, coloca 1 cucharada de sal en una olla grande, llénala a tres cuartos de su capacidad con agua y ponla a hervir a fuego alto. Mientras tanto, llena un tazón grande con agua helada. Echa las habas en el agua hirviendo y déjalas cocer durante 2 minutos. Drénalas con ayuda de un colador colocado en el fregadero y pásalas de inmediato al agua helada para detener la cocción. Déjalas enfriar durante varios minutos y luego drénalas con ayuda del colador.

2. Si quieres pelar la capa exterior del haba, abre la cáscara con el pulgar a la altura del "ojo", que es la zona en donde estaba adherida a la vaina, y con delicadeza presiona

el haba para que salga. Mucha gente en Cerdeña no pela las habas frescas porque les agrada el sabor adicional. Pruébalas de ambas formas para elegir la que más te agrade.

3. Calienta el aceite en una sartén grande a fuego medio alto. Añade la cebolla y cocínala durante 2 minutos, moviéndola con frecuencia, hasta que se suavice un poco. Añade las habas y ¼ de cucharadita de sal; cuece la mezcla durante 2 minutos, hasta que esté bien caliente, moviéndola con frecuencia.

4. Saca la sartén del fuego. Añade la menta y revuelve bien. En cada plato coloca un trozo de pan, si lo deseas. Luego pon encima una cuarta parte de la mezcla de haba y 1 cucharada de queso rallado.

CONSEJO: puedes sustituir las habas frescas por 1.5 kilogramos de habas congeladas. Puesto que la congelación les cambia la textura, probablemente querrás pelarlas antes de hervirlas.

Ensalada de jitomate, alcachofa e hinojo

Rinde: 4 porciones
Estas tres verduras son fundamentales para la dieta de Cerdeña y se combinan en distintos platillos, como éste.

2 cucharadas de aceite de oliva extravirgen
2 cucharadas de jugo de naranja recién
    exprimido
1 cucharadita de ralladura fresca de naranja
1 cucharada de vinagre de vino tinto
½ cucharadita de sal, de preferencia sal de mar
½ cucharadita de pimienta negra recién molida
2 jitomates medianos (bola, *beef* o variedades
    tradicionales) cortados en cuñas

2 bulbos de eneldo pequeños (¼ de 120 gramos cada uno), pelados y sin hojas, cortados en cuartos y luego en trozos
1 lata (400 gramos) de corazones de alcachofa en agua, drenados y trozados
2 cucharadas bien compactadas de hojas de menta fresca picadas

1. Bate el aceite de oliva, el jugo de naranja, la ralladura de naranja, el vinagre, la sal y la pimienta en un tazón grande hasta obtener una mezcla homogénea
2. Añade los jitomates, el hinojo, las alcachofas y las hojas de menta. Agita con delicadeza para que las verduras se bañen de aderezo.

CONSEJO: para quitarles las semillas a los jitomates, usa un cuchillo pequeño de pelar para retirar el extremo duro donde la fruta estuvo adherida al tallo.

CONSEJO: si el bulbo de hinojo trae hojas y tallo, úsalos para hacer sopa minestrone (véase la página 332) u otras sopas, guisados o ensaladas verdes.

Salsa de jitomate estilo Cerdeña

Rinde: 7 tazas

Los centenarios del mundo preparan alimentos con recetas que han pasado de generación en generación, combinadas con su propio instinto y, evidentemente, con lo que crezca en el huerto familiar. Casi todas las familias de Cerdeña tienen una salsa de jitomate "sereta". El mejor ingrediente, según me han dicho, es el jitomate pera, que debe pelarse y desvenarse, lo cual lleva bastante tiempo. Sin embargo, ésta es una salsa de jitomate auténtica de Cerdeña con un ligero cambio: uso jitomates pera enlatados que ya vienen pelados y desvenados, lo cual ahorra mucho tiempo, por lo menos 10 minutos. Siéntete libre de duplicar o hasta triplicar la receta, pues se mantiene muy bien congelada en contenedores sellados hasta por 4 meses.

¼ de taza de aceite de oliva extravirgen
1 cebolla blanca o amarilla grande, picada
   (aproximadamente 1 taza)
1 cucharada de ajo finamente picado
1 cucharadita de semillas de hinojo
2 latas (800 gramos) de jitomates pera picados y sin semillas
   (aproximadamente 7 tazas)
1 zanahoria grande, pelada y partida por la mitad
1 tallo de apio mediano, partido por la mitad
½ taza de hojas de albahaca fresca picadas
2 hojas de laurel
1 cucharadita de sal

1. Calienta el aceite en una olla de hierro fundido o en una olla grande a fuego medio. Añade la cebolla y cuécela durante 5 minutos, moviéndola con frecuencia hasta que se suavice. No dejes que se dore. Añade el ajo y las semillas de hinojo; cuece la mezcla unos 20 segundos más, hasta que quede aromática.
2. Añade los jitomates, la zanahoria, el apio, la albahaca, las hojas de laurel y la sal. Revuelve bien los ingredientes y lleva a punto de hervor. Baja la temperatura a fuego muy bajo, tapa la olla y deja que la mezcla hierva suavemente durante 1 hora. Saca entonces la olla del fuego y déjala enfriar durante 20 minutos.
3. Quítale la zanahoria, el apio y las hojas de laurel. Usa una batidora de inmersión para hacer la salsa puré en la misma olla hasta que quede tersa y homogénea.

   CONSEJO: también puedes preparar la salsa puré en un procesador de alimentos grande con cuchilla para picar, aunque es probable que tengas que hacerlo por partes para evitar que se derrame la salsa.

Puré de frijol blanco

Rinde: alrededor de 3 tazas
*Este puré estilo italiano se sirve como condimento. Su consistencia
y uso se asemejan mucho al del* hummus *de garbanzo. Yo suelo
servirlo en cenas en pequeños platos individuales con rebanadas
de pan agrio tostadas o tortillas de maíz, en lugar de ofrecer pan
y mantequilla. También se puede comer en la comida en* wraps
*de tortillas de maíz con lechuga picada y jitomate fresco picado, o
incluso salsa de botella. Se mantiene bien en el refrigerador en un
contenedor sellado hasta por 5 días.*

1½ cucharadas de ajo finamente picado
½ cucharadita de sal kosher o sal de grano
3 tazas de frijoles blancos de lata,
    drenados y lavados, como *cannellini*
¼ de taza de aceite de oliva extravirgen
2 cucharadas de jugo de limón
    recién exprimido
Romero molido, para decorar
Salvia molida, para decorar

1. Coloca el ajo y la sal en un mortero, y muélelos con la mano
   del mortero hasta obtener una pasta tosca con consistencia granulosa. Trasládala a un tazón grande.
2. Añade los frijoles, el aceite de oliva y el jugo de limón. Con
   un prensador de papas machaca los ingredientes hasta obtener una pasta espesa, homogénea y cremosa.
3. Transfiérela a un tazón para servir o a platos pequeños, y
   espolvoréale el romero y la salvia antes de servirla.

> **CONSEJO:** si no tienes mortero y mano, procesa el ajo, la sal,
> los frijoles y el jugo de limón en un procesador de alimentos
> con cuchilla para picar hasta obtener una mezcla homogé-
> nea. Raspa el excedente de las paredes y luego vierte el aceite

de oliva en un chorro muy delgado a través del tubo de alimentación con la máquina encendida para darle una consistencia más cremosa a la pasta.

CONSEJO: si refrigeras el puré, déjalo que tome la temperatura del ambiente hasta durante 1 hora antes de servir para que el frío no disimule su sabor.

Hummus *de garbanzo*

Prepara hummus de garbanzo siguiendo el mismo proceso de la receta anterior, pero sustituye los frijoles por 3 tazas de garbanzos de lata drenados y lavados. Añade también ¼ de taza de tahini (pasta de ajonjolí) y aumenta el jugo de limón a 3 cucharadas.

Garbanzos tostados picantes

Rinde: 1½ tazas
Los garbanzos también son un excelente tentempié. Siempre que invito a mis amigos a la casa para tomar un trago o hacer una fiesta, encontrarán como botana un tazón de estos garbanzos.

1 lata (425 gramos) de garbanzos, drenados
   y lavados (aproximadamente 1¾ tazas)
3 cucharadas de aceite de oliva extravirgen
2 cucharaditas de comino molido
½ cucharadita de sal de ajo
½ cucharadita de chile triturado
¼ de cucharadita de pimienta negra recién molida

1. Coloca la rejilla del horno en el centro y caliéntalo a 170° C.
2. Mezcla los garbanzos, el aceite, el comino, la sal de ajo, el chile y la pimienta negra en un tazón grande hasta que

se incorporen los ingredientes. Luego viértelos sobre una charola con papel encerado en una sola capa uniforme.

3. Hornea los garbanzos entre 45 y 60 minutos, hasta que estén dorados y crujientes. Coloca la charola sobre una rejilla metálica y déjala enfriar durante 10 minutos. Con ayuda de una espumadera, traslada los garbanzos a un tazón para servir. Sírvelos calientes o a temperatura ambiente, acompañados de muchas servilletas.

Pizza estilo Cerdeña con berenjena

Rinde: 1 porción (puede multiplicarse al gusto para hacer porciones adicionales)

La berenjena es un ingrediente tradicional de las pizzas en Cerdeña, y prepararlas con pane carasau *delgado las hace más saludables. Si no encuentras este tipo de pan plano típico de Cerdeña, cámbialo por un bollo inglés integral para obtener un desayuno o comida instantánea para una persona. Haz unas cuantas rebanadas más de berenjena al preparar alguna de las recetas de berenjena sugeridas en el plan de las zonas azules y guárdalas para hacer esta pizza para desayunar o comer al día siguiente.*

2 cucharaditas de aceite de oliva

2 rebanadas de 0.5 centímetros de grosor de berenjena

½ *pane carasau*, partido por la mitad, o un bollo inglés integral ligeramente tostado

3 cucharadas de salsa de jitomate estilo Cerdeña (página 338)

2 cucharadas de pecorino romano rallado (aproximadamente 30 gramos)

¼ de cucharadita de orégano deshidratado

1. Coloca la rejilla del horno en el centro del horno y caliéntalo a 200° C.

2. Calienta el aceite en una sartén pequeña a fuego medio. Añade la berenjena y cuécela durante 4 minutos, dándole vuelta una sola vez, hasta que quede blanda.

3. Pon el *pane carasau* o el bollo con el lado del corte hacia arriba sobre una charola para hornear. Cubre cada mitad con una rebanada de berenjena, 1½ cucharadas de salsa de jitomate, 1 cucharada de queso rallado y una pizca de orégano deshidratado. Hornéalo durante 5 minutos, hasta que esté bien caliente y burbujeante. Déjalo enfriar un minuto o dos antes de servirlo.

Cacerola de berenjena y calabacín

Rinde: 2 porciones
Este plato fuerte vegetariano incluye verduras de verano populares en la zona de Cerdeña. Es un poco parecida a la berenjena parmesana de Cerdeña. También se puede servir junto con pasta integral cocida y drenada, rociada con un poco de aceite de oliva y ajo triturado.

1 berenjena italiana mediana (aproximadamente de 350 gramos), sin tallo, pelada y cortada por lo ancho en rebanadas de 0.5 centímetros de grosor

1 calabacín mediano (aproximadamente 150 gramos), cortado a lo largo en tiras de 0.5 centímetros de ancho

1 calabacín de verano amarillo (aproximadamente 130 gramos), cortado a lo largo en tiras de 0.5 centímetros de ancho

1 cucharada de sal

2 cucharadas de aceite de oliva extravirgen, y más para el refractario para hornear

1 cebolla amarilla o blanca mediana, picada (aproximadamente 1 taza)

1 pimiento rojo pequeño, desvenado y picado
   (aproximadamente ½ taza)
1 cucharada de ajo finamente picado
1 lata (400 gramos) de jitomate picado
   (aproximadamente 1¾ tazas)
½ taza de hojas de albahaca fresca picadas
1 cucharada de hojas de romero fresco finamente picadas
   o ½ cucharada de romero seco molido
½ taza de pecorino romano rallado
   (aproximadamente 100 gramos)

1. Extiende las rebanadas de berenjena, las tiras de calabacín y las de calabacín amarillo sobre toallas de papel
   en tu superficie de trabajo. Espolvoréales la mitad de la sal.
   Dales la vuelta y espolvoréales la sal restante. Apártalas
   durante 30 minutos, luego lávalas y sécalas con toallas de
   papel limpias.
2. Coloca la rejilla del horno en el centro del mismo y caliéntalo a 200° C. Aceita ligeramente el interior de un refractario de 60 centímetros cuadrados.
3. Calienta el aceite en una sartén grande a fuego medio.
   Agrega la cebolla y el pimiento, y cuécelos durante 7 minutos, moviéndolos con frecuencia, hasta que se suavicen
   pero sin que se doren. Añade el ajo y cuece la mezcla durante 20 segundos hasta que quede aromática.
4. Incorpora los jitomates, la albahaca y el romero. Tan pronto empiece a hervir, baja la temperatura a fuego bajo y deja
   la sartén sin tapar durante 15 minutos, moviendo la salsa
   con frecuencia, hasta que tenga una consistencia espesa.
5. Extiende la mitad de la salsa de jitomate al fondo del refractario preparado. Coloca encima capas de berenjena, calabacín y calabacín amarillo, en ese orden. Luego vierte
   encima el resto de la salsa de jitomate y espolvoréale encima el queso rallado.

6. Hornea la cacerola durante 45 minutos, hasta que el queso burbujee y esté ligeramente dorado. Deja enfriar el refractario sobre una rejilla metálica durante 10 minutos antes de servir.

Macarrones con salsa de jitomate fresco y albahaca

Rinde: 4 porciones
Éste es un platillo exquisito y fácil de preparar que es muy común tanto en Cerdeña como en Icaria.

   2 cucharadas de aceite de oliva extravirgen
   4 jitomates medianos (bola, *beef* o variedades
      tradicionales) cortados en trozos (aproximadamente
      3 tazas)
   2 cucharadas de hojas de albahaca fresca
      picadas
   1 cucharada de ajo finamente picado
   ½ cucharadita de sal
   ¼ de cucharadita de pimienta negra recién molida
   230 gramos de macarrones de sémola integral, cocidos
      y drenados siguiendo las instrucciones del empaque
   ½ taza de pecorino romano rallado
      (aproximadamente 120 gramos)

1. Calienta el aceite en una sartén grande a fuego medio. Añade los jitomates, la albahaca, el ajo, la sal y la pimienta. Cuece los ingredientes durante 15 minutos, revolviéndolos con frecuencia y triturando los jitomates contra la orilla de la sartén con el reverso de un cucharón de madera, hasta que se forme una salsa espesa.
2. Incorpora los macarrones y el queso. Sírvelos calientes.

CONSEJO: si quieres darles un toque elegante al momento de presentarlos, coloca la pasta cocida y drenada sobre un platón, y viértele encima la salsa y el queso.

Pelo de ángel con pesto de nuez de Castilla y hojas de eneldo

Rinde: 6 porciones como primer tiempo
o 4 como platillo principal
Puedes usar cualquier tipo de pasta, pero si quieres que sea una receta auténtica de las zonas azules, usa pasta hecha 100% de trigo integral. Si estás haciendo una dieta libre de gluten, es posible encontrar pasta hecha de arroz integral o quinoa.

2 bulbos de eneldo pequeños con tallo y hojas
    (aproximadamente 300 gramos de peso total)
¼ de taza de nueces de Castilla picadas
1 cucharada de ajo finamente picado
½ cucharadita de sal
⅓ de taza más 1 cucharada de aceite de oliva extravirgen
400 gramos de pasta pelo de ángel de sémola integral,
    cocida y drenada según las instrucciones del empaque
    (reserva ¼ de taza del agua en el que la cociste)
4 cucharadas de pecorino romano rallado (aproximadamente
    45 gramos)

1. Corta en trozos los tallos y hojas de eneldo (reserva los bulbos). Colócalos en un procesador de alimentos grande con cuchilla para picar. Agrega la nuez de Castilla, el ajo y la sal. Tapa el procesador y enciéndelo, mientras viertes ⅓ de taza de aceite de oliva a través del tubo de alimentación, hasta que se forme una pasta espesa.
2. Si los bulbos tienen marcas o manchas en la superficie, quítaselas con un cuchillo para pelar. Corta los bulbos en

cuartos y éstos córtalos en rebanadas muy delgadas, hasta obtener 1 taza de estas rebanadas. Reserva el resto del eneldo en una bolsa de plástico sellada y guárdala en el refrigerador para usarla después (quizá en una ensalada fresca).

3. Calienta la cucharada de aceite de oliva restante en una sartén muy grande a fuego medio alto. Añade las rebanadas de eneldo y cuécelas durante 1 minuto, moviéndolas con frecuencia, hasta que se suavicen un poco. Agrega la pasta e incorpora la salsa de nuez preparada. Revuelve los ingredientes hasta que se incorporen bien y estén bien calientes, añadiendo un poco del líquido de cocción de la pasta si el platillo está muy seco (pero no debe quedar caldoso). Divide la pasta en 6 platos y espolvoréale a cada uno ½ cucharada de queso rallado antes de servir.

> **CONSEJO:** es probable encontrar eneldo con tallo y hojas en mercados de productores locales o en la zona de lechugas de los supermercados.

Favata

Rinde: 6 porciones
Esta receta de estofado de cerdo e hinojo se prepara tradicionalmente con costillas de cerdo y salchicha, pero yo las sustituyo por lomo de cerdo para reducir la cantidad de grasa y calorías del platillo.

600 gramos de habas secas y peladas
2 cucharadas de aceite de oliva extravirgen
400 gramos de lomo de cerdo cortado en cubos
    de 1 centímetros
4 tazas (1 litro) de caldo de verduras
1 col verde pequeña, sin núcleo y cortada en trozos
    (aproximadamente 3 tazas)

3 jitomates medianos (bola, *beef* o variedades tradicionales) cortados en trozos (aproximadamente 2¼ tazas)

3 bulbos de eneldo pequeños, pelados y trozados (aproximadamente 2 tazas)

2 cebollas blancas o amarillas medianas, cortadas en trozos (aproximadamente 2 tazas)

2 cucharadas no compactadas de hojas de perejil italiano fresco, finamente picadas

2 cucharadas no compactadas de hojas de menta fresca, finamente picadas

½ cucharadita de sal

½ cucharadita de pimienta negra recién molida

6 cucharadas de pecorino romano rallado (aproximadamente 90 gramos)

1. Remoja las habas en un tazón grande con agua a temperatura ambiente durante al menos 10 horas, pero no más de 16 horas (es decir, durante la noche). Drénalas con ayuda de un colador en el fregadero y lávalas bien.

2. Calienta el aceite en una olla grande u olla de hierro fundido a fuego medio. Añade el cerdo y dóralo bien durante 5 minutos, dándole vueltas ocasionalmente.

3. Incorpora el caldo, las habas, la col, los jitomates, el eneldo, la cebolla, el perejil, la menta, la sal y la pimienta. Sube la temperatura a medio alta y lleva a punto de hervor. Baja la temperatura a fuego bajo, tapa la olla y deja que la favata hierva suavemente durante 45 minutos, revolviéndola con frecuencia, hasta que las habas estén suaves.

4. Para servir, divide la favata en seis tazones y espolvoréales encima 1 cucharada de queso rallado.

CONSEJO: para preparar este platillo en una olla de cocción lenta, dora el cerdo en aceite caliente en una sartén grande a fuego medio durante 5 minutos. Pásalo a una olla de cocción lenta con capacidad para 5 o 6 litros. Añade los ingredientes restantes, excepto el queso. Revuélvelos y deja que se cuezan a temperatura baja durante 8 horas. Espolvoréale encima el queso antes de servir.

CONSEJO: las habas secas se consiguen con o sin cáscara. Si sólo encuentras habas con cáscara, tendrás que quitársela después de remojarlas.

Pane frattau

Rinde: 4 porciones

Esta receta clásica pero con un toque novedoso contiene cuatro ingredientes que se encuentran en todas las casas en Cerdeña: huevos, salsa de jitomate, queso pecorino romano y pane carasau, el pan tradicional de Cerdeña. Este delgado y crujiente pan se pasa por caldo para suavizarlo, lo que transforma su consistencia de galleta en algo parecido a pasta cocida. Si eres lo suficientemente veloz, puedes armar el plato mientras los huevos se escalfan. Esta receta es como una especie de huevos benedictinos, pero mucho más saludable.

2 tazas de caldo de verduras

1¼ tazas de salsa de jitomate estilo Cerdeña
   (página 338)

4 láminas de *pane carasau* o panes planos integrales grandes,
   cortados en cuartos (para tener un total de 16 piezas)

¾ de taza de pecorino romano rallado (aproximadamente
   180 gramos)

4 huevos grandes

1 cucharadita de sal

1 cucharadita de pimienta negra recién molida

½ taza de hojas de albahaca fresca picadas
   (opcional)

1. Vierte el caldo en una sartén poco profunda donde quepa un solo trozo de *pane carasau* o pan plano; caliéntalo a fuego medio alto. Al mismo tiempo, calienta la salsa de jitomate hasta que hierva suavemente en una sartén a fuego medio alto. También llena una olla de hierro fundido con 10 centímetros de agua y lleva a punto de hervor a fuego alto. Pon 4 platos en tu lugar de trabajo para emplatar y servir.

2. Toma un trozo de *pane carasau* o un cuarto de pan plano con pinzas de cocina, pásalo por el caldo caliente y colócalo sobre el plato. Repite el proceso con 3 piezas más de *pane carasau* o pan plano, una para cada plato. Pon encima de cada pieza de pan 1½ cucharadas de salsa de jitomate y 1 cucharada de queso rallado. Repite el procedimiento —pan suavizado, salsa y queso— hasta tener tres capas, y cubre la última con la última rebanada de pan suavizado.

3. Baja la temperatura de la olla de hierro fundido a muy baja. Rompe un huevo en un ramequín pequeño y deslízalo hacia el líquido. Repite el procedimiento con los huevos restantes, separándolos tanto como sea posible dentro de la olla. Apaga el fuego, tapa la olla y déjala reposar durante 3 minutos, hasta que las claras estén cocidas pero las yemas sigan líquidas. (Si quieres yemas más firmes, incrementa el tiempo de reposo a 5 minutos.) Con ayuda de una espumadera, saca los huevos y drénalos antes de ponerlos sobre cada pila de pan. Espolvorea cada huevo con ¼ de cucharada de sal y pimienta negra. Adórnalo con albahaca, si lo deseas, antes de servir.

> **CONSEJO:** para quitarle toda el agua posible a los huevos escalfados, seca la parte inferior de la espumadera con una toalla de papel antes de transferir el huevo a la pila de pan.

Sardinas horneadas

Rinde: 4 porciones

Sigue siendo un misterio qué fue primero: el nombre de la isla o el de estos pequeños nadadores que abundan en sus aguas. Sea cual sea la respuesta, las sardinas son abundantes en Cerdeña y la gente de toda la isla las cocina por montones. La recompensa es la alta cantidad de ácidos grasos omega 3 que contienen y que son buenos para el corazón. Las sardinas son una de las mejores fuentes de estos ácidos grasos, apenas después del arenque. Dependiendo de dónde vivas, quizá no sea sencillo conseguir sardinas frescas, pero a veces se encuentran en mercados de productos italianos o asiáticos, o tu pescadería de confianza te las puede conseguir sobre pedido. Otra opción es pedirlas por internet. Asegúrate de que las sardinas vengan sin escamas. Para una comida familiar de fin de semana, acompaña este platillo con minestrone de la familia Melis (página 332) y horta (página 299).

½ taza de aceite de oliva extravirgen
400 gramos de sardinas frescas, descamadas y sin espinas
½ taza de hojas de perejil italiano de hoja plana frescas, poco compactadas y picadas
4 dientes de ajo, pelados y en rebanadas finas
¼ de cucharadita de sal, de preferencia sal de mar
¼ de taza de vino blanco seco, como pinot gris
Cuartos de limón, para aderezar

1. Coloca la rejilla del horno en el centro de éste y caliéntalo a 200° C.
2. Vierte ¼ de taza de aceite de oliva en una charola de 20 por 30 centímetros; ladea la charola para que el aceite se extienda bien por toda la superficie. Acomoda las sardinas en una sola capa, lo suficientemente separadas como para que no se toquen. Espolvoréales el perejil, el ajo y la sal. Rocíales el ¼ de taza restante encima.

3. Hornéalas durante 5 minutos. Viérteles encima el vino blanco y síguelas horneando otros 5 minutos, hasta que la carne se separe con facilidad al picarla con un tenedor. Déjalas enfriar 5 minutos, colocando la charola sobre una rejilla metálica. Sírvelas con cuartos de limón para exprimirles el jugo encima.

CONSEJO: si compras sardinas enteras, pide al pescadero que les quite las escamas y las eviscere, e incluso que las descabece, si eso te causa repulsión. En algunos supermercados sofisticados puedes encontrar sardinas descamadas y evisceradas en el congelador. Sácalas del empaque y déjalas descongelar en un tazón grande dentro del refrigerador de 24 a 36 horas.

Rotelle con cerdo picado y jitomate

Rinde: 4 porciones
Después de que los campesinos sacrifican un cerdo, cortan la carne y preparan salchichas, pero siempre sobran algunos trozos de carne. Puesto que nada se desperdicia, estos trozos se reúnen para hacer una salsa de jitomate y cerdo que se sirve sobre pasta. En esta receta usamos carne de cerdo magra molida para reducir la cantidad de grasa. Si no encuentras carne de cerdo magra molida en el supermercado, sigue el consejo al final de la receta para elaborar la tuya en casa.

225 gramos de carne de cerdo magra molida
1 cucharada de ajo finamente picado
1 cucharadita de vinagre de vino tinto
3 cucharadas de aceite de oliva extravirgen
1 cebolla amarilla o blanca mediana, picada
    (alrededor de 1 taza)
1½ tazas de salsa de jitomate estilo Cerdeña
    (página 338) o salsa marinara de frasco

1 jitomate mediano (bola, *beef* o variedades tradicionales) cortado en trozos (aproximadamente ¾ de taza)

225 gramos de *rotelle* u otra pasta en forma de espiral, cocida y drenada según las instrucciones del empaque (reserva ¼ de taza del agua con la que la cociste)

½ taza de pecorino romano finamente rallado (aproximadamente 120 gramos)

1. Pon el cerdo en un tazón grande; incorpora el ajo y el vinagre hasta cubrir la carne por completo. Tapa el tazón y refrigéralo durante 2 horas.

2. Calienta 2 cucharadas de aceite en una sartén grande a fuego medio. Añade la cebolla y cocínala durante 3 minutos, moviéndola con frecuencia, hasta que quede traslúcida. Añade el cerdo y dóralo bien durante 5 minutos, moviéndolo con frecuencia.

3. Añade la salsa de jitomate o la salsa marinara y el jitomate fresco. Sigue cociendo durante 5 minutos, moviendo la mezcla ocasionalmente y trozando los pedazos de jitomate con ayuda del anverso de un cucharón de madera, hasta que la salsa quede espesa y burbujeante.

4. Añade la pasta junto con algo del agua en la que la cociste para que los trozos de pasta se separen. Añade más agua si la mezcla está demasiado seca. Cocina el platillo durante 1 minuto más, moviéndolo con frecuencia, hasta que esté caliente. Sírvelo en un platón grande o en platos individuales; rocíale las 2 cucharadas restantes de aceite de oliva y espolvoréale el queso rallado.

> **CONSEJO:** si no encuentras carne de cerdo magra, compra 225 gramos de lomo de cerdo deshuesado o chuletas de cerdo deshuesadas. Corta la carne en rebanadas de 1 centímetro de grosor, y éstas en trozos de 0.5 centímetros. Colócala en el procesador de alimentos con cuchilla para picar y enciéndela y apágala en intervalos hasta que la carne quede burdamente molida.

Recetas adventistas

Avena de lenta cocción

Rinde: 4 porciones

La avena es uno de los desayunos predilectos de los adventistas del séptimo día, pero también uno de los míos. He aquí una receta inspirada en los adventistas para la avena matutina que es un éxito instantáneo. Siempre usa avena cortada con acero y evita a toda costa la avena instantánea e incluso los copos de avena normales. Pon los ingredientes de tu desayuno en la olla de lenta cocción la noche anterior y te estará esperando caliente cuando despiertes. Cualquier sobrante se mantendrá bien en un recipiente sellado en el refrigerador hasta por 4 días. Cuando vayas a recalentarlo en el microondas, puedes aligerarlo con un poco de leche de soya.

1½ tazas de avena cortada con acero
½ cucharadita de sal

Echa la avena junto con 6 tazas de agua y la sal en una olla de cocción lenta con capacidad para 5 o 6 litros. Tapa la olla y déjala cocer a temperatura baja durante 6 horas. La mezcla puede mantenerse tapada y en modalidad "mantener caliente" hasta por 2 horas.

CONSEJO: para darle un toque de sabor distinto, usa 3 tazas de agua y 3 tazas de leche de soya para cocer la avena.

CONSEJO: llena tu tazón de avena y resalta su sabor añadiéndole uno de los siguientes ingredientes: canela molida, nuez moscada molida, nueces tostadas y trozadas, jengibre fresco pelado y picado, jarabe de maple, miel, néctar de agave, coco rallado, pasas, manzanas secas picadas, dátiles sin semilla picados, plátano rebanado, moras azules o zarzamoras.

Granola casera

Rinde: 6 tazas o 12 porciones

Los adventistas del séptimo día creen que el desayuno es la comida más importante del día. Una de las formas en las que les gusta comenzar el día es con un tazón de granola, que por lo regular preparan con avena, la cual disminuye los niveles de colesterol. Para que sea un desayuno al estilo de las zonas azules, sírvela con leche de cabra o de soya. Esta granola casera se mantiene bien en un contenedor sellado herméticamente durante 2 meses.

3 tazas de copos de avena (no uses avena cortada con acero ni avena instantánea)

½ taza de frutos secos picados, como nuez de Castilla, nueces pecanas o almendras

⅓ de taza de miel

¼ de taza de aceite de nuez o de oliva

2 cucharaditas de extracto de vainilla

½ cucharadita de canela molida

½ cucharadita de nuez moscada molida

¼ de cucharadita de sal

½ taza de moras deshidratadas u otra fruta deshidratada picada, como manzana, pera o dátil

1. Coloca la rejilla del horno en la posición central y calienta el horno a 170° C.
2. Mezcla la avena, los frutos secos, la miel, el aceite, la vainilla, la canela, la nuez moscada y la sal en un tazón grande, y revuelve bien. Extiende la mezcla en una charola para hornear grande.
3. Hornéala durante 10 minutos. Revuélvela y sigue horneándola otros 10 minutos, hasta que se dore. Coloca la charola para hornear sobre una rejilla metálica, espolvoréale las moras o la fruta seca encima, y revuelve bien. Deja enfriar a temperatura ambiente durante 1 hora.

CONSEJO: para darle un toque de sabor adicional, usa un aceite de nuez que coincida con el tipo de fruto seco que hayas elegido; es decir, de nuez pecana si usarás nueces pecanas, o de almendra si usarás almendras. Los aceites de nuez deben refrigerarse después de abrirse y se mantienen en buen estado durante 2 meses. En caso de apuro, sustituye el aceite por aceite de canola.

CONSEJO: varía la receta de granola disminuyendo los copos de avena a 2 tazas y añadiendo 1 taza de hojuelas de cebada.

Licuado de las zonas azules

Rinde: 2 porciones (puede duplicarse)
Desarrollé la receta de este licuado mientras trabajaba en el proyecto en Albert Lea y lo serví a 300 personas para desayunar un 4 de julio. No quedó rastro alguno.

1 taza de moras azules congeladas (sin descongelar)
1 taza de leche de almendra sin endulzar
½ cucharada de miel
¼ de cucharada de extracto de vainilla
⅛ de cucharadita de canela molida
⅛ de cucharadita de sal, opcional

Coloca todos los ingredientes en la licuadora. Tápala y licua hasta que quede homogéneo y cremoso. Divídelo en dos vasos.

CONSEJO: sustituye la leche de almendra sin endulzar por 1 taza de leche de soya o de coco sin endulzar.

Pan tostado con tofu, lechuga y jitomate

Rinde: 4 porciones
Ésta es una versión vegetariana del tradicional sándwich de tocino, lechuga y jitomate. Está inspirada en el libro de recetas An Apple A Day *de la Sociedad de Alumnos de la Facultad de Medicina de la Universidad de Loma Linda.*

350 gramos de tofu firme
1 cucharada de aceite de ajonjolí, de cacahuate o de oliva extravirgen
1 cucharada de salsa de soya
4 rebanadas de pan agrio o integral, tostadas
4 rebanadas de jitomate
1 taza de lechuga rebanada, ya sea romana o italiana

1. Envuelve el bloque de tofu en una toalla de papel y con delicadeza exprime cualquier humedad excesiva sobre el fregadero. También puedes colocar el bloque envuelto en un plato poco profundo y luego ponerle otro plato encima con algún peso, como una lata grande de verduras, y dejarlo reposar. Desenvuélvelo y corta el tofu por lo largo en 4 piezas iguales.
2. Calienta el aceite en una sartén mediana a fuego medio. Añade las piezas de tofu y cuécelas durante 2 minutos. Rocíales la mitad de la salsa de soya y voltéalas. Sigue cociéndolas otros 2 minutos, hasta que queden ligeramente doradas. Rocíales la soya restante.
3. Pon cada pieza de tofu encima de una rebanada de pan tostado. Acompáñala con una rebanada de jitomate y ¼ de lechuga rebanada. Sírvelo con sándwich de cara abierta.

CONSEJO: en lugar de mayonesa tradicional, intenta untarle al pan aguacate machacado con un poco de jugo de limón. ¡Exquisito!

CONSEJO: sáltate la parte de la sartén y sustituye el tofu por rebanadas de aguacate.

Antipasto marinado

Rinde: 10 porciones
Encontrar un plato de verduras crudas es común en los eventos sociales de la Iglesia de los adventistas del séptimo día. Así que helo aquí para las masas. A mí me gusta disfrutarlo con un trago, pero también puede ser parte de la comida o hasta de la cena.

¾ de taza de aceite de oliva extravirgen
¼ de taza de vinagre balsámico
1 cucharadita de ajo finamente picado
1 cucharadita de hojas de mejorana fresca finamente
    picadas
½ cucharadita de sal
4 pimientos rojos, amarillos, verdes o naranjas grandes,
    desvenados y cortados en rebanadas de 2 centímetros
225 gramos de floretes de brócoli
    (aproximadamente 2 tazas)
225 gramos de floretes de coliflor
    (aproximadamente 2 tazas)
225 gramos de champiñones blancos o cremini, partidos a la
    mitad (aproximadamente 2 tazas)
1 lata (400 gramos) de elotitos *baby*, drenados y lavados
    (aproximadamente 2 tazas)
15 cebolletas, peladas y cortadas en trozos
    de 6 centímetros
400 gramos de jitomates cherry o uva
    (aproximadamente 3 tazas)
2 frascos (170 gramos) de corazones de alcachofa
    marinados, drenados y partidos por la mitad
    (aproximadamente 2 tazas)

350 gramos de nueces de Castilla peladas
(aproximadamente 2 tazas)
225 gramos de aceitunas negras sin semilla
(aproximadamente 1 taza)
2 cucharadas de hojas de orégano fresco o de albahaca
fresca finamente picadas

1. Bate el aceite de oliva, el vinagre, el ajo, la mejorana y la sal en un tazón grande, un contenedor grande o incluso una olla de hierro fundido hasta que queden bien incorporados. Añade los pimientos, el brócoli, la coliflor, los hongos, los elotitos y las cebolletas. Agita bien los ingredientes para que las verduras queden bien bañadas en aderezo. Tapa el recipiente con plástico adherente o con una tapa hermética y refrigéralo al menos durante 8 horas o hasta 24 horas, revolviendo un par de veces las verduras mientras se marinan.

2. Acomoda las verduras marinadas en un platón grande. Esparce los tomatitos, los corazones de alcachofa, las nueces y las aceitunas sobre las verduras y alrededor del platón. Espolvoréales encima las hojas de orégano o de albahaca antes de servir.

   CONSEJO: corta los floretes de brócoli y de coliflor en trozos del tamaño de un bocado.

Ensalada de quinoa con camote y pera

Rinde: 4 porciones
Esta ensalada es una comida completa en un tazón. Contiene varios de los alimentos populares entre los adventistas y otra de las zonas azules. Sírvelo para la comida o la cena.

¼ de taza de aceite de oliva extravirgen
¾ de taza de quinoa roja o blanca cruda

1 camote grande (aproximadamente 350 gramos)
pelado y cortado en cubos de 1 centímetro

2 cucharadas de vinagre balsámico

½ cucharadita de sal

¼ de cucharadita de pimienta negra recién molida

6 tazas de arúgula, de preferencia arúgula *baby*

2 peras rojas medianas, deshuesadas y cortadas en
rebanadas delgadas

½ cebolla morada mediana, rebanada en medias lunas
delgadas

½ taza bien compactada de hojas de perejil italiano de hoja
plana fresco, trozadas

¼ de taza bien compactada de hojas de menta fresca, de
preferencia hojas de hierbabuena, trozadas

1. Coloca la rejilla del horno en la posición central y precaliéntalo a 200° C.

2. Calienta 1 cucharada de aceite en una sartén mediana a
fuego medio. Añade la quinoa y cocínala durante 2 minutos, revolviéndola con frecuencia, hasta que se dore ligeramente. Añádele 1½ tazas de agua, aumenta la temperatura a alta y lleva a punto de hervor. Tapa la sartén, baja
la temperatura a fuego bajo y deja que hierva suavemente
durante 15 minutos, hasta que absorba toda el agua. Saca
la sartén del fuego y déjala reposar, cubierta, durante 10
minutos. Esponja la quinoa con ayuda de un tenedor, ex-
tiéndela en un platón y refrigérala al menos 30 minutos o
hasta 4 horas.

3. Rocía los cubos de camote con 1 cucharada de aceite de
oliva sobre una charola para hornear grande. Hornéalos
durante 30 minutos, dándoles vuelta una sola vez, hasta
que estén dorados. Déjalos enfriar en la misma charola de
20 a 30 minutos.

4. Bate las 2 cucharadas de aceite de oliva restantes con el
vinagre, la sal y la pimienta en un tazón para ensalada

grande. Añade la arúgula, las peras, la cebolla, el perejil y la menta, así como la quinoa fría y los trozos de camote. Agita el recipiente con delicadeza para que los ingredientes se mezclen antes de servir.

Salsa de jitomate sencilla

Rinde: 2 tazas

Deja reposar esta salsa aproximadamente 1 hora para que los sabores se intensifiquen, pero hazlo a temperatura ambiente pues el refrigerador le quita al jitomate parte de su sabor. Si no crees usarla toda, puedes emplear la mitad de las porciones. Si los jitomates que usarás están refrigerados, déjalos que tomen la temperatura del ambiente para que recuperen al menos parte de su jugosidad y madurez. Acompaña la salsa con pan plano integral o rocíala sobre filetes de pescado, huevos revueltos o papas al horno, partidas y calientes.

2 jitomates medianos (bola, *beef* o variedades tradicionales) picados
1 cebolla morada pequeña, finamente picada (aproximadamente ½ taza)
¼ de taza de hojas de cilantro finamente picadas
2 cucharadas de vinagre de vino tinto
1 cucharada de jugo de limón recién exprimido
1 cucharadita de ajo finamente picado
½ cucharadita de sal
¼ de cucharadita de pimienta negra recién molida

1. Revuelve los jitomates, la cebolla, el cilantro, el vinagre, el jugo de limón y el ajo en un tazón mediano y deja reposar a temperatura ambiente durante 1 hora.
2. Incorpora la sal y la pimienta justo antes de servir.

Salsa de aguacate

Rinde: 4 tazas
Los platillos vegetarianos que preparan los adventistas del séptimo día suelen estar influidos por la comida mexicana. Dado que los aguacates son muy comunes en el sur de California, este condimento es una guarnición o salsa muy popular para acompañar hamburguesas vegetarianas, panes y platillos con pescado.

⅓ de taza de aceite de oliva extravirgen
¼ de taza de jugo de limón amarillo recién exprimido
1 cucharada de jugo de limón verde recién exprimido
½ cucharadita de orégano seco
½ cucharadita de sal
½ cucharadita de pimienta negra recién molida
4 aguacates Hass, partidos por la mitad, sin semilla, pelados y picados
1½ tazas de granos de elote congelados o granos de elote fresco
1 pimiento rojo mediano, desvenado y picado (aproximadamente 1 taza)
1 cebolla morada pequeña, picada (aproximadamente ¾ de taza)
½ taza de aceitunas negras, de preferencia Kalamata, sin semilla, rebanadas
Hasta 2 cucharadas de ajo finamente picado

1. Bate el aceite de oliva, el jugo de los limones, el orégano, la sal y la pimienta en un tazón grande hasta incorporar bien los ingredientes. Añade los aguacates y agita el tazón ligeramente para que se cubran de aderezo y no se oxiden.
2. Añade el maíz, el pimiento, la cebolla y las aceitunas. Revuelve los ingredientes con cuidado. Tapa la mezcla y déjala enfriar durante 4 horas o hasta 8 horas antes de servir.

CONSEJO: si quieres que tenga un sabor más amargo, sustituye el jugo de limón amarillo por vinagre.

Calabaza bellota rellena

Rinde: 4 porciones
La quinoa es un cereal integral que cada vez se está haciendo más popular. Y no es por nada, pero cada gramo contiene una inyección de proteínas mucho más intensa que la mayoría de los cereales. Sírvela con una ensalada verde grande y tendrás todos los grupos alimenticios cubiertos: fruta, verdura, cereal, fibra, hortalizas de hoja verde, proteínas y carbohidratos complejos. Si no hay naranja roja en tu localidad, usa mandarinas.

4 calabazas bellotas grandes (aproximadamente de
    400 gramos cada una), sin tallo, partidas por la mitad
    y sin semillas
1 cucharada de aceite de oliva extravirgen, y más para la
    charola para hornear
6 cebolletas medianas, peladas y en rebanadas delgadas
1 tallo de apio pequeño, picado
    (aproximadamente 3 cucharadas)
½ taza de arándanos deshidratados, moras azules
    deshidratadas o pasas
½ taza de nueces de Castilla picadas
⅓ de taza de chabacano deshidratado, remojado en agua
    tibia durante 15 minutos, drenado y picado
1 cucharadita de salvia seca
1 taza de arroz integral de grano largo, como basmati
    integral, cocido y drenado sin sal, siguiendo las
    instrucciones del empaque
    (aproximadamente 2 tazas de arroz sin cocer)
1 taza de quinoa blanca o roja, cocida y drenada, sin
    sal, preparada según las instrucciones del empaque
    (aproximadamente 1½ tazas de quinoa cocida)

½ taza de jugo de naranja roja recién exprimido
½ cucharadita de sal, de preferencia sal de mar
½ cucharadita de pimienta negra recién molida

1. Coloca la rejilla del horno en la posición del centro y caliéntalo a 170º C. Aceita ligeramente una charola para hornear grande.
2. Coloca la calabaza boca abajo sobre la charola preparada y hornéala entre 30 y 40 minutos, hasta que esté cocida.
3. Mientras tanto, calienta el aceite en una sartén grande a fuego medio. Añade los cebollines y el apio; cuécelos durante 3 minutos, moviéndolos con frecuencia, hasta que se suavicen pero sin que se doren. Añade las frutas secas, las nueces y la salvia. Sigue cociendo durante 2 minutos, moviendo la mezcla con frecuencia, hasta que esté bien caliente.
4. Añade el arroz, la quinoa, el jugo de naranja roja, la sal y la pimienta. Sigue cociendo el relleno durante 2 minutos, moviéndolo constantemente, hasta que esté caliente. Aparta la sartén del fuego y tápala para guardar el calor.
5. Traslada la calabaza cocida sobre la charola a una rejilla metálica y déjala enfriar durante 5 minutos. Dale la vuelta a la calabaza y pásala a un platón. Rellénala con la mezcla contenida en la sartén y sírvela.

Pimientos rellenos vegetarianos

Rinde: 6 porciones
El arroz integral y los frijoles remplazan al arroz blanco y la carne de res de esta receta casera tradicional. Es un platillo en particular atractivo si se combinan pimientos de distintos colores.

6 pimientos rojos, verdes, amarillos
   o naranjas grandes

1 cucharada de aceite de oliva extravirgen

1 cebolla blanca o amarilla mediana, picada
   (aproximadamente 1 taza)

1 taza de arroz integral de grano largo, como basmati
   integral, cocido y drenado, sin sal, preparado siguiendo
   las instrucciones del empaque (aproximadamente 2 tazas
   de arroz cocido)

2 jitomates pera picados

1 taza de granos de elote fresco o congelados

⅓ de taza de frijoles rojos de lata, drenados
   y lavados

⅓ de taza de frijoles negros de lata, drenados y lavados

¼ de taza de aceitunas negras, de preferencia Kalamata, sin
   semilla y picadas

1 cucharada de ajo finamente picado

1 cucharadita de orégano deshidratado

1 cucharadita de albahaca deshidratada

2 tazas de salsa de jitomate estilo Cerdeña (página 338)
   o 2 tazas de salsa marinara simple

6 cucharadas de pecorino romano finamente rallado
   (aproximadamente 90 gramos)

1. Quítales el tallo y la parte superior a los pimientos. Desvénalos con una cuchara pequeña sin romper las paredes del pimento.

2. Calienta el aceite en una sartén pequeña a fuego medio. Añade la cebolla y cuécela durante 2 minutos, moviéndola con frecuencia, hasta que se suavice pero sin que se dore. Pásala a un tazón grande y déjala enfriar durante 5 minutos.

3. Incorpora el arroz, los jitomates, el elote, los frijoles rojos, los frijoles negros, las aceitunas, el ajo, el orégano y la albahaca hasta que los ingredientes se integren bien. Rellena con esta mezcla los pimientos, sin compactar demasiado el relleno.

4. Vierte 1 taza de salsa de jitomate o salsa marinara en una olla grande u olla de hierro fundido, y agrégale ½ taza de agua. Coloca los pimientos boca arriba dentro de la sartén, uno junto a otro, pero sin que queden demasiado apretados. Vierte encima el resto de la salsa de jitomate o salsa marinara sobre los pimientos y espolvoréale 1 cucharada de queso a cada uno.

5. Calienta la olla a fuego medio alto hasta que empiece a hervir. Tápala bien, baja la temperatura a fuego bajo y deja que la salsa hierva suavemente durante 45 minutos, hasta que los pimientos queden cocidos. Deja enfriar el platillo 5 minutos antes de servir los pimientos en tazones, y con ayuda de una cuchara viérteles la salsa encima.

CONSEJO: para preparar este platillo en una olla de cocción lenta con capacidad para 5 o 6 litros, rellena los pimientos, ponlos en la olla, viérteles la salsa alrededor y encima, y espolvoréales 1 cucharada de queso a cada uno. Tapa la olla y déjala encendida a temperatura baja durante 6 horas. El platillo puede mantenerse tapado en modo "mantener caliente" hasta por 3 horas.

RECETAS DE NICOYA

Crema de calabaza y frijol

Rinde: 8 porciones
Esta receta incluye dos de los tres alimentos tradicionales de la comida mesoamericana: frijoles y calabaza. El tercero sería el maíz, por lo que recomiendo acompañar esta sopa con tortillas de maíz. Si gustas, agrégale salsa de jitomate sencilla (página 361) o salsa picante embotellada.

400 gramos de frijoles blancos secos, como *cannellini*
2 cucharadas de aceite de oliva extravirgen

800 gramos de calabaza, pelada, desvenada y partida en
    cubos de 1 centímetro
2 tazas de leche de soya
1 cucharadita de sal
½ cucharadita de pimienta negra recién molida

1. Remoja los frijoles en un tazón grande con agua a temperatura ambiente al menos durante 8 horas o hasta 16 horas (es decir, durante la noche). Drénalos con ayuda de un colador sobre el fregadero.
2. Calienta el aceite en una olla grande u olla de hierro fundido a fuego medio. Añade los trozos de calabaza y cuécelos durante 10 minutos, moviéndolos con frecuencia, hasta que empiecen a dorarse ligeramente. Añade los frijoles y suficiente agua para cubrir la calabaza. Lleva a punto de hervor a fuego alto. Tapa la olla, baja la temperatura a fuego bajo y deja que hierva suavemente durante 1 hora, hasta que los frijoles y la calabaza queden cocidos.
3. Con ayuda de una licuadora de inmersión, licua la mezcla para hacerla puré. Incorpora la leche de soya, la sal y la pimienta. Luego revuélvela y caliéntala durante 1 minuto más a fuego bajo, y sírvela caliente.

CONSEJO: si no tienes una licuadora de inmersión, prepara la sopa puré en un procesador de alimentos con cuchilla para picar, pero hazlo por partes para que no se derrame el líquido.

Ensalada tropical de col

Rinde: 4 porciones
Cuando los costarricenses hacen una ensalada, la lechuga no es lo primero en la lista, pues es frágil y se marchita con el calor. En lugar de eso, prefieren la sólida y duradera col. Esta ensalada la encuentras casi en cualquier lugar de Costa Rica. Es parte fundamental del cosado, la comida principal diaria que también incluye frijoles y arroz, plátano macho frito, tortilla y un pequeño trozo de carne o un huevo. Jamás llevaría un aderezo grasoso y espeso como los que acostumbramos en el norte del continente, ni la mayonesa que le ponemos a la ensalada de col. Tradicionalmente se mezcla sólo con un ingrediente: jugo de limón.

    4 tazas de col verde sin el núcleo y cortada en tiras
        (aproximadamente media cabeza grande)
    4 jitomates pera picados (aproximadamente
        1 taza)
    2 zanahorias medianas, peladas y ralladas
    1 pimiento rojo grande, desvenado y picado
        (aproximadamente 1 taza)
    ⅓ de taza de hojas de cilantro fresco finamente picadas
    ½ taza de jugo de limón recién exprimido
    ½ cucharadita de sal

1. Mezcla la col, los jitomates, la zanahoria, el pimiento y el cilantro en un tazón grande. La base de la ensalada está lista; tápala y refrigérala hasta por 4 horas.
2. Añade el jugo de limón y la sal. Agita bien antes de servir.

Gazpacho

Rinde: 6 porciones
Esta interpretación nicoyana de un platillo típico español está llena de las verduras que se pueden encontrar en los huertos familiares de Costa Rica. Una porción de una taza equivale a dos porciones de verduras.

1 kilogramo de jitomate rojo (bola, *beef* o variedades
   tradicionales) pelado y picado
   (aproximadamente 5 tazas)
1 pimiento verde grande, desvenado y picado
   (aproximadamente 1 taza)
1 pimiento amarillo grande, desvenado y picado
   (aproximadamente 1 taza)
6 cebolletas medianas, peladas y en rebanadas delgadas
   (aproximadamente 1 taza)
½ taza de jugo de jitomate simple, o más de ser necesario
¼ de taza de jugo de limón recién exprimido o vinagre
   de vino tinto
1 cucharada de pasta de jitomate
1 cucharadita de ajo finamente picado
½ cucharadita de sal
¼ de cucharadita de pimienta negra recién molida
¼ de cucharadita de pimienta cayena molida o salsa roja
   picante embotellada
Hojas de cilantro fresco finamente picadas, para decorar
Hojas de perejil italiano de hoja plana fresco, finamente
   picadas, para decorar
Cuartos de limón, para aderezar

1. Coloca los jitomates, los pimientos, las cebolletas, ½ taza
   de jugo de jitomate, el jugo de limón o el vinagre, la pasta de jitomate, el ajo, la sal, la pimienta y la cayena o la
   salsa roja en un tazón grande. Revuelve los ingredientes

hasta que la pasta de jitomate se disuelva y los ingredientes se hayan incorporado bien.

2. Vierte la mitad de la mezcla en un procesador de alimentos con cuchilla para picar o en una licuadora grande. Tapa y licua durante menos de 1 minuto, hasta obtener una mezcla homogénea. Viértela de nuevo en el tazón y revuélvela con el resto de los ingredientes.

3. Tapa el gazpacho y refrigéralo al menos 2 horas o hasta durante 2 días. Agrega jugo de jitomate adicional si la sopa se espesa demasiado. Sírvela en tazones y adórnalos con cilantro, perejil y cuartos de limón.

CONSEJO: para pelar los jitomates, mételos en agua hirviendo durante 1 minuto hasta que la cáscara se resquebraje. Pásalos a un tazón de agua helada y enfríalos a temperatura ambiente, luego quítales la cáscara con los dedos. También puedes comprar un pelador de jitomate en alguna tienda de productos para cocina o por internet.

Plátano macho de dos maneras

En Nicoya, el plátano local, conocido como cuadrado, es parte fundamental de la dieta. Al igual que el plátano macho común, se usa tanto verde como maduro. La fruta verde cocida es más salada y almidonada, mientras que la fruta madura cocida es dulce. Los plátanos machos pueden conseguirse en casi cualquier supermercado; los verdes poseen un tono verde brillante, mientras que los maduros son de color amarillo y tienen muchas manchas negras. He aquí dos recetas para familiarizarse con los plátanos machos. Es fácil hacer plátanos patacones para acompañar el gallo pinto, pero también es sencillo preparar plátanos machos dulces para acompañar la comida o como postre.

Plátanos machos patacones

Rinde: 4 a 6 porciones

2 plátanos machos verdes (no maduros)
2 cucharadas de aceite de canola

1. Con un cuchillo para pelar, pela los plátanos. Rebana la fruta por lo ancho en rebanadas de 1 centímetro.
2. Calienta 2 cucharadas de aceite en una olla grande a fuego medio. Ve agregando las rebanadas de plátano en una sola capa y fríelas durante 6 minutos, hasta que empiecen a dorarse, dándoles vuelta una sola vez.
3. Coloca el plátano cocido sobre una tabla de picar cubierta de toallas de papel. Con cuidado, aplasta cada rebanada con la parte plana de un vaso o una sartén pesada hasta que queden como de 0.5 centímetros de grosor. Las rebanadas pueden resquebrajarse, pero no deben romperse.
4. Vuelve a calentar la sartén a fuego medio; añade la cucharada de aceite restante e incorpora las rebanadas de plátano aplastadas. Fríelas durante 3 minutos, hasta que queden doradas por fuera y suaves por dentro, dándoles vuelta una sola vez. Sírvelos calientes (los patacones suelen endurecerse cuando se enfrían).

Plátanos machos dulces

Rinde: 4 a 6 porciones

2 plátanos machos muy maduros
3 cucharadas de aceite de canola o de coco
Sal de mar, para decorar (opcional)
Canela molida, para sazonar (opcional)

1. Pela los plátanos. Rebana la fruta por lo ancho en piezas de 0.5 centímetros.
2. Calienta el aceite en una sartén grande a fuego medio. Añade las rebanadas de plátano, formando una sola capa, y fríelas durante 1.5 minutos. Voltéalas y fríelas 1 minuto más, hasta que queden doradas.
3. Sácalas de la sartén y ponlas sobre un plato cubierto con toallas de papel que absorban el excedente de grasa. Sirve los plátanos calientes y, si lo deseas, espolvoréales sal de mar o canela antes de servirlos.

> **CONSEJO:** los plátanos machos maduros tienen muchas manchas negras en la cáscara. En general, mientras más negra sea la cáscara, más maduro es el plátano. Mucha gente compra plátanos machos verdes y los deja madurar en casa en un gancho para plátanos.

Gallo pinto de Panchita

Si alguna vez vas de visita a Costa Rica, no te irás del país sin probar el gallo pinto, que es una mezcla de arroz y frijol negro. Es el platillo nacional, el cual se come con todo y en toda comida, incluso en el desayuno. He aquí dos recetas de gallo pinto. La primera proviene directamente de la cocina de "Panchita" Castillo, una centenaria nicoyana.

2 cucharadas de aceite de maíz, canola o vegetal
1 cebolla blanca o amarilla pequeña, picada
    (aproximadamente ¾ de taza)
2 cucharaditas de ajo finamente picado
2 tazas de frijoles negros de lata, drenados y lavados, o
    frijoles negros cocidos, drenados y lavados (página 290)
1½ tazas de arroz blanco de grano largo, como basmati
    blanco, cocido y drenado sin sal, siguiendo las

instrucciones del empaque (aproximadamente
3 tazas de arroz cocido)
½ cucharadita de sal
¼ de pimienta negra recién molida
2 cucharadas compactadas de cilantro fresco picado
Hasta 2 cucharadas de chile habanero, desvenado y picado,
opcional

1. Calienta el aceite en una sartén grande a fuego medio.
Añade la cebolla y cuécela durante 3 minutos, moviéndola con frecuencia, hasta que se suavice. Añade el ajo y sigue cociendo durante 20 segundos, hasta que la mezcla
quede aromática.
2. Incorpora los frijoles y 1 taza de agua. Aumenta la temperatura a medio alta hasta que hierva, moviendo la mezcla con
delicadeza para que no se trocen los frijoles. Con cuidado
incorpora el arroz, la sal y la pimienta, y calienta durante
2 minutos hasta que los ingredientes se combinen. Incorpora el cilantro y el habanero, si lo deseas, antes de servir.

CONSEJO: los chiles habaneros son mecanismos incendia-
rios. Si no estás acostumbrado a cocinar con ellos, úsalos sólo
en cantidades muy pequeñas. Siempre puedes agregar más
la próxima vez que prepares este platillo. Jamás te toques la
cara u otras partes sensibles del cuerpo hasta que te hayas
frotado las manos con aceite y las hayas lavado muy bien con
agua y con jabón. (El aceite de chile es soluble en grasas, no
en agua.)

Gallo pinto con salsa Lizano

Rinde: 4 porciones

*La segunda receta de gallo pinto incluye el ingrediente "secreto"
que hace que los frijoles con arroz costarricense sepan distintos:*

la salsa Lizano, un condimento agrio y ligeramente dulce que es común en los hogares y los restaurantes costarricenses como lo es la cátsup en Norteamérica. Entre sus ingredientes hay muchos alimentos de las zonas azules, incluyendo coliflor, cebolla, pimiento y cúrcuma. Desafortunadamente, la salsa Lizano no es fácil de conseguir fuera de Costa Rica, aunque se puede comprar por internet. Incluso los costarricenses concuerdan en que un buen sustituto es la salsa inglesa.

2 cucharadas de aceite de oliva extravirgen
1 cebolla blanca o amarilla mediana, picada
    (aproximadamente 1 taza)
½ taza de pimiento rojo desvenado y picado
    (aproximadamente medio pimiento
    rojo grande)
1 cucharada de ajo finamente picado
1 cucharadita de comino molido
3 cucharadas de salsa Lizano o de salsa inglesa
2 tazas de frijoles negros de lata, lavados y drenados,
    o de frijoles negros cocidos (página 290),
    lavados y drenados
1 taza de arroz blanco de grano largo, como basmati
    blanco, cocido y drenado, sin sal, preparado según las
    instrucciones del empaque (aproximadamente
    2 tazas de arroz cocido)
Hojas de cilantro fresco finamente picadas,
    para decorar
Cebolletas finamente picadas,
    para decorar

1. Calienta el aceite en una sartén grande a fuego medio. Agrega la cebolla y el pimiento; cuécelos durante 3 minutos, moviéndolos con frecuencia, hasta que la cebolla esté traslúcida. Añade el ajo y el comino; sigue cociendo unos 20 segundos, hasta que la mezcla quede aromática. Añade

la salsa Lizano o la salsa inglesa, y aprovecha el líquido para despegar cualquier fragmento que se haya adherido al fondo de la sartén.

2. Incorpora los frijoles y el arroz; calienta la mezcla durante 3 minutos. Sirve el gallo pinto decorado con cilantro y rebanadas de cebolleta.

Gallo pinto con huevo

Si quieres un buen desayuno nicoyano, pon un huevo estrellado encima de la porción de frijoles con arroz y espolvoréale encima hojas de cilantro fresco finamente picadas.

Tortillas de maíz nixtamalizado

Rinde: 16 porciones
Es posible hacer tortillas estilo nicoyano; lo único que necesitas es harina de maíz que haya sido tratada con cal, o harina para hacer masa de tortillas. Para facilitarte la vida, también puedes conseguir una prensa para tortillas. No obstante, las tortillas también se pueden hacer a mano, aunque requiere práctica aplanar la masa lo suficiente. Como sea, te compartiré las instrucciones para ambos casos. Para obtener mejores resultados, usa una parrilla o sartén de hierro fundido ya curada. Otra opción es comprar las tortillas de maíz ya hechas, pero si las compras en un supermercado pon atención a que la lista de ingredientes sea breve, como ésta.

2 tazas de harina de maíz para hacer masa
¼ de cucharadita de bicarbonato de sodio
Papel encerado, según se necesite

1. Revuelve la harina para hacer masa con el bicarbonato de sodio en un tazón grande. Añade 1½ tazas de agua

tibia y revuelve los ingredientes hasta formar una masa suave. Si no se forma una bola de masa suave, agrégale 1 cucharada de agua tibia a la vez hasta que se forme. Tapa la masa con plástico adherente y déjala reposar durante 5 minutos.

2. Coloca la masa en una superficie de trabajo limpia y seca. Amásala con delicadeza durante 1 minuto. Luego divídela en 16 partes iguales, cada una como del tamaño de una ciruela pequeña.

3. Si usarás una prensa para hacer tortillas, cubre cada uno de los lados con papel encerado. Luego coloca un trozo de masa entre las hojas de papel, cierra el tortillero y ejerce fuerza suficiente para aplanar la masa. Saca la masa de entre las hojas de papel encerado y repite el procedimiento con los otros 15 trozos de masa. Para hacer tortillas a mano, pon cada trozo de masa entre dos hojas de papel encerado y aplánalo con un rodillo delgado.

4. Pon a calentar una sartén o parrilla, de preferencia de hierro fundido, a fuego alto hasta que humee. Ve separando cada tortilla y poniéndola sobre la sartén. Déjala cocer durante 30 segundos, dale la vuelta con ayuda de unas pinzas de cocina y permite que se cueza del otro lado durante 30 segundos más, hasta que notes pequeñas burbujas en la superficie de la tortilla. Pásala a una toalla de cocina limpia, envuélvela con cuidado y sigue cociendo las demás, apilándolas dentro de la toalla para que no se enfríen. Sírvelas calientes.

CONSEJO: cualquier tortilla sobrante debe enfriarse a temperatura ambiente y luego guardarse bien cubierta por una toalla de cocina en el refrigerador hasta por 1 día. Puedes recalentarlas en una parrilla precalentada durante 10 segundos.

Tostadas de frijol y calabacín con salsa de papaya

Rinde: 6 porciones

Los nicoyanos comen tortillas en cada comida, pero ésta es una ligera variación. Para darle un toque distinto, cambia la papaya de la salsa por mango o piña.

1 papaya pequeña madura, pelada,
 cortada por la mitad, sin semillas y picada
 (aproximadamente 1 taza)
1 pimiento rojo pequeño, desvenado y picado
 (aproximadamente ½ taza)
¼ de taza de hojas de cilantro fresco finamente
 picadas
3 cucharadas de aceite de oliva extravirgen
2 cucharadas de jugo de limón recién exprimido
1½ tazas de frijoles negros o pintos de lata, lavados
 y drenados, o frijoles negros o pintos cocidos
 (página 290), lavados y drenados
1 calabacín amarillo mediano (aproximadamente
 120 gramos), picado
1 taza de granos de elote, desgranados directamente
 o congelados
2 zanahorias medianas, peladas y ralladas
1 cucharadita de comino molido
Hasta ½ cucharadita de cayena molida
¼ de cucharadita de sal
6 tortillas de maíz nixtamalizado (página 375)

1. Mezcla la papaya, el pimiento rojo, el cilantro, 1 cucharada de aceite de oliva y el jugo de limón en un tazón pequeño. La salsa puede prepararse por adelantado; tápala y déjala aparte a temperatura ambiente hasta por 4 horas.
2. Calienta 1 cucharada de aceite en una sartén grande a fuego medio alto. Añade los frijoles, el calabacín, el elote, las

zanahorias, el comino, la cayena y la sal. Cuece la mezcla durante 5 minutos, moviéndola con frecuencia, hasta que el calabacín esté cocido. Incorpora la salsa de papaya y saca la sartén del fuego.

3. Coloca la rejilla del horno a unos 8 o 12 centímetros del dorador y calienta éste durante unos cuantos minutos. Coloca las tortillas en una charola grande, úntales la cucharada de aceite restante y ponlas bajo el dorador durante 30 segundos, hasta que se calienten y queden ligeramente tostadas.

4. Pasa las tortillas tostadas a 6 platos y coloca encima de cada una ⅙ de la mezcla de frijol (como ¾ de taza).

Lentejas tropicales

Rinde: 6 porciones
Todos los costarricenses tienen su propia versión de este platillo.
Ésta es la mía. La lista de ingredientes es larga, pero la preparación
es muy simple. Si no tienes todas las especias a la mano, puedes
eliminar hasta dos de ellas. Quitarlas cambiará un poco el sabor,
pero el platillo seguirá siendo delicioso.

8 tazas (2 litros) de caldo de verduras
1½ tazas de lentejas verdes, marrones o negras
2 camotes grandes (aproximadamente de 400 gramos cada uno), pelados y cortados en cubos de 1 centímetro
1 cebolla blanca o amarilla mediana, picada (aproximadamente 1 taza)
1 taza de salsa de jitomate de lata
2 cucharaditas de ajo finamente picado
1 cucharadita de comino molido
1 cucharadita de canela molida
1 cucharadita de jengibre seco molido
½ cucharadita de cardamomo molido

½ cucharadita de clavo molido
½ cucharadita de nuez moscada molida
½ cucharadita de sal
½ cucharadita de pimienta recién molida
3 plátanos medianos maduros, pelados y cortados en
    rebanadas de 1 centímetro de ancho
2 tazas de trozos de piña

1. Mezcla el caldo, las lentejas, los camotes, la cebolla, la salsa de jitomate, el ajo, el comino, la canela, el jengibre, el cardamomo, el clavo, la nuez moscada, la sal y la pimienta en una olla grande u olla de hierro fundido. Lleva a punto de hervor a fuego alto. Baja la temperatura a fuego bajo y deja que hierva suavemente de 50 a 60 minutos, sin tapar, hasta que las lentejas y los camotes estén suaves.

2. Usa una licuadora de inmersión para licuar parcialmente la sopa, permitiéndole que conserve cierta textura sólida. También puedes verter la mitad de la sopa en una licuadora grande, cubierta ligeramente por una toalla de cocina, y licuarla hasta obtener un puré homogéneo. Luego revuélvelo con la sopa restante. Sírvela en 6 tazones y adorna cada uno con rebanadas de plátano y ⅓ de taza de trozos de piña.

    CONSEJO: es posible conseguir las rebanadas de piña ya peladas y descorazonadas en muchos supermercados.

Picadillo con mango y cerdo

Rinde: 4 porciones
El picadillo es un platillo muy popular en Costa Rica. Siempre incluye algún tipo de carne molida, verduras de temporada y papas. Esta versión se sirve sobre arroz, pero es tan fácil de hacer que se puede preparar y servir mientras el arroz se cuece.

1½ cucharadas de aceite de oliva extravirgen

3 cucharadas de almendras rebanadas

225 gramos de carne de cerdo magra molida

1 cebolla amarilla o blanca pequeña, partida por la mitad
    y rebanada en medias lunas delgadas

1 papa roja pequeña (aproximadamente 90 gramos), pelada
    y cortada en cubos

1 cucharada de ajo finamente picado

1 taza de salsa de jitomate sencilla (página 361)
    o salsa de jitomate de lata

1 cucharadita de canela molida

1 cucharadita de cilantro deshidratado molido

1 cucharadita de orégano deshidratado

1 mango maduro, pelado, sin semilla y cortado
    en cubos

2 tazas de arroz blanco de grano largo, como basmati
    blanco, cocido y drenado, sin sal, preparado siguiendo las
    instrucciones del empaque (aproximadamente 4 tazas de
    arroz cocido)

Hojas de cilantro fresco finamente picadas,
    para decorar

1. Calienta ½ cucharada de aceite en una sartén grande a
fuego medio bajo. Añade las almendras y cuécelas durante 1 minuto, moviéndolas con frecuencia, hasta que se doren ligeramente. Pásalas a un tazón pequeño.

2. Pon esa misma sartén a fuego medio y añade la cucharada de aceite restante. Incorpora el cerdo molido y cuécelo
durante 4 minutos, moviéndolo con frecuencia, hasta que
esté cocido. Con ayuda de una espumadera, saca la carne
de la sartén y colócala sobre un plato cubierto con una
toalla de papel. Quítale a la sartén toda la grasa, excepto
1 cucharada.

3. Con la sartén calentándose a fuego medio, añade la cebolla y la papa. Cuécelas durante 5 minutos, moviéndolas

con frecuencia, hasta que se doren ligeramente. Añade el ajo y sigue cociendo la mezcla durante 20 minutos, hasta que quede aromática. Incorpora la salsa, la canela, el cilantro, el comino y el orégano. Cuando empiece a hervir, baja la temperatura a fuego bajo y deja que hierva suavemente, sin tapar, durante 5 minutos, hasta que espese.

4. Agrega el cerdo y el mango. Tapa la sartén y deja cocer otros 5 minutos, moviendo la mezcla ocasionalmente, hasta obtener un platillo jugoso y de apariencia apetitosa. Sírvelo sobre una cama de arroz y adórnalo con las rebanadas de almendra y algo de cilantro fresco picado.

> **CONSEJO:** para agregar fibra al platillo, cambia el arroz blanco por arroz integral, preparado siguiendo las instrucciones del empaque.

Pollo guisado

Rinde: 6 porciones
Muchos nicoyanos crían pollos de pastoreo. Cuando hay alguna celebración especial, preparan pollo guisado. Prácticamente cada familia tiene su versión de la receta, pero siempre incluye un pollo entero en caldo con muchas verduras. Las papas son obligatorias. Aquí sólo uso la pechuga y los mulsos sin piel para disminuir el contenido de grasa. También remplacé el aceite vegetal tradicional por aceite de oliva para aumentar los beneficios a la salud de este platillo.

1 pechuga de pollo de libre pastoreo, sin piel y cortada
    por la mitad
2 muslos de pollo de libre pastoreo, sin piel
¼ de cucharadita de sal
¼ de cucharadita de pimienta negra recién molida
½ taza de harina, para enharinar

2 cucharadas de aceite de oliva extravirgen

1 cebolla amarilla o blanca grande, partida por la mitad
y rebanada en medias lunas delgadas

3 tazas de caldo de pollo

1 lata (400 gramos) de jitomates picados
(aproximadamente 1¾ tazas)

½ taza de vino blanco seco, como chardonnay

6 papas rojas medianas (aproximadamente 600 gramos),
peladas y picadas

3 zanahorias grandes, peladas y en rebanadas delgadas por
lo ancho

1½ tazas de chícharo fresco sin vaina, o chícharo congelado

1 cucharadita de oréganos deshidratado

1 cucharadita de comino molido

Hojas de perejil italiano de hoja plana fresco, finamente
picadas, para decorar

Cuartos de limón, para decorar

1. Sazona el pollo con sal y pimienta. Esparce la harina sobre una superficie de trabajo limpia y seca, y enharina las
piezas de pollo, con cuidado de que se cubran de manera
uniforme. Sacúdelas para eliminar el exceso de harina.

2. Calienta el aceite en una olla grande u olla de hierro fundido a fuego medio. Añade la cebolla y cuécela durante
4 minutos, moviéndola con frecuencia, hasta que se suavice. Haz la cebolla hacia un costado de la sartén y pon a
cocer los trozos de pollo. Dóralos de cada lado durante 5 minutos, dándoles vuelta una sola vez.

3. Agrega el caldo, los jitomates y el vino. Revuelve bien los
ingredientes, aumenta la temperatura a medio alta y lleva a punto de hervor. Aprovecha el líquido para despegar
cualquier fragmento que se haya adherido a la base de la
olla. Agrega las papas, las zanahorias, los chícharos, el
comino y el orégano. Deja que vuelva a hervir y entonces
baja la temperatura a fuego bajo para que hierva suave-

mente, sin tapar, durante 40 minutos, hasta que el pollo esté cocido.

4. Con ayuda de una espumadera, pasa las piezas de pollo a una tabla de picar. Tapa la olla para guardar el calor. Deja enfriar el pollo unos minutos y luego desmenúzalo.

5. Divide el pollo en 6 tazones. Con una espumadera, saca verduras para cada tazón. Vierte suficiente caldo en cada tazón para cubrir los ingredientes, adorna la sopa con perejil y sirve con un cuarto de limón para aderezarla.

EL FUNDAMENTO CIENTÍFICO DETRÁS DE
EL SECRETO DE LAS ZONAS AZULES

Metas

- Crear una dieta de las zonas azules que refleje con la mayor precisión posible lo que suelen comer los centenarios de cada una de las zonas azules y la forma en que preparan sus alimentos.
- Fundamentar esa síntesis en las investigaciones científicas y académicas existentes, así como en nuestras observaciones basadas en cientos de entrevistas.

Nuestra metodología

Primero usamos varios medios para identificar las investigaciones disponibles sobre patrones de alimentación en cada una de las zonas azules. Éstos incluían herramientas de búsqueda como PubMed, JSTOR y otras bases de datos de investigación, así como la examinación de la bibliografía contenida en los estudios identificados. Investigadores de punta y expertos en cada una de las zonas azules aportaron investigaciones adicionales, incluyendo algunos datos aún sin publicar y observaciones propias.

Para cada zona azul identificamos y examinamos datos de encuestas sobre nutrición, tanto publicados como sin publicar, y estudios que incluían encuestas alimenticias.

Cuando fue posible, registramos la ingesta promedio (en gramos diarios) de alimentos y grupos alimenticios. Se determinó y se graficó la distribución general de grupos alimenticios y macronutrientes. Luego se usaron estudios observacionales y descriptivos para interpretar y ampliar las prácticas habituales sugeridas por las encuestas alimenticias. En la bibliografía encontrarás una síntesis de las investigaciones sobre cada zona azul.

El siguiente paso fue sintetizar los patrones individuales que observamos y que eran sustentados por los datos de las investigaciones en una *dieta* o *patrón alimenticio de las zonas azules*. Fue una tarea desafiante, puesto que la investigación sobre patrones nutricionales y alimenticios varía mucho en cuestión de criterios, metodologías, definiciones, información recolectada, población estudiada, fiabilidad y rango de tiempo. Como resultado, además de comparar mediciones y posibles promedios, usamos afirmaciones descriptivas y observacionales de estudios antiguos y recientes, de investigadores reconocidos y de nuestras propias observaciones. Con base en estos análisis, creamos los lineamientos nutricionales de las zonas azules y un patrón alimenticio de las zonas azules, los cuales dan recomendaciones de ingestas diarias (con base en una dieta de 2 000 calorías diarias) de grupos alimenticios específicos y alimentos de las zonas azules.

Finalmente, también revisamos el contexto científico general de la dieta de las zonas azules al examinar investigaciones médicas y nutricionales relacionadas con cuestiones de longevidad, nutrición, patrones de alimentación, lineamientos alimenticios basados en evidencias, salud y enfermedades crónicas. En la bibliografía se encuentra la síntesis de esta investigación, en relación con cada una de las zonas azules.

AGRADECIMIENTOS

A mis hermanos, Steve, Nick y Tony, quienes son mis mejores amigos y mis colegas exploradores.

Le debo un enorme agradecimiento al ex editor de *National Geographic* y escritor Peter Miller. Él me ayudó a darle forma a mis dispersas ideas en una elegante narración. Asimismo, con gran maestría bosquejó los capítulos 7, 8 y 9 (sobre las ciudades del proyecto de zonas azules), pues yo no creía poder hacer un reporte objetivo de mis propios méritos. Un agradecimiento especial a Debbie Yost por sus contribuciones tempranas al libro. Mary Abbot Waite se lleva la mayor parte del crédito por haber condensado los cientos de estudios y encuestas alimenticias que conforman la base académica de este libro. Y, del equipo de investigadores que ayudó a su realización, agradezco sobre todo a Lia Miller, de *The New York Times*, quien soportó un tedio inimaginable durante el proceso de verificación de hechos. Por su parte, Mark Scarbrough y Bruce Weinstein hicieron un trabajo espectacular al probar todas las recetas.

Del universo de expertos de todo el mundo que contribuyó a este proyecto, estoy en deuda con Robert Kane, quien fue el primero en ver el potencial de las zonas azules y quien me ha guiado académicamente durante más de una década, y con los socios fundadores del proyecto, Michel Pulain y Gianni Pes, quienes identificaron la zona azul de Cerdeña y ayudaron a validar y estudiar las zonas azules de Nicoya e Icaria. David McLain y Susan Welchman colaboraron con la historia original sobre las zonas azules publicada en *National Geographic*. Craig y Bradley Willcox, quienes realizaron la mayor parte de la investigación sobre longevidad en Okinawa, han sido generosos consejeros. Gary Fraser y Michael Orlich, del Estudio de Salud Adventista, al igual que su colega Joan Sabaté, también fueron de mucha ayuda. Deseo agradecer al personal de la Facultad de Salud Pública de la Universidad de Minnesota, incluyendo a Robert Jeffery, John Finnegan y, sobre todo, al extraordinario clarinetista Henry Blackburn. A Daniel Ariely, Kathleen Vohs, Nicholas Christakis, Thomas Goetz, Thomas Hayden, Walter Willett, Dean Ornish, Neal Barnard, Mary Frasier, Sarah Wilson —autora de *I Quit Sugar*— y, sobre todo, a Remar Sutton —autor de *Body Worry* y uno de mis mentores—, les agradezco haber revisado el manuscrito y haber hecho valiosas aportaciones a él.

En Finlandia, agradezco a Pekka Puska, a quien le debo que me haya inspirado para hacer el proyecto comunitario de las zonas azules, y a Vesa Korpelainen y a su adorable hija, Elisa, quienes me llevaron de la mano por el proyecto de Karelia del Norte.

En Icaria, Thea y Elias Parikos y Eleni Mazari han sido mis guías, intérpretes culturales, huéspedes y compañeros de parranda desde 2008. Luis Rosero-Bixby, investigador líder del descubrimiento de la zona azul de Nicoya, y Jorge Vindas siguen aportando actualizaciones sobre los índices de longevidad en Costa Rica. Mientras tanto, Pat Weiland y Toby Brocklehurst se han unido a nuestro equipo para identificar la sexta zona azul (que aún no revelaremos, pero estén atentos).

Dan Burden, experto en transitabilidad; Brian Wansink, autor de *Slim by Design*; Leslie Lytle, experta en obesidad, y Nancy Perry Graham, de la AARP, me ayudaron a diseñar y ejecutar el primer proyecto de zonas azules en Albert Lea. Pero ha sido la visión, el valor y el deseo de innovación de Ben Leetle, CEO de Healthways, lo que ha permitido que el proyecto de las zonas azules se extienda por Estados Unidos. Él y sus colegas Michael Acker, Janet Calhoun, Erika Graves, Justin Smith, Katrina Worland, Ann Kent, Joel Spoonheim, Mary Lawyer, Shannon Sanders, Jennifer Furler, Jon Werner, Katherine McClure, Marty Leinward y Mike Ferris han ayudado a llevar el proyecto de las zonas azules a más de cinco millones de personas en 20 ciudades de

Estados Unidos. Quiero agradecer a Ellen y Randy Kehr, Robert Graham y Chad Adams, de Albert Lea; a John Forsyth y Laura Jackson, de Wellmark, y al gobernador de Iowa, Terry Branstad; a Lisa Santora y Susan Burden, del Distrito Sanitario de Ciudades Costeras; a Barkley Berdan, del Sistema de Salud de Texas, y a la maravillosa alcaldesa de Fort Woth, Betsy Price; a Mike Gold y Elisa Yadao, de HMSA; al alcalde de Kauau, *el Jefe* Bernard Carvalho; a Beth Tokioka, Bill Arakaki, Dileep Baal, Bev Brody y Scott Furman. Ellos son algunos de los extraordinarios primeros adoptantes que han llevado el proyecto de las zonas azules a sus comunidades.

En *National Geographic*, agradezco a mi editora, Lisa Thomas, quien defendió la idea de tomar una historia de la portada de la revista y convertirla en tres libros; a la experta en RP, Ann Day; a mi gran amiga de mucho tiempo del Consejo de Expediciones, Rebecca Martin, y a mi más reciente amiga, Janet Goldstein, por su enorme apoyo. Tia Bastion, Miranda Bauer y Noemia Strapazzon también contribuyeron con sus increíbles habilidades de investigación.

En los cuarteles generales del proyecto en Minneapolis, le agradezco a mi mentor en los negocios, Tom Gegax, a quien le debo mucho de mi éxito. Scott Meyer y Becky Malkerson han sido nuestros consultores desde el principio. Ed McCall y John Higgins han dirigido con gran destreza la mesa directiva. Y el personal de oficina —Sam Skemp, Lydia Turner, Amelia Calbots, Gwen Martin— es la maquinaria que nos impulsa. También agradezco a Tom Moudry, Gayle Winegar, Dean Phillips, Tom Heuer, Rob Perez y Rudy Maxa.

Y de la gente de los medios de comunicación que nos ha ayudado a llevar el mensaje de las zonas azules a Estados Unidos, deseo agradecer a Mehmet Oz, quien nos llevó al programa de Oprah y luego al suyo; a Bill Weier, Sanjay Gupta y Danielle Dellorto, de CNN, y a Diane Sawyer, Oprah Winfrey, Diane Reeves y, sobre todo, Patty Neger, quienes ayudaron a poner las zonas azules a la vista del mundo hace una década.

Finalmente, agradezco a Kathy Freston, autora del éxito de ventas *Veganist*, quien contribuyó con su extenso conocimiento alimenticio, su gran perspicacia y su gran afecto crucífero hacia mí durante la redacción de este libro: eres el corazón de mi zona azul.

BIBLIOGRAFÍA

Icaria

Estudio icariano, 2009, datos nutricionales, sin publicar. Proporcionado por la autora e investigadora principal del estudio, doctora Christina Chrysohoou.

Panagiotakos, D. B., C. Chrysohoou, G. Siasos, K. Zisimos, J. Skoumas, C. Pitsavos y C. Stefanadis, "Sociodemographic and Lifestyle Statistics of Oldest Old People (>80 Years) Living in Ikaria Island: The Ikaria Study", *Cardiology Research and Practice* (2011), ID artículo 679187.

Investigaciones sobre posibles beneficios de la dieta icariana en la salud e investigaciones de respaldo

Antonogeorgos, G., D. B. Panagiotakos, C. Pitsavos, C. Papageorgiou, C. Chrysohoou, G. N. Papadimitriou y C. Stefanadis, "Understanding the Role of Depression and Anxiety on Cardiovascular Disease Risk, Using Structural Equation Modeling; The Mediating Effect of the Mediterranean Diet and Physical Activity: The ATTICA Study", *Annals of Epidemiology* (septiembre de 2012), pp. 630-637.

Chrysohoou, C., D. B. Panagiotakos, P. Aggelopoulos, C. M. Kastorini, I. Kehagia, C. Pitsavos y C. Stefanadis, "The Mediterranean Diet Contributes to the Preservation of Left Ventricular Systolic Function and to the Long-Term Favorable Prognosis of Patients Who Have Had an Acute Coronary Event", *American Journal of Clinical Nutrition* (julio de 2010), pp. 47-54.

Chrysohoou, C., C. Pitsavos, D. Panagiotakos, J. Skoumas, G. Lazaros, E. Oikonomou, N. Galiatsatos, M. Striggou, M. Xynogala y C. Stefanadis, "Long-Term Fish Intake Preserves Kidney Function in Elderly Individuals: The Ikaria Study", *Journal of Renal Nutrition* (julio de 2013), pp. 75-82.

Chrysohoou, C., J. Skoumas, C. Pitsavos, C. Masoura, G. Siasos, N. Galiatsatos, T. Psaltopoulou *et al.*, "Long-Term Adherence to the Mediterranean Diet Reduces the Prevalence of Hyperuricaemia in Elderly Individuals, Without Known Cardiovascular Disease: The Ikaria Study", *Maturitas* (septiembre de 2011), pp. 58-64.

Chrysohoou, C., G. Tsitsinakis, G. Siassos, T. Psaltopoulou, N. Galiatsatos, V. Metaxa, G. Lazaros *et al.*, "Fish Consumption Moderates Depressive Symptomatology in Elderly Men and Women from the Ikaria Study", *Cardiology Research and Practice* (2011), ID artículo 219578.

Covas, M. I., V. Konstantinidou y M. Fitó, "Olive Oil and Cardiovascular Health", *Journal of Cardiovascular Pharmacology* (diciembre de 2009), pp. 477-482.

Kavouras, S. A., D. B. Panagiotakos, C. Pitsavos, C. Chrysohoou, G. Arnaoutis, Y. Skoumas y C. Stefanadis, "Physical Activity and Adherence to Mediterranean Diet Increase Total Antioxidant Capacity: The ATTICA Study", *Cardiology Research and Practice* (2011), ID artículo 248626.

Lasa, A., J. Miranda, M. Bullo, R. Casas, J. Salas-Salvado, I. Larretxi, R. Estruch, V. Ruiz-Gutierrez y M. P. Portillo, "Comparative Effect of Two Mediterranean Diets Versus a Low-Fat Diet on Glycaemic Control in Individuals With Type 2 Diabetes", *European Journal of Clinical Nutrition* (Epub, 12 de febrero de 2014). (Versión electrónica previa.)

Martin-Pelaez, S., M. I. Covas, M. Fitó, A. Kušar y I. Pravst, "Health Effects of Olive Oil Polyphenols: Recent Advances and Possibilities for the Use of Health Claims", *Molecular Nutrition and Food Research* (mayo de 2013), pp. 760-771.

Naska, A., E. Oikonomou, A. Trichopoulou, T. Psaltopoulou y D. Trichopoulos, "Siesta in Healthy Adults and Coronary Mortality in the General Population", *Archives of Internal Medicine* (12 de febrero de 2007), pp. 296-301.

Oikonomou, E., C. Chrysohoou, D. Tsiachris, G. Vogiatzi, E. Gialafos,

G. Marinos, G. Tsitsinakis *et al.*, "Gender Variation of Exercise-Induced Anti-Arrhythmic Protection: The Ikaria Study", *QJM* (diciembre de 2011), pp. 1035-1043.

Pryde, M. M., y W. B. Kannel, "Efficacy of Dietary Behavior Modification for Preserving Cardiovascular Health and Longevity", *Cardiology Research and Practice* (2011), ID artículo 820457.

Siasos, G., C. Chrysohoou, D. Tousoulis, E. Oikonomou, D. Panagiotakos, M. Zaromitidou, K. Zisimos *et al.*, "The Impact of Physical Activity on Endothelial Function in Middle-Aged and Elderly Subjects: The Ikaria Study", *Hellenic Journal of Cardiology* (marzo-abril de 2013), pp. 94-101.

Siasos, G., E. Oikonomou, C. Chrysohoou, D. Tousoulis, D. Panagiotakos, M. Zaromitidou, K. Zisimos *et al.*, "Consumption of a Boiled Greek Type of Coffee Is Associated With Improved Endothelial Function: The Ikaria Study", *Vascular Medicine* (abril de 2013), pp. 55-62.

Sofi, F., C. Macchi, R. Abbate, G. F. Gensini y A. Casini, "Mediterranean Diet and Health Status: An Updated Meta-Analysis and a Proposal for a Literature-Based Adherence Score", *Public Health Nutrition* (Epub, 29 de noviembre de 2013), 14 pp.

Tyrovolas, S., y D. B. Panagiotakos, "The Role of Mediterranean Type of Diet on the Development of Cancer and Cardiovascular Disease in the Elderly: A Systematic Review", *Maturitas* (febrero de 2010), 122-130.

Okinawa

Investigaciones basadas en datos de encuestas nacionales

Akisaka, M., L. Asato, Y. C. Chan, M. Suzuki, T. Uezato y S. Uamamoto, "Energy and Nutrient Intakes of Okinawan Centenarians", *Journal of Nutritional Science and Vitaminology* (junio de 1996), pp. 241-248.

Shibata, H., H. Nagai, H. Haga, S. Yasumura, T. Suzuki y Y. Suyama, "Nutrition for the Japanese Elderly", *Nutrition and Health* (abril de 1992), pp. 165-175.

Willcox, B. J., D. C. Willcox, H. Todoriki, A. Fujiyoshi, K. Yano, Q. He, J. D. Curb y M. Suzuki, "Caloric Restriction, the Traditional Okinawan Diet, and Healthy Aging: The Diet of the World's Longest-Lived People and Its Potential Impact on Morbidity and Life Span", *Annals of the New York Academy of Sciences* (octubre de 2007), pp. 434-455.

Investigaciones que describen alimentos típicos de la dieta tradicional de Okinawa y sus posibles beneficios

Arakaki, H., y H. Sho, "Nutritional Survey on Kumejima", *The Science Bulletin of the Division of Agriculture, Home Economics & Engineering, University of the Ryukyus* (diciembre de 1962), pp. 327-334.

Mano, R., A. Ishida, Y. Ohya, H. Todoriki y S. Takishita, "Dietary Intervention With Okinawan Vegetables Increased Circulating Endothelial Progenitor Cells in Healthy Young Women", *Atherosclerosis* (junio de 2009), pp. 544-548.

Moriguchi, E. H., Y. Moriguchi y Y. Yamori, "Impact of Diet on the Cardiovascular Risk. Profile of Japanese Immigrants Living in Brazil: Contributions of the World Health Organization Cardiac and Monalisa Studies", *Clinical and Experimental Pharmacology and Physiology* (diciembre de 2004), S5-S7.

Sho, H., "History and Characteristics of Okinawan Longevity Food", *Asia Pacific Journal of Clinical Nutrition* (junio de 2001), pp. 159-164.

Suzuki, M., B. J. Willcox y D. C. Willcox, "Implications From and For Food Cultures for Cardiovascular Disease Longevity", *Asia Pacific Journal of Clinical Nutrition* (junio de 2001), pp. 164-171.

Suzuki, M., D. C. Willcox, M. W. Rosenbaum y B. J. Willcox, "Oxidative Stress and Longevity in Okinawa: An Investigation of Blood Lipid Peroxidation and Tocopherol in Okinawan Centenarians", *Current Gerontology and Geriatrics Research* (2010), ID artículo 380460, 10 pp.

Willcox, D. C., G. Scapagnini y B. J. Willcox, "Healthy Aging Diets Other Than the Mediterranean: A Focus on the Okinawan Diet", *Mechanisms of Ageing and Development* (Epub, 21 de enero de 2014). (Versión electrónica previa.)

Willcox, D. C., B. J. Willcox y M. Suzuki, *The Okinawa Program: Learn the Secrets to Healthy Longevity*, Three Rivers Press, 2001.

Willcox, D. C., B. J. Willcox, H. Todoriki y M. Suzuki, "The Okinawan Diet: Health Implications of a Low-Calorie, Nutrient-Dense, Antioxidant-Rich Dietary Pattern Low in Glycemic Load", *Journal of the American College of Nutrition* (agosto de 2009), pp. 500S-516S.

Yamori, Y., A. Miura y K. Taira, "Implications From and For Food Cultures for Cardiovascular Diseases: Japanese Food, Particularly Okinawan Diets", *Asia Pacific Journal of Clinical Nutrition* (junio de 2001), pp. 144-145.

Restricción calórica y longevidad de la población de Okinawa

Gavrilova, N. S., y L. A. Gavrilov, "Comments on Dietary Restriction, Okinawa Diet and Longevity", *Gerontology* (abril de 2012), pp. 221-223.

Willcox, B. J., D. C. Willcox, H. Todoriki, K. Yano, J. D. Curb y M. Suzuki, "Caloric Restriction, Energy Balance and Healthy Aging in Okinawans and Americans: Biomarker Differences in Septuagenarians", *Okinawan Journal of American Studies* (2007), pp. 62-74.

Willcox, D. C., B. J. Willcox, H. Todoriki, J. D. Curb y M. Suzuki, "Caloric Restriction and Human Longevity: What Can We Learn From the Okinawans?", *Biogerontology* (junio de 2006), pp. 173-177.

Impacto de la occidentalización en la dieta y el estilo de vida propios de Okinawa

Kagawa Y., "Impact of Westernization on the Nutrition of Japanese: Changes in Physique, Cancer, Longevity and Centenarians", *Preventive Medicine* (junio de 1978), pp. 205-217.

Miyagi, S., N. Iwama, T. Kawabata y K. Hasegawa, "Longevity and Diet in Okinawa, Japan: The Past, Present and Future", *Asia-Pacific Journal of Public Health* (julio de 2003), S3-S9.

Suzuki, M., C. Willcox y B. Willcox, "The Historical Context of Okinawan Longevity: Influence of the United States and Mainland Japan", *Okinawan Journal of American Studies* (2007), pp. 46-61.

Todoriki, H., D. C. Willcox y B. J. Willcox, "The Effects of Post-War Dietary Change on Longevity and Health in Okinawa", *Okinawan Journal of American Studies* (2004), pp. 52-61.

Actividad física e interconexión social

Salen, P., y M. de Lorgeril, "The Okinawan Diet: A Modern View of an Ancestral Healthy Lifestyle", *World Review of Nutrition and Dietetics* (2011), pp. 114-123.

Suzuki, M., M. Akisaka, I. Ashitomi, K. Higa y H. Nozaki, "Abstract of Chronological Study Concerning ADL Among Okinawan Centenarians" [en japonés], *Nihon Ronen Igakkai Zasshi* (junio de 1995), núm. 32, pp. 416-423.

Willcox, D. C., B. J. Willcox, S. Shimajiri, S. Kurechi y M. Suzuki, "Aging Gracefully: A Retrospective Analysis of Functional Status in Okinawan Centenarians", *American Journal of Geriatric Psychiatry* (marzo de 2007), pp. 252-256.

Posible impacto de la genética en la longevidad

Heilbronn, L. K., y E. Ravussin, "Calorie Restriction and Aging: Review of the Literature and Implications for Studies in Humans", *American Journal of Clinical Nutrition* (septiembre de 2003), pp. 361-369.

Willcox, B. J., T. A. Donlon, Q. He, R. Chen, J. S. Grove, K. Yano, K. H. Masaki, D. C. Willcox, B. Rodriguez y J. D. Curb, "FOXO3A Genotype Is Strongly Associated With Human Longevity", *Proceedings of the National Academy of Sciences of the U. S. A.* (16 de septiembre de 2008), pp. 13987-13992.

Willcox, D. C., B. J. Willcox, W. C. Hsueh y M. Suzuki, "Genetic Determinants of Human Longevity: Insights From the Okinawa Centenarian Study", *AGE* (diciembre de 2006), pp. 313-332.

Bibliografía de apoyo selecta sobre beneficios a la salud de dietas similares a la dieta tradicional de Okinawa

Ajala, O., P. English y J. Pinkney, "Systematic Review and Meta-Analysis of Different Dietary Approaches to the Management of Type 2 Diabetes", *American Journal of Clinical Nutrition* (marzo de 2013), pp. 505-516.

Khazrai, Y. M., G. Defeudis y P. Pozzilli, "Effect of Diet on Type 2 Diabetes Mellitus: A Review", *Diabetes-Metabolism Research and Reviews* (marzo de 2014), pp. 24-33.

O'Keefe, J. H., N. M. Gheewala y J. O. O'Keefe, "Dietary Strategies for Improving Post-Prandial Glucose, Lipids, Inflammation, and Cardiovascular Health", *Journal of the American College of Cardiology* (22 de enero de 2008), pp. 249-255.

Rizza, W., N. Veronese y L. Fontana, "What Are the Roles of Calorie Restriction and Diet Quality in Promoting Healthy Longevity?", *Ageing Research Reviews* (enero de 2014), pp. 38-45.

Venn, B. J., y T. J. Green, "Glycemic Index and Glycemic Load: Measurement Issues and Their Effect on Diet-Disease Relationships", *European Journal of Clinical Nutrition* (diciembre de 2007), S122-S131.

Cerdeña

Carbini, L., "Evoluzione del comportamento alimentare nei sardi dal secondo dopoguerra ad oggi", en *L'Uomo in Sardegna,* Giovanni Floris (ed.), Zonza Editori (1998), pp. 153-173.

Carbini, L., T. Lantini, A. Peretti Padalino y A. L. Scarpa, "Nutritional Surveys in Some Centers of 3 Provinces of Sardinia. II. Nutrition and Tradition" [en italiano], *Bolletino della Società Italiana di Biologia Sperimentale* (30 de enero de 1981), pp. 226-228.

Carru, C., G. M. Pes, L. Deiana, G. Baggio, C. Franceschi, D. Lio, C. R. Balistreri, G. Candore, G. Colonna-Romano y C. Caruso, "Association Between the HFE Mutations and Longevity: A Study in Sardinian Population", *Mechanisms of Ageing and Development* (abril de 2003), pp. 529-532.

Caselli, G., y R. M. Lipsi, "Survival Differences Among the Oldest Old in Sardinia: Who, What, Where, and Why?", *Demographic Research* (marzo de 2006), pp. 267-294.

Caselli, G., L. Pozzi, J. W. Vaupel, L. Deiana, G. Pes, C. Carru, C. Franceschi y G. Baggio, "Family Clustering in Sardinian Longevity: A Genealogical Approach", *Experimental Gerontology* (agosto de 2006), pp. 727-736.

Deiana, L., L. Ferrucci, G. M. Pes, C. Carru, G. Delitala, A. Ganau, S. Mariotti *et al.*, "AKEntAnnos: The Sardinia Study of Extreme Longevity", *Aging* (Milán) (junio de 1999), pp. 142-149.

Franceschi, C., L. Motta, S. Valensin, R. Rapisarda, A. Franzone, M. Berardelli, M. Motta *et al.*, "Do Men and Women Follow Different Trajectories to Reach Extreme Longevity?", Italian Multicenter Study on Centenarians (Imusce), *Aging* (Milán) (abril de 2000), pp. 77-84.

Lio, D., G. M. Pes, C. Carru, F. Listi, V. Ferlazzo, G. Candore, G. Colonna-Romano *et al.*, "Association Between the HLA-DR Alleles and Longevity: A Study in Sardinian Population", *Experimental Gerontology* (marzo de 2003), pp. 313-317.

Passarino, G., P. A. Underhill, L. L. Cavalli-Sforza, O. Semino, G. M. Pes, C. Carru, L. Ferrucci *et al.*, "Y Chromosome Binary Markers to Study the High Prevalence of Males in Sardinian Centenarians and the Genetic Structure of the Sardinian Population", *Human Heredity* (septiembre de 2001), pp. 136-139.

Pes, G. M., D. Lio, C. Carru, L. Deiana, G. Baggio, C. Franceschi, L. Ferrucci *et al.*, "Association Between Longevity and Cytokine Gene Polymorphisms: A Study in Sardinian Centenarians", *Aging Clinical And Experimental Research* (junio de 2004), pp. 244-248.

Pes, G. M., F. Tolu, M. Poulain, A. Errigo, S. Masala, A. Pietrobelli, N. C. Battistini y M. Maioli, "Lifestyle and Nutrition Related to Male Longevity in Sardinia: An Ecological Study", *Nutrition, Metabolism and Cardiovascular Diseases* (marzo de 2013), pp. 212-219.

Polidori, M. C., E. Mariani, G. Baggio, L. Deiana, C. Carru, G. M. Pes, R. Cecchetti, C. Franceschi, U. Senin y P. Mecocci, "Different Antioxidant Profiles in Italian Centenarians: The Sardinian Peculiarity", *European Journal of Clinical Nutrition* (julio de 2007), pp. 922-924.

Poulain, M., G. M. Pes, C. Grasland, C. Carru, L. Ferrucci, G. Baggio, C. Franceschi y L. Deiana, "Identification of a Geographic Area

Characterized by Extreme Longevity in the Sardinia Island: The Akea study", *Experimental Gerontology* (septiembre de 2004), pp. 1423-1429.

Poulain, M., G. Pes y L. Salaris, "A Population Where Men Live as Long as Women: Villagrande Strisaili, Sardinia", *Journal of Aging Research* (2011), ID artículo 153756, 10 pp.

Tessier, S., y M. Gerber "Factors Determining the Nutrition Transition in Two Mediterranean Islands: Sardinia and Malta", *Public Health Nutrition* (diciembre de 2005), pp. 1286-1292.

Universidad de Sassari y Universidad de Cagliari, "New Study Confirms Health Benefits of Pecorino Romano Cheese" [boletín de prensa] (2 de diciembre de 2009). Tomado de http://www.prnewswire.com/news-releases/new-study-confirms-health-benefits-of-pecorino-romano-cheese-783224 87.html.

Adventistas

Beezhold, B. L., C. S. Johnston y D. R. Daigle, "Vegetarian Diets Are Associated With Healthy Mood States: A Cross-Sectional Study in Seventh-Day Adventist Adults", *Nutrition Journal* (2010), núm. 9, p. 26.

Flores-Mateo, G., D. Rojas-Rueda, J. Basora, E. Ros y J. Salas-Salvado, "Nut Intake and Adiposity: Meta-Analysis of Clinical Trials", *American Journal of Clinical Nutrition* (junio de 2013), pp. 1346-1355.

Ford, P. A., K. Jaceldo-Siegl, J. W. Lee, W. Youngberg y S. Tonstad, "Intake of Mediterranean Foods Associated With Positive Affect and Low Negative Affect", *Journal of Psychosomatic Research* (febrero de 2013), pp. 142-148.

Fraser, G. E., "Associations Between Diet and Cancer, Ischemic Heart Disease, and All-Cause Mortality in Non-Hispanic White California Seventh-Day Adventists", *American Journal of Clinical Nutrition* (septiembre de 1999), pp. 532S-538S.

Fraser, G. E., "Vegetarian Diets: What Do We Know of Their Effects on Common Chronic Diseases?", *American Journal of Clinical Nutrition* (mayo de 2009), pp. 1607S-1612S.

Fraser, G. E., y D. J. Shavlik, "Risk Factors for All-Cause and Coronary

Heart Disease Mortality in the Oldest-Old: The Adventist Health Study", *Archives of Internal Medicine* (27 de octubre de 1997), pp. 2249-2258.

Fraser, G. E., y D. J. Shavlik, "Ten Years of Life: Is It a Matter of Choice?", *Archives of Internal Medicine* (9 de julio de 2001), pp. 1645-1652.

Hailu, A., S. F. Knutsen y G. E. Fraser, "Associations Between Meat Consumption and the Prevalence of Degenerative Arthritis and Soft Tissue Disorders in the Adventist Health Study, California U. S. A.", *Journal of Nutrition, Health and Aging* (enero-febrero de 2006), pp. 7-14.

Huang, T., B. Yang, J. Zheng, G. Li, M. L. Wahlqvist y D. Li, "Cardiovascular Disease Mortality and Cancer Incidence in Vegetarians: A Meta-Analysis and Systematic Review", *Annals of Nutrition and Metabolism* (junio de 2012), pp. 233-240.

Hunt, I. F., N. J. Murphy y C. Henderson, "Food and Nutrient Intake of Seventh-Day Adventist Women", *American Journal of Clinical Nutrition* (septiembre de 1988), pp. 850-851.

Jaceldo-Siegl, K., J. Fan, J. Sabate, S. F. Knutsen, E. Haddad, W. L. Beeson, R. P. Herring, T. L. Butler, H. Bennett y G. E. Fraser, "Race-Specific Validation of Food Intake Obtained From a Comprehensive FFQ: The Adventist Health Study-2", *Public Health Nutrition* (noviembre de 2011), pp. 1988-1997.

Jaceldo-Siegl, K., E. Haddad, K. Oda, G. E. Fraser y J. Sabate, "Tree Nuts Are Inversely Associated With Metabolic Syndrome and Obesity: The Adventist Health Study-2", *PLOS ONE* (8 de enero de 2014), p. 85133.

Kelly, J. H., Jr., y J. Sabate, "Nuts and Coronary Heart Disease: An Epidemiological Perspective", *British Journal of Nutrition* (noviembre de 2006), S61-S67.

Key, T. J., G. E. Fraser, M. Thorogood, P. N. Appleby, V. Beral, G. Reeves, M. L. Burr *et al.*, "Mortality in Vegetarians and Nonvegetarians: Detailed Findings From a Collaborative Analysis of 5 Prospective Studies", *American Journal of Clinical Nutrition* (septiembre de 1999), pp. 516S-524S.

Lousuebsakul-Matthews, V., D. L. Thorpe, R. Knutsen, W. L. Beeson, G. E. Fraser y S. F. Knutsen, "Legumes and Meat Analogues Consumption Are Associated With Hip Fracture Risk Independently of

Meat Intake Among Caucasian Men and Women: The Adventist Health Study-2", *Public Health Nutrition* (Epub, 8 de octubre de 2013) (versión electrónica previa), 10 pp.

McEvoy, C. T., N. Temple y J. V. Woodside, "Vegetarian Diets, Low-Meat Diets and Health: A Review", *Public Health Nutrition* (diciembre de 2012), pp. 2287-2294.

Micha, R., G. Michas y D. Mozaffarian, "Unprocessed Red and Processed Meats and Risk of Coronary Artery Disease and Type 2 Diabetes: An Updated Review of the Evidence", *Current Atherosclerosis Reports* (diciembre de 2012), pp. 515-524.

O'Neil, C. E., D. R. Keast, T. A. Nicklas y V. L. Fulgoni, "Nut Consumption Is Associated With Decreased Health Risk Factors for Cardiovascular Disease and Metabolic Syndrome in U. S. Adults: NHANES 1999-2004", *Journal of the American College of Nutrition* (diciembre de 2011), pp. 502-510.

Orlich, M. J., P. N. Singh, J. Sabate, K. Jaceldo-Siegl, J. Fan, S. Knutsen, W. L. Beeson y G. E. Fraser, "Vegetarian Dietary Patterns and Mortality in Adventist Health Study 2", *JAMA Internal Medicine* (8 de julio de 2013), pp. 1230-1238.

Pettersen, B. J., R. Anousheh, J. Fan, K. Jaceldo-Siegl y G. E. Fraser, "Vegetarian Diets and Blood Pressure Among White Subjects: Results From the Adventist Health Study-2 (AHS-2)", *Public Health Nutrition* (octubre de 2012), pp. 1909-1916.

Rizzo, N. S., K. Jaceldo-Siegl, J. Sabate y G. E. Fraser, "Nutrient Profiles of Vegetarian and Nonvegetarian Dietary Patterns", *Journal of the Academy of Nutrition and Dietetics* (diciembre de 2013), pp. 1610-1619.

Rizzo, N. S., J. Sabate, K. Jaceldo-Siegl y G. E. Fraser, "Vegetarian Dietary Patterns Are Associated With a Lower Risk of Metabolic Syndrome: The Adventist Health Study 2", *Diabetes Care* (mayo de 2011), pp. 1225-1227.

Ros, E., L. C. Tapsell y J. Sabate, "Nuts and Berries for Heart Health", *Current Atherosclerosis Reports* (noviembre de 2010), pp. 397-406.

Sabate, J., "Nut Consumption, Vegetarian Diets, Ischemic Heart Disease Risk, and All-Cause Mortality: Evidence From Epidemiologic Studies", *American Journal of Clinical Nutrition* (septiembre de 1999), pp. 500S-503S.

Sabate, J., K. Oda y E. Ros, "Nut Consumption and Blood Lipid Levels:

A Pooled Analysis of 25 Intervention Trials", *Archives of Internal Medicine* (10 de mayo de 2010), pp. 821-827.

Singh, P. N., E. Haddad, S. Tonstad y G. E. Fraser, "Does Excess Body Fat Maintained After the Seventh Decade Decrease Life Expectancy?", *Journal of the American Geriatric Society* (junio de 2011), pp. 1003-1011.

Singh, P. N., J. Sabate y G. E. Fraser, "Does Low Meat Consumption Increase Life Expectancy in Humans?", *American Journal of Clinical Nutrition* (septiembre de 2003), pp. 526S- 532S.

Tantamango-Bartley, Y., K. Jaceldo-Siegl, J. Fan y G. Fraser, "Vegetarian Diets and the Incidence of Cancer in a Low-Risk Population", *Cancer Epidemiology Biomarkers and Prevention* (febrero de 2013), pp. 286-294.

Tantamango, Y. M., S. F. Knutsen, L. Beeson, G. Fraser y J. Sabate, "Association Between Dietary Fiber and Incident Cases of Colon Polyps: The Adventist Health Study", *Gastrointestinal Cancer Research* (septiembre de 2011), pp. 161-67.

Tantamango, Y. M., S. F. Knutsen, W. L. Beeson, G. Fraser, y J. Sabate, "Foods and Food Groups Associated With the Incidence of Colorectal Polyps: The Adventist Health Study", *Nutrition and Cancer* (mayo de 2011), pp. 565-572.

Tonstad, S., T. Butler, R. Yan y G. E. Fraser "Type of Vegetarian Diet, Body Weight, and Prevalence of Type 2 Diabetes", *Diabetes Care* (mayo de 2009), pp. 791-796.

Tonstad, S., N. Malik y E. Haddad, "A High-Fibre Bean-Rich Diet Versus a Low-Carbohydrate Diet for Obesity", *Journal of Human Nutrition and Dietetics* (Epub, 30 de abril de 2013). (Versión electrónica previa.)

Tonstad, S., K. Stewart, K. Oda, M. Batech, R. P. Herring y G. E. Fraser, "Vegetarian Diets and Incidence of Diabetes in the Adventist Health Study-2", *Nutrition, Metabolism and Cardiovascular Diseases* (abril de 2013), pp. 292-299.

Vang, A., P. N. Singh, J. W. Lee, E. H. Haddad y C. H. Brinegar, "Meats, Processed Meats, Obesity, Weight Gain and Occurrence of Diabetes Among Adults: Findings From Adventist Health Studies", *Annals of Nutrition and Metabolism* (mayo de 2008), pp. 96-104.

Wang, Y., M. A. Beydoun, B. Caballero, T. L. Gary y R. Lawrence,

"Trends and Correlates in Meat Consumption Patterns in the U.S. Adult Population", *Public Health Nutrition* (septiembre de 2010), pp. 1333-1345.

Costa Rica

Bazzano, L. A., J. He, L. G. Ogden, C. Loria, S. Vupputuri, L. Myers y P. K. Whelton, "Legume Consumption and Risk of Coronary Heart Disease in U. S. Men and Women: NHANES I Epidemiologic Follow-Up Study", *Archives of Internal Medicine* (26 de noviembre de 2001), pp. 2573-2578.

Bazzano, L. A., A. M. Thompson, M. T. Tees, C. H. Nguyen y D. M. Winham, "Non-Soy Legume Consumption Lowers Cholesterol Levels: A Meta-Analysis of Randomized Controlled Trials", *Nutrition, Metabolism and Cardiovascular Diseases* (febrero de 2011), pp. 94-103.

Darmadi-Blackberry, I., M. L. Wahlqvist, A. Kouris-Blazos, B. Steen, W. Lukito, Y. Horie y K. Horie, "Legumes: The Most Important Dietary Predictor of Survival in Older People of Different Ethnicities", *Asia Pacific Journal of Clinical Nutrition* (junio de 2004), pp. 217-220.

Davinelli, S., D. C. Willcox y G. Scapagnini, "Extending Healthy Ageing: Nutrient-Sensitive Pathway and Centenarian Population", *Immunity and Ageing* (2012), núm. 9, p. 9.

Flores, M., "Food Patterns in Central America and Panama", en *Tradition, Science and Practice in Dietetics: Proceedings of the International Congress of Dietetics, July 10-14, 1961*, Newman Books, 1961.

Flores, M., y J. Aranas-Pastor, "Evaluación dietética a nivel nacional en Costa Rica: cambios de una década", *Archivos Latinoamericanos de Nutrición* (septiembre de 1980), pp. 432-450.

Hutchins, A. M., D. M. Winham y S. V. Thompson, "Phaseolus Beans: Impact on Glycaemic Response and Chronic Disease Risk in Human Subjects", *British Journal of Nutrition* (agosto de 2012), S52-S65.

Instituto de Nutrición de Centroamérica y Panamá y Comité Interdepartamental de Nutrición para la Defensa Nacional, tablas 3, 4 y 106, en *Nutritional Evaluation of the Population of Central America and Panama, 1965-1967*.

Mollard, R. C., A. Zykus, B. L. Luhovyy, M. F. Nunez, C. L. Wong y

G. H. Anderson, "The Acute Effects of a Pulse-Containing Meal on Glycaemic Responses and Measures of Satiety and Satiation Within and At a Later Meal", *British Journal of Nutrition* (agosto de 2012), pp. 509-517.

Rebello, C. J., F. L. Greenway y J. W. Finley, "A Review of the Nutritional Value of Legumes and Their Effects on Obesity and Its Related Co-Morbidities", *Obesity Review* (Epub, 17 de enero de 2014). (Versión electrónica previa.)

Rehkopf, D. H., W. H. Dow, L. Rosero-Bixby, J. Lin, E. S. Epel y E. H. Blackburn, "Longer Leukocyte Telomere Length in Costa Rica's Nicoya Peninsula: A Population-Based Study", *Experimental Gerontology* (noviembre de 2013), pp. 1266-1273.

Rosero-Bixby, L., "The Exceptionally High Life Expectancy of Costa Rican Nonagenarians", *Demography* (agosto de 2008), pp. 673-691.

Rosero-Bixby, L., y W. H. Dow, "Predicting Mortality With Biomarkers: A Population-Based Prospective Cohort Study for Elderly Costa Ricans", *Population Health Metrics* (2012), núm. 10, p. 11.

Rosero-Bixby, L., W. H. Dow y A. Lacle, "Insurance and Other Socioeconomic Determinants of Elderly Longevity in a Costa Rican Panel", *Journal of Biosocial Science* (noviembre de 2005), pp. 705-720.

Thompson, S. V., D. M. Winham y A. M. Hutchins, "Bean and Rice Meals Reduce Postprandial Glycemic Response in Adults With Type 2 Diabetes: A Cross-Over Study", *Nutrition Journal* (2012), núm. 11, p. 23.